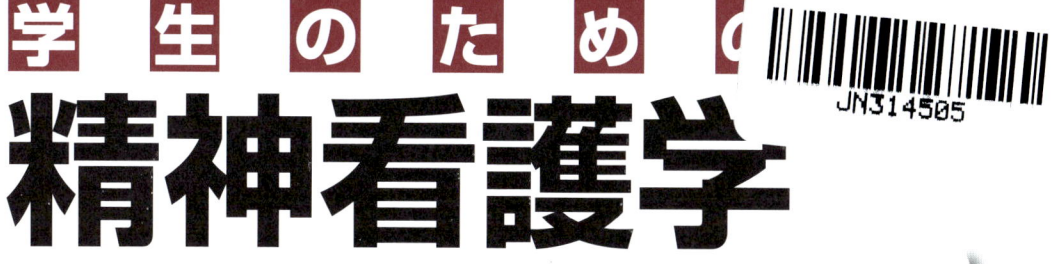

学生のための
精神看護学

■編集
吉浜　文洋　佛教大学教授
末安　民生　岩手医科大学教授

■執筆（執筆順）
松井　洋子　前社会保険横浜看護専門学校
吉浜　文洋　前掲
青木　薫　前神奈川県立よこはま看護専門学校
田中　隆志　市立函館病院高等看護学院副学院長
岩重　由美　山口県立こころの医療センター看護師長
中桐　康子　前三重県厚生連看護専門学校
渡辺　尚子　千葉県立保健医療大学教授
馬場　薫　前麻生医療福祉専門学校副学校長
與那覇範明　医療法人社団志誠会平和病院副看護部長
中村　博文　茨城県立医療大学教授
斎藤まさ子　新潟青陵大学准教授
中川　幸子　元千葉県立衛生短期大学助教授
西岡　和代　前武蔵野大学看護学部准教授
浜本　強　財団法人おもと会沖縄看護専門学校副教務主任
釜谷　咲子　前千葉県立衛生短期大学
木村　里美　済生会滋賀県病院リエゾン精神専門看護師
原田　一美　滋賀県立総合保健専門学校看護学科主任主査

医学書院

学生のための精神看護学

発　　行	2010年6月15日　第1版第1刷Ⓒ
	2021年1月15日　第1版第6刷

編　集　吉浜文洋・末安民生
　　　　よしはまふみひろ　すえやすたみお

発行者　株式会社　医学書院
　　　　代表取締役　金原　俊
　　　　〒113-8719　東京都文京区本郷1-28-23
　　　　電話　03-3817-5600（社内案内）

印刷・製本　双文社印刷

本書の複製権・翻訳権・上映権・譲渡権・貸与権・公衆送信権（送信可能化権を含む）は株式会社医学書院が保有します．

ISBN978-4-260-00189-2

本書を無断で複製する行為（複写，スキャン，デジタルデータ化など）は，「私的使用のための複製」など著作権法上の限られた例外を除き禁じられています．大学，病院，診療所，企業などにおいて，業務上使用する目的（診療，研究活動を含む）で上記の行為を行うことは，その使用範囲が内部的であっても，私的使用には該当せず，違法です．また私的使用に該当する場合であっても，代行業者等の第三者に依頼して上記の行為を行うことは違法となります．

JCOPY　〈出版者著作権管理機構　委託出版物〉

本書の無断複製は著作権法上での例外を除き禁じられています．複製される場合は，そのつど事前に，出版者著作権管理機構（電話 03-5244-5088，FAX 03-5244-5089，info@jcopy.or.jp）の許諾を得てください．

はじめに

　1997（平成9）年，看護基礎教育のカリキュラムが大幅に改正され，「精神看護学」が独立した科目として位置づけられた。以来10数年が経過し，この間，多くの精神看護学テキストが発刊されてきた。本書も，その「精神看護学」のテキスト群の一隅を占めんと編集されたものである。

　本書の特徴は，各看護専門学校での精神看護のテキストとして必要十分な内容を網羅した使いよさ，看護師国家試験の精神看護学領域に対応した内容となっていることの2点にある。

　どのような対象であれ，看護は生物学的，心理・社会的な理解を基盤として展開される。諸看護対象のなかで対人関係，精神的成長発達と課題，社会への適応など心理・社会的側面を重点的に扱うのは精神看護をおいて他にはなく，「精神看護学」は，今後，ますます重要な科目となっていくものと思われる。

　閉塞した社会状況のなかで自殺者数が1999（平成11）年以来，3万人をこえていて，一向に減少する気配をみせていない。その背景には，うつ病，アルコール・薬物依存，統合失調症などの精神疾患がある。自殺対策基本法が制定され対策が講じ始められたが，まだ実効性のある施策は打ち出されていない。自殺は，わが国の精神保健問題のなかでも最も重要であり深刻な問題である。

　一方，精神科医療を受けている患者は増加を続けており，入院患者35万3千人，外来患者は267万5千人，計302万8千人（平成17年10月患者調査）と推計されている。このような状況を背景に精神科医療以外でも医療関係者が精神疾患をもつ患者に出会う頻度は高まっていくことが想定できる。

　うつ病，発達障害などの情報が氾濫している。精神疾患についての一定の客観性のある情報や知識が医療従事者全般，あるいは国民一般に必要とされているということも，精神看護を学ぶ意義の一つにあげていいだろう。

　少子高齢化社会が進展していく時代でもある。なんらかの疾患をかかえている高齢者は多い。そのなかには，認知症やせん妄，がん患者の抑うつ状態など精神看護的なアプローチが必要な人々も少なくない。

　このような時代状況を踏まえると精神看護が看護一般のなかにきちんと位置づけられるのでなければ，十全なケアは展開できないといえる。

　このテキストは，比較的若手の全国の精神看護担当教員の方に多くの項目を執筆頂いている。編集担当者に「専門ではない人が自分自身に説明でき，納得できるように書いたテキストが他人にもわかりやすいものだ」という言葉に励まされての執筆だったのではないかと思う。

看護学生の学習の助けとなり，看護教員が授業で使いやすいテキストに仕上がったのではないかと考えている。多くの皆さんに活用いただけることを願ってやまない。

　最後に，編者の一人であり，最も精力的にこのテキストの企画・編集にあたっていただいていた中川幸子さんが，本書の発刊を待たず亡くなられた。本書の刊行を中川さんの霊前に報告するとともに，ご冥福を祈りたいと思う。

　　2010年5月

編者を代表して
吉浜　文洋

CONTENTS

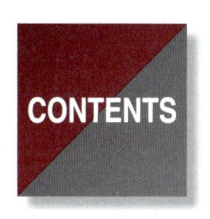

1章 精神の構造とはたらき

A 精神看護学とは　松井洋子・吉浜文洋　2

1. **精神看護学の役割**………2
   - a. 精神看護学の領域………2
   - b. 精神看護の目的………3
   - c. 精神看護の活動の場と内容………3
   - d. 精神看護の機能と役割………3
2. **精神保健**………5
   - a. 心の健康とは………5
   - b. 心の健康の保持・増進………6
3. **精神の機能**………7
   - a. イド・自我・超自我（心の構造）………7
   - b. 意識・前意識・無意識（心のはたらき）………9
   - c. 知覚・認知・記憶・感情………10

B パーソナリティの発達　青木薫・吉浜文洋　14

1. **人格（パーソナリティ）**………14
2. **フロイトの発達論**………14
   - a. 口唇期（口愛期）：0～1歳半ころ………15
   - b. 肛門期：1歳半～3, 4歳ころ………15
   - c. 男根期：3, 4～5, 6歳ころ………16
   - d. 潜伏期（潜在期）：5, 6～11, 12歳ころ………16
   - e. 性器期：11～12歳以降………16
3. **自我の防衛機制**………17
   - a. 抑圧………17
   - b. 否認………17
   - c. 分離………17
   - d. 逆転………17
   - e. 反動形成………18
   - f. 打ち消し………18

- g. 投影………18
- h. 取り入れ………18
- i. 同一視（同一化）………18
- j. 退行………19
- k. 置きかえ………19
- l. 知性化………19
- m. 合理化………19
- n. 昇華………19

2章 患者−看護師関係の理解

A 患者−看護師関係　田中隆志　22

1. 患者−看護師関係の特徴………22
2. 患者−看護師関係の目的………22
3. 患者−看護師関係を発展させる要素………23
   - a. 関心………23
   - b. 信頼………23
   - c. 共感………25
4. 患者−看護師関係の発展過程………26
   - a. ペプロウの患者−看護師関係の発展段階………27
   - b. トラベルビーの患者−看護師関係の成立と発展段階………27
   - c. 外口の患者−看護師関係の発展過程における3つの局面………28

B 看護師の自己理解　田中隆志　30

1. 自己概念………30
   - a. 自分とは………30
   - b. 対象の理解………31
2. 自己受容………32
3. 看護師の知覚・感情・思考………33
4. プロセスレコード・看護場面の再構成………34
   - a. プロセスレコードの定義………34
   - b. プロセスレコードの活用の意義………34
   - c. プロセスレコードの種類………34
   - d. プロセスレコードの記録「再構成」の方法………35

3章 精神保健の歴史と法制度

A 精神医療の変遷　岩重由美　38
1. 欧米における精神医療の歴史………38
2. わが国の精神医療の歴史………40

B 精神科看護の変遷　岩重由美　46
1. 治療環境の変化………46
    a. 精神衛生法の成立まで(1950年まで)………46
    b. 薬物療法開始，生活療法時代(1950～1964年ころ)………47
    c. 精神衛生法改正後(1965～1974年ころ)………47
    d. 開放医療化(1975～1988年ころ)………48
    e. 精神保健法・精神保健福祉法制定以降(1989～2005年)………49
    f. 障害者自立支援法………49
2. 看護師の役割の変化………49
    a. わが国における精神科看護師の役割の変化………50

C 精神科看護における倫理　岩重由美　53
1. 人権の擁護………53
2. インフォームドコンセント………54
    a. インフォームドコンセントに必要な条件………54
    b. 精神科医療とインフォームドコンセント………55
3. 拘束と制限………56
    a. 制限………56
    b. 通信・面会………56
    c. 隔離………57
    d. 身体拘束………58

4章 ライフサイクルにおける危機と看護

A 乳児期から学童期における危機と看護　中桐康子・吉浜文洋　62
1. 乳児期(0～1歳半)の特徴………63
    a. 発達課題:「基本的信頼対不信」………63

  b. 危機と看護………63
 2. 就学前まで（1歳半〜6歳）の特徴………64
  a. 発達課題………64
  b. 危機と看護………65
 3. 学童期（6〜12歳）の特徴………65
  a. 発達課題：「勤勉性対劣等感」………65
  b. 危機と看護………67

Ⓑ 思春期・青年期における危機と看護　中桐康子・吉浜文洋　　68

 1. 思春期（12〜17・18歳）・青年期（17・18〜30歳）の特徴
 ………68
  a. 発達課題………68
  b. 危機と看護………70

Ⓒ 壮年期における危機と看護　渡辺尚子　　71

 1. 壮年期（30〜65歳）の特徴………71
  a. 発達課題：「生殖性対停滞」………72
  b. 危機と看護…………72

Ⓓ 老年期における危機と看護　渡辺尚子　　74

 1. 老年期（65歳以降）の特徴………74
  a. 発達課題：「統合性対絶望，嫌悪」………74
  b. 危機と看護………75

Ⓔ 家族関係の危機と看護　渡辺尚子　　77

 1. 家族の変化………77
 2. 共依存………79
 3. DV………80
  a. 暴力の種類………81
  b. DV対策………82
 4. 虐待………82
  a. 虐待の疫学………82
  b. 核家族化，少子化と虐待………82
  c. 虐待の種類………84
  d. 虐待による児童の障害と疾患………84
  e. 国の対策………84

　　　　f. 高齢者への虐待………86

5章 危機状況における看護

A 危機の概念　吉浜文洋　　　　　　　　　　　　　　　　　　88

1. 危機理論………88
2. 危機理論と PTSD………89
3. 発達危機………90
4. 状況的危機………91
5. ストレス：セリエによる「全身適応症候群」の発見………91
6. ストレスコーピング：ラザラスのコーピング理論………93
　a. 情動中心型コーピング………93
　b. 問題中心型コーピング………93

B 危機介入　馬場薫　　　　　　　　　　　　　　　　　　　　95

1. 危機介入とは………95
2. 外傷後ストレス障害（PTSD）………96

C ストレス状況における危機と看護　馬場薫　　　　　　　　99

1. ICU における精神的危機とリエゾン精神看護………99
　a. ICU における精神的危機………99
　b. リエゾン精神医学とリエゾン精神看護………101
2. 危機状況と患者・家族………102
　a. 家族システム………102
　b. 家族内役割の変更・再配分………103
　c. 家族間の情緒関係………103
　d. 家族のアセスメント………104
　e. 家族への援助………104
3. 死と死別………105
　a. 死にゆく患者の心理プロセス―キューブラー-ロスの5段階モデル―………105
　b. 死別………106

6章 精神症状・精神状態の把握と看護

A おもな精神症状の理解　與那覇範明　112

1. **知覚の障害**………112
   a. 錯覚………112
   b. 幻覚………112
2. **思考の障害**………114
   a. 思路（思考過程）の障害………114
   b. 思考体験の障害………115
   c. 思考内容の障害（妄想）………116
3. **意識の障害**………118
   a. 意識混濁………118
   b. 錯乱（アメンチア）………118
   c. せん妄………119
   d. もうろう状態………119
   e. 夢幻状態………119
4. **記憶の障害**………119
   a. 記銘力障害………120
   b. 追想障害………120
5. **見当識の障害**………121
6. **知能の障害**………121
   a. 精神遅滞………121
   b. 認知症………121
7. **自我意識の障害**………122
   a. 離人症（離人体験）………122
   b. 作為体験（させられ体験）………122
   c. 多重人格（解離性同一性障害）………122
8. **感情の障害**………123
   a. 不安………123
   b. 抑うつ気分………123
   c. 気分高揚………124
   d. 多幸（上機嫌）………124
   e. 刺激性………124
   f. 感情失禁（情動失禁）………124
   g. 感情鈍麻………125
   h. 両価性（アンビバレンス）………125
9. **意欲・行動の障害**………125
   a. 精神運動興奮………125

- b. 多動………126
- c. 精神運動抑制（制止）………126
- d. 精神運動阻害（途絶）………126
- e. 昏迷………127
- f. 緊張病症候群………127
- g. 無為………127
- h. 自閉………127

Ⓑ おもな精神状態の理解と看護　與那覇範明　128

1. **幻覚妄想状態**………128
   - a. 症状………128
   - b. 原因疾患および状況………128
   - c. 看護………129
2. **躁状態**………130
   - a. 症状………130
   - b. 原因疾患および状況………130
   - c. 看護………130
3. **抑うつ状態**………131
   - a. 症状………131
   - b. 原因疾患および状況………132
   - c. 看護………132
4. **せん妄状態**………133
   - a. 症状………133
   - b. 原因疾患および状況………134
   - c. 看護………134
5. **昏迷状態**………134
   - a. 症状………134
   - b. 原因疾患および状況………135
   - c. 看護………135
6. **無為・自閉状態**………135
   - a. 症状………135
   - b. 原因疾患および状況………136
   - c. 看護………136

Ⓒ 統合失調症の理解と看護　吉浜文洋　138

1. **疾病の理解**………138
   - a. 疫学………138
   - b. 分類………138

c. 病名………140
d. 原因………140
e. 予後………141
f. 病型………141
g. 関連する精神症状，状態像………143

2. **治療**………144
   a. 薬物療法………144
   b. 電気けいれん療法………145
   c. 作業療法………145
   d. 生活技能訓練(SST)………146

3. **疾患の経過と看護**………147
   a. 入院から退院までの経過と看護………147
   b. 急性期の看護………149
   c. 退院へ向けての援助………150
   d. 慢性期の看護………151

4. **主症状と看護**………154
   a. 幻覚妄想状態………154
   b. 不安………154
   c. 昏迷状態………156
   d. 自傷・自殺企図………157
   e. 拒否(拒食・拒薬)………158

D 気分障害(うつ病・躁病)の理解と看護　中村博文　161

1. **気分障害とは**………161
2. **出現の頻度**………162
3. **発症年齢**………162
4. **原因**………163
   a. 執着性格………163
   b. 循環気質………163
   c. メランコリー親和型性格………163
   d. 心理・社会的要因………163
   e. 生物学的要因………164
5. **症状**………165
   a. うつ病………165
   b. 躁病………166
6. **病型**………167
   a. 病相期による分類………167
   b. 年代による病態と発病の契機………168

7. 診断………169
    a. ICD-10分類………169
    b. DSM-IV分類………169
8. うつ病の治療………170
    a. 休息………172
    b. 薬物療法………172
    c. 環境の調整………174
    d. 精神療法………174
    e. 身体療法………175
    f. その他の治療………175
9. 気分障害の看護………176
    a. 気分障害に共通する看護………176
    b. うつ状態の患者への看護………177
    c. 躁状態の患者への看護………177
10. 自殺予防………178
    a. 自殺の疫学………178
    b. 自殺の危険因子と希死念慮の把握………178
    c. 自殺予防の看護………179

Ⓔ 神経症性障害，身体表現性障害の理解と看護　渡辺尚子　180

1. **不安障害**………180
    a. 全般性不安障害………181
    b. パニック障害………181
2. **強迫性障害**………182
3. **恐怖症性不安障害：恐怖の対象がある不安障害**………183
4. **身体表現性障害**………184
    a. 心身症………185
    b. 心気神経症（心気症）………186
5. **解離性障害（転換性障害）**………186
6. **その他**………188
    a. 離人・現実感喪失症候群………188

Ⓕ ストレス関連障害（急性ストレス反応，外傷後ストレス障害，適応障害）の理解と看護　中村博文　189

1. **ストレス関連障害とは**………189
2. **急性ストレス反応**………189
3. **外傷後ストレス障害（PTSD）**………190
4. **適応障害**………190

5. ストレス関連障害の看護………191

G 物質関連障害（アルコール，薬物）の理解と看護　中村博文　192

1. **精神作用物質の理解**………192
   a. 乱用………192
   b. 依存………192
   c. 中毒………193
   d. 依存性薬物の分類………193
   e. 物質依存の成因………194
2. **アルコールによる精神・行動障害**………195
   a. 急性アルコール中毒………195
   b. アルコール依存………196
   c. アルコール精神病………196
   d. 治療………197
3. **精神作用物質による精神・行動障害**………198
   a. 覚醒剤依存………198
   b. 麻薬依存………199
   c. 有機溶剤依存………199
4. **看護**………200

H 認知症の理解と看護　渡辺尚子　201

1. **認知症とは**………201
   a. 認知症の症状………201
2. **検査**………206
   a. 知能の検査………206
   b. 画像診断………206
3. **治療**………206
   a. 薬物療法………206
   b. リハビリテーション療法………207
4. **看護**………208

I 小児期の精神障害の理解と看護　斎藤まさ子　211

1. **精神遅滞**………211
2. **発達障害**………214
   a. 自閉症………214
   b. アスペルガー症候群………216

3．チック障害，トゥレット障害，選択性緘黙………216
   a．チック障害，トゥレット障害………216
   b．選択性緘黙………216
4．行動障害………217
   a．注意欠陥/多動性障害（ADHD）………217
   b．行為障害………218

J てんかんの理解と看護　中村博文　220

1．てんかんとは………220
2．てんかん発作とその分類………220
3．精神症状………221
4．診断と治療………222
5．看護………222

K 性同一性障害の理解と看護　渡辺尚子　224

1．性同一性障害（GID）とは………224
2．原因………224
3．治療………225
4．看護………225

L 境界性パーソナリティ障害の理解と看護　渡辺尚子　226

1．境界性パーソナリティ障害（BPD）とは………226
2．原因………227
3．治療………228
4．看護………229

7章 看護で活用する技法

A 観察　中川幸子　232

1．日常生活を援助するための観察………232
2．日常生活援助に必要な観察のポイント………233
3．セルフケア………234

Ⓑ グループワーク　渡辺尚子　238

1. 種類………238
2. 目的………239
3. 看護師の役割………239
4. メンバー構成と話し合われる内容………240

Ⓒ コミュニケーション技術　西岡和代　241

1. 患者−看護師関係におけるコミュニケーション………241
2. コミュニケーション技術としての傾聴・共感・受容………242
   a. 傾聴の態度………242
   b. 共感の態度………243
   c. 受容の態度………243
3. 聴くときの基本的な姿勢………243
4. 患者とのコミュニケーションの留意点………245
5. コミュニケーション技術の向上のために………245

Ⓓ カウンセリング　渡辺尚子　247

a. カウンセリングとは………247
b. カウンセリングと看護師………247
c. カウンセリングの内容………247
d. カウンセリング時の看護師のかかわり方と具体的方法………248

Ⓔ 面接　渡辺尚子　250

a. 面接とは………250
b. インテーク………250
c. 面接と看護ケア………250
d. 面接の進め方………250
e. 面接と観察………251
f. 面接時の位置………251
g. 面接時の場所………251
h. 面接と言動………251

Ⓕ 自己活用　渡辺尚子　253

a. 自己理解の方法………253

G コンサルテーション　渡辺尚子　256

- a. コンサルテーションとは………256
- b. コンサルテーションの方法………256
- c. コンサルテーションを行うために必要な知識と力………257
- d. リエゾン精神看護………257

8章 治療的アプローチ

A 検査と看護　浜本強　260

1. **心理検査**………260
    - a. 知能検査………260
    - b. 性格・人格検査………262
    - c. 精神作業能力検査………263
    - d. 心理検査と看護………263
2. **脳波検査（EEG）**………264
    - a. 脳波の分類………264
    - b. 異常脳波………265
3. **CT・MRI検査**………265
    - a. CT（コンピュータ断層撮影）………265
    - b. MRI検査（磁気共鳴画像法）………266

B 身体へのはたらきかけ―薬物療法を中心に―　釜谷咲子・中村博文　267

1. **薬物療法の概要**………267
2. **薬物療法で使われる薬物と看護**………267
    - a. 抗精神病薬（メジャートランキライザー）………267
    - b. 抗不安薬（マイナートランキライザー）………269
    - c. 抗うつ薬………269
    - d. 気分安定薬（抗躁薬）………269
    - e. 睡眠薬………270
    - f. 抗てんかん薬（抗けいれん薬）………270
    - g. 抗酒薬………270
    - h. 抗パーキンソン薬………270
    - i. 薬物療法の経路と方法………271
    - j. 薬物療法の特徴と看護………271
3. **電気けいれん療法（ECT）**…………272
    - a. 歴史的背景………272

b. 方法………272
c. 適応と禁忌………272
d. 合併症………273
e. 安全に治療が受けられるための看護………273

C 内面へのはたらきかけ　渡辺尚子　274

1. **精神療法**………274
   a. 精神療法とは………274
   b. 精神療法の種類………274
   c. 個人精神療法………275
   d. 集団精神療法………278
   e. 家族療法………280
   f. 遊戯療法………281
2. **活動療法・リハビリテーション療法**………282
   a. 作業療法………282
   b. レクリエーション療法………282
   c. 芸術療法………283

D 治療環境の整備　中村博文　285

1. **病棟環境の整備**………285
   a. 物理的環境………286
   b. 心理・社会的環境………289
2. **チーム医療**………290

9章 地域社会と看護

A 患者・家族とサポートシステム　木村里美　294

1. **サポートシステムと家族**………294
   a. サポートシステムとは………294
   b. 家族システム………294
   c. 家族とは………295
2. **患者の家族**………295
3. **精神障害をもつ患者の家族**………296
   a. 日常生活上の影響………296
   b. 心理的な影響………296

4. 家族のアセスメント………298
   a. 基礎的情報………298
   b. アセスメントのポイント………298
5. 家族への援助………299
   a. 患者の入院時………299
   b. 入院中の患者………300
   c. 退院に向けて………301
6. 家族から地域へ………301

Ⓑ 医療の場における活動と看護　原田一美　303

1. 外来の看護………303
   a. どのようにして患者は外来受診にいたるか………303
   b. どのような患者が外来受診してくるのか………303
   c. 最近の外来の特徴………304
   d. 外来での看護………304
2. 精神科デイケア………305
   a. 目的………305
   b. 精神科デイケアの行われる場所………305
   c. 歴史………305
   d. 対象者………306
   e. 活動の実際………306
   f. 精神科デイケアスタッフの役割………306
   g. 看護師の役割………307
3. 入院………307
   a. 行動制限と看護………307
   b. 向精神薬による行動制限と看護………308
   c. 隔離室（保護室）の使用と看護………309

INDEX ─── 311

1章 精神の構造とはたらき

A 精神看護学とは

> **Point**
> - 精神看護学は，精神保健と精神科看護の2つの領域をカバーしています。精神看護は，狭義には精神科看護とほぼ同様の意味で使われます。
> - 精神看護とは，患者が自律性を回復し，その人らしい生き方ができるように支援することです。精神保健は，精神の健康保持・増進をめざし，心の健康に関するあらゆる問題を取り扱います。
> - フロイトは，心はイド・自我・超自我によって構成され，相互に関連していると考えました。
> - 脳のはたらきは，知覚・認知・思考・記憶・感情などに関与し，内分泌系，自律神経系などさまざまな領域に及んでいます。

1 精神看護学の役割

a 精神看護学の領域

精神看護学は，看護のなかで精神保健と精神科看護の2つの領域をカバーしています。個人や集団を対象とした精神的健康の保持・増進，精神疾患の予防などをおもな役割とするのが精神保健です。精神科看護は，精神障害の状態にある者のケアから発展してきた看護領域です。狭い意味での精神看護は，精神科看護とほぼ同様の意味で使われる場合があります。

日本精神科看護技術協会は，2004（平成16）年に精神科看護を次のように定義しています（表1-1）。
「精神科看護とは，精神的健康について援助を必要としている人々に対し，個人の尊厳と権利擁護を基本理念として，専門的知識と技術を用い，自律性の回復を通して，その人らしい生活ができるよう支援することである」。

表1-1 精神科看護の定義

対象	精神的健康について支援を必要としている人々
理念	個人の尊厳と権利擁護
方法	専門的知識と技術の活用
目的	自律性の回復とその人らしい生活のための支援

（日本精神科看護技術協会ホームページから抜粋）http://www.jpna.or.jp/info/j_teigi.html

b 精神看護の目的

精神看護の目的の1つは，患者が自律性を回復し，その人らしい生き方ができるように援助することです。患者が精神的に自立し，成長していくための援助は，患者がなにに関心をもち，どのような可能性を秘めているかを知ることから始まります。そのためには患者がこれまでの人生で体験したことなどを真剣に聞く態度，必要な情報を集める技術，相手の関心事に対する看護師の知識などが求められます。

c 精神看護の活動の場と内容

精神看護の活動の場は，病院・診療所・保健所・学校・職場など，幅広くあります。活動内容は健康相談，健康教育，サポートシステムづくりなどの直接ケア，また，サポートシステムづくりに対するコンサルテーション（相談）も行います。さらに，患者が地域で生活できるようにするため，包括的なリハビリテーションプログラムを構築していく取り組みも行われています。

d 精神看護の機能と役割

ANA（アメリカ看護師協会）の定義によると，精神看護とは，「科学としての人間の行動理論を援用し，技術として自己の目的に合うように用いる看護の専門的領域」ということになります。ANAの考え方に基づき，精神看護のおもな役割を記すと次のようになります。

1 患者の権利をまもる

看護師の重要な役割の1つは，患者の立場から考える姿勢をもつということです。精神に健康問題をもつ人は，自分の意思を十分に表現できないことがあります。その場合，看護師は患者の権利がまもられるように擁護し，代弁することによって生きる権利をまもらなければなりません。精神の障害をもっていても，患者がみずから決定し，行動できるように支えてゆくことが看護の基本です。

2 対応モデルとなる

患者は，さまざまな場面で看護師の対応を介して，周囲の人に対するみずからの対応の仕方を学びます。患者の家族に対しても同じことがいえます。

家族は，患者の予後や患者への対応の仕方など，さまざまな不安をかかえています。そのような家族にとって，看護師が対応モデルを提示す

ることにより，患者のケアにいかすことができます。また，家族全員がケアに関心をもって取り組むことを促す契機にもなる意味で，対応モデルの提示は重要なことです。

3 支えあえる場づくり

　精神の健康問題をもつ人にとって，セルフヘルプグループや家族会は相互支援の場となっています。相互支援の場が効果的なものになるためには，患者や家族が本音で語り合う雰囲気づくり，安心感と信頼感のある人間関係を築くことが必要です。そこで看護師には，互いが無理せず自然に支えあっていくことができる環境を整えることが求められます。そうした場で，うそ偽りのない話し合いがされたとき，患者は自分ひとりが苦しんでいるのではないことを実感でき，励まされたり，心のゆとりをもてるようになります。

4 多職種と協働する

　精神の健康問題をもつ人に対する援助は，日常生活から始まり，その人の将来の生き方に関するものまで，多岐にわたります。そのため，さまざまな専門職との協働が必要です。保健師・精神科医・臨床心理士・作業療法士・ソーシャルワーカーなどと協働することで，それぞれの専門職の役割と機能が明確になり，患者に対する多角的なサービスの提供が可能になります。

5 暮らしの場を拡大する援助

　看護師は病院・診療所・保健所・精神保健福祉センターなど，さまざまな場でケアの提供を行っています。看護師にはケアを提供する場のそれぞれの特徴をいかし，精神の健康問題をもつ人に対し継続的なケアが保障されていくような役割を果たすことが求められています。現在は，こうした従来のケア提供の場に加えて，共同作業所・共同住宅・訪問看護ステーション・学校・企業など，地域社会のなかでケアが必要とされる場も拡大してきています。

　したがって，自分が所属している場だけでなく，必要があればほかの機関も活用し，地域社会全体のなかでケアが継続されていくようにサポートしなければなりません。そのためには，患者と信頼関係を築き，患者がほかの人とも関係を広げていくことができるように支えることが必要です。

6 社会資源の活用と開発

　精神の健康問題をもつ患者が退院した場合，看護師は患者が居住している地域社会のなかで必要な保健医療福祉サービスが得られる場所と方法，つまり社会資源が活用できるように動機づけをする必要があります。

社会資源のなかから，患者が必要とするサービスを選択し，それを日常生活のなかに組み込んでいけるような環境づくりを行います。

また，看護師は地域住民・ボランティア・行政職などとも連携をとりながら，必要とされる援助に対応したサービスが提供されるような場を開発していく役割も期待されています。

7 精神保健医療福祉施策への問題提起

今日の社会において，精神に健康問題をもつ人に対する一般の人々の理解はまだ十分とはいえません。そこで看護師は，精神保健医療福祉領域におけるみずからの実践や取り組み，課題を広く明らかにしていくことが必要です。看護師が調査・研究能力を身につけることは，精神保健医療福祉施策を提言していくうえで必須といわれます。精神に健康問題をもつ患者と家族，地域住民との協働を高めながら，行政に対し問題提起する仕組みをつくりあげること。そして，立場の異なる人たちとの意見交換を積極的に進めることのできる看護のオピニオンリーダーを育成することが課題になっています。

精神の健康とは，精神の健康問題がないだけでなく，人それぞれの個性を発揮し，環境に応じて変化，成長する状態を維持することまで含まれます。

2 精神保健

a 心の健康とは

健康の基本概念は，WHO（世界保健機関）の定義によると，「単に疾病がないとか虚弱でないとかいうのではなく，身体的，精神的，社会的に完全に良好な状態 well-being をめざすもの」とされています。また，精神保健の基本概念に WHO の定義を用いれば，「生物学的，医学的，教育的，および社会的側面から精神的健康を促進して，よりよい人間関係をつくること」とされています。

精神保健は従来，精神衛生 mental hygiene と呼ばれていました。つまり，精神疾患の予防という側面が強い精神衛生という言葉に対し，精神保健は，精神の健康の保持・増進をめざしている点で包括的な概念をもっています。

1987（昭和 62）年，「精神衛生法」が「精神保健法」という名称に変更されたことで，精神保健という言葉が広く用いられるようになりました。次いで 1995（平成 7）年，「精神保健及び精神障害者福祉に関する法律」（精神保健福祉法）と改正されたことで，精神保健は精神障害の予防・対策だけでなく，一般健康人の精神の健康の増進・向上も視野に入れたもの

になりました。

WHOの健康の定義同様、身体的・精神的・社会的に良好な状態で、個性が発揮でき、環境の変化にも十分対応できる人は心も健康であるといえます。

b 心の健康の保持・増進

人は誰でも、日常生活のなかで心のバランスを失うことがあります。その原因はストレスや悩み、人間関係や体調の変化などさまざまですが、原因が取り除かれることにより、回復します。その意味で、心の健康と不健康は連続線上にあり、なんらかの原因によって心の健康状態は左右されることになります。

心のバランスを失うと、通常では考えられないような問題行動に走る人もあらわれてきます。そこで、精神的に不健康な状態になる兆しを早期に発見し、その対策を立てることが精神保健の重要な課題となります。

精神保健は個人的な問題から家庭・学校・職場・地域など、社会環境にかかわる問題まで範囲は非常に広く、心の健康に関するあらゆる問題を取り扱うことになります。

1 精神疾患の発生予防と対策

カプラン Caplan G. は、精神保健からみた精神疾患の予防には次の3つの段階があるといいます。

第一次予防 primary prevention：精神疾患の発生原因の予防。生物学的、心理・社会・文化的側面から精神疾患の原因を明らかにし、発生を防ぎます。

第二次予防 secondary prevention：精神障害者の早期発見と早期治療。精神疾患について一般の人々への知識と啓蒙が大切になります。緊急ケアなど医療機関と連携し、罹病期間の短縮をめざします。

第三次予防 tertiary prevention：精神障害者に対する社会復帰の援助と再発防止。家族や地域社会における精神障害者の生活の場の確保、精神障害者への理解が必要です。

2 生活の場における精神保健

●家庭

人が生きていくうえの重要な拠点である家庭は、大家族から核家族へ変容したように、時代とともに変化しています。家庭は個々人の精神的発達にもっとも大きな影響を与える生活の場です。肉親ゆえの憎悪から家庭が危機に陥ることもあれば、情愛によって問題が解決する場合もあります。しかし、現代社会のひずみが、そのまま家庭に持ち込まれ危機に遭遇し、家族だけで問題解決できないときなどの援助が、家庭の精神

保健の目標になります。

●学校

　小学校から大学までの教育の場は，社会的規律の遵守や人格形成など，児童から青年期にかけての健全な精神の発達が期待されます。しかし，教師との人間関係をはじめ，初・中等教育の場では，いじめや不登校などさまざまな問題が生じています。それは現在の教育制度から生じるゆがみや，管理社会のひずみが教育現場にも押し寄せていることのあらわれとも考えられます。それに対する不満のはけぐちが，より弱者に向けられて，いじめにつながり，不登校から引きこもりという状態を引きおこすこともあります。こうした問題解決のために学校（制度）の変革が求められています。学校と家庭，地域社会との開かれた関係づくりと連携のほか，学校内部にはスクールカウンセラーの配置などが推進される必要があります。

●職場

　職場は個人にとっての目的と集団としての目的を達成するという使命を有しています。互いの目的が同じ方向を向いている場合は，よい関係のなかで物事が推移していきます。しかし，必ずしも目的が一致するとはかぎりません。個人と集団の目的が大きく乖離するような状態が続くとストレスが高まり，時には職場での適応が困難になってくる場合もあります。そうした人々の心の健康を回復するためには，専門カウンセラーによるメンタルヘルスへの取り組みが必要となります。

●地域

　地域社会は，家庭・学校・職場などを含む包括的な概念であり，そこで暮らす人々は，それぞれの集団に属しています。したがって，その集団のなかで自分自身の心の健康状態を保つことが，結果的には地域社会の精神的健康水準を高めていくことになります。しかしながら，コミュニティとしての地域を考える場合，個人の力だけでは解決できない問題が数多く生じてきます。そうした人間関係や地域社会でおこっている問題などを認識し，地域の精神的健康を維持していく取り組みが求められています。

3 精神の機能

a イド・自我・超自我（心の構造）

　フロイト Freud S. は，すべての現象は過去におこったできごとに由来するという心的決定論と，人間の精神活動はほとんど無意識に行われているという2つの基本的仮説を立てています。フロイトは精神の機能に着目して，心はイド（エス）・自我・超自我によって構成され，それ

それ独自の機能をもちながら相互に関連しあっていると考えました。

1 イド id（エス es）：欲動

イドは、本能的で欲動的な心の部分で、たとえば、「～がほしい」とか、「～がしたい」といった心的エネルギーの源泉といわれています。つまり、ひたすら快楽を求めようとする心の本能的な部分（本能的欲動）であり、不快を避けるという快楽原則に支配された一次過程によって機能しています。本能的であるゆえに、イドは無意識的という特徴をもっています。

本能的欲動は、性本能と攻撃本能に分けられます。性本能は「生の本能」であり、接触の欲望、性欲、他者との融合、結びつきのエネルギーで、広義にはリビドーと呼ばれています。攻撃本能は逆に「死の本能」で、反発の衝動や、他者を攻撃し、たもとを分かつ概念を含むものです。性本能と攻撃本能はいずれも単独ではたらくことはなく、相互に作用しながら人間の行動にあらわれてきます。

2 自我 ego

フロイトは、「人間は生まれたときイドのみの存在であり、成長するにしたがってイドの一部が変化し自我が形成される」と説いています。一次過程は、生後の新しい環境のなかで生じる本能的な活動で、いわば新生児や乳幼児の行動原理と考えればわかりやすくなります。したがって、一次過程だけでは、他者の介助がなければ現実に適応できません。そこで、人は二次過程を経て、社会に適応できるような精神活動を獲得していきます。

二次過程とは、外界の対象を認識・把握・学習していく現実的な精神活動です。認識は知覚で、把握は運動で、学習は思考によって獲得されていき、そのなかで自我が形成されます。この二次過程にしたがう法則は現実原則と呼ばれ、快楽原則とは対極をなすものです。

自我の機能は、身体的活動・知覚・認知・記憶・情感・思考・現実検討などによってなりたっています。イドの本能的欲動と超自我の社会的な規範による心的禁止機能（モラルや良心により自我理想のはたらきをコントロールする）によって、外界の状況に適応する現実的な判断を行います。

自我は、「～しよう」という意思をもっています。それを現実の活動にうつる前に、欲動・超自我・外界環境の3つが相互に関係しあうなかで葛藤が生じ、その葛藤をコントロールするさまざまな心の防衛機制が生じると考えられています。防衛機制とは、フロイトが精神の安定を保つために自我の機能がはたらくと提唱した概念です。

3 超自我 superego

　超自我は，良心という概念で，道徳的禁止機能を果たすものです。イドとは逆に，秩序を重んじ，社会的な規範，善悪を判断する理性のはたらきがあります。それは両親などのしつけにより，本能的欲動を制限する道徳律が内在化したものと考えられています。心の奥底にある「〜すべからず」という意思の発現です。

　また，成長の過程で自分はこうありたい，「かくあるべし」という自我理想をつくりあげる機能もあわせもっています。その機能が正常にはたらいていくと，自分の達成目標に向けて頑張っていく原動力にもなります。

　このように，超自我は「〜すべからず」というはたらきと，「かくあるべき」という積極的な側面の二重の機能をもっています。

b 意識・前意識・無意識（心のはたらき）

　フロイトは，最初，人間の心は意識・前意識・無意識の3つの領域があり，それぞれが互いに関連し機能していると考えていました。3つの領域は，次のように定義されます。

1 意識

　人間は自分が現在行っていることの目的や理由を理解し，どんな感情をもっているかに気がついている領域のことをいいます。

2 前意識

　意識と無意識の中間にあり，意識すれば思い出すことのできる領域で，記憶・想起・知覚として蓄積されている精神現象の内容のことです。

3 無意識

　普段は意識にのぼってこない領域で，思い出そうとしてもなかなか思い出せません。個人の思考や行動，感情などに大きな影響を与えているにもかかわらず，ほとんど自覚されていません。

　フロイトは，反道徳的，非合理的な本能的欲動や願望など，人間にとって都合のわるいものが含まれており，意識と前意識の下に押し隠された領域として存在すると説きました。この解明により，日常の意識された心よりも，無意識の存在が人の精神のあり方に大きく関与していることが広く知られるようになりました。夢の内容や幻覚，妄想という症状のなかに，無意識が表現されていることもあります。無意識は，快楽原則に支配された一次過程にしたがって機能しています。

C 知覚・認知・記憶・感情

　精神のはたらきを支えるのは脳です。脳は精神活動と肉体活動をつかさどる無数の神経細胞の集まりで，そのはたらきは知覚・認知・思考・記憶・感情などに関与し，内分泌系，自律神経系などさまざまな領域に及んでいます。脳はいくつかの領域に分けられ，それぞれの部位が一定の機関と関連していると考えられています。

1 知覚 perception

　人間には，聴覚・視覚・味覚・嗅覚・触覚の五感のほか，内部感覚の統合によって形成される体感があります。こうした感覚器官でもたらされた情報を意識化することを知覚と呼びます。

●知覚の過程

　感覚器（耳・目・舌・鼻・皮膚など）はそれぞれ特性があります。感覚受容細胞はその受容器がもつ特有の刺激だけを受容すると，その刺激の強さに応じた膜電位変化を生じ，神経細胞の活動電位（インパルス）に変化を与えます。この変化は神経細胞から脳の各領域に伝えられて処理され，感覚として受容されます。つまり，感覚器官への刺激を通じてもたらされた情報を受けとめたものが感覚です。受容された感覚が，過去の経験や学習に基づいて意味づけされたり，ほかの感覚と比較されたりして認識されたものが，知覚となります。

　たとえば，視覚について考えてみると，左右の目から入った情報は，それぞれの視神経を経て大脳皮質にある後頭葉の視覚中枢に伝えられます。視覚中枢では一次視覚野で目から受けた情報（ものの形や色，動きなど）を処理します。一次視覚野が純粋な感覚になります。続いて情報は二次視覚野に送られます。二次視覚野では，さらに高度な情報処理がなされ，過去に経験した記憶と照合して認識されます。この部分が知覚となります。

●知覚の障害

　知覚を誤って体験する異常は，幻覚と錯覚に大別されます。

　幻覚は，実在しない対象を知覚することです。幻覚のなかには，実在しないものが見える幻視，実在しない音や声が聞こえる幻聴などがあります。

　錯覚は，対象を誤り，著しく異なって知覚することで，多くの場合，視覚的に生じます。

2 認知 cognition

　認知とは，知覚を経たのち，感覚器官からの情報とほかの情報を統合して判断し，物事を具体的に認識していく精神活動のことです。

●認知の過程

各感覚器官から入った情報は，大脳皮質のそれぞれの一次感覚野で受容されたあと高度に処理され，認識されます。しかし，すべてが認知されるわけではなく，関心や興味がないものは取捨選択され，認知されることはありません。視覚を例にとると，雑踏のなかで誰かと待ち合わせしたとき，そこにいる数多くの人々を見ていますが，待ち合わせの対象となる人，あるいは自分が知っている人の顔しか認知しません。つまり，関心や注意が向けられている事象だけが選択され，過去に認識し，保持されている記憶と照合されたとき，初めて認知することになります。

認知の過程は，大脳皮質の連合野で行われます。大脳皮質には前頭連合野・頭頂連合野・側頭連合野の3つの連合野があり，前頭連合野は思考や推理，意思などの精神や感情などに関与し，頭頂連合野は体性感覚の統合と認知，側頭連合野は形や色の区別と認識を行います。それぞれが運動野・言語野・聴覚野・視覚野（図1-1）などと相互に連携しあい，情報処理のネットワークをつくって，各感覚が知覚したものを統合します。そこで対象となる事柄がトータルに認識されていく情報処理活動が認知活動です。

こうした大脳皮質の活動の一部は，ドパミンという脳内伝達物質によって影響を受けることが近年の研究でわかってきました。統合失調症の妄想症状に対して，ドパミンの阻害剤が有効なことから，妄想はドパミンの感受性が亢進しておこると考えられています。つまり，正常でない脳の活動状況を通して神経細胞や，神経細胞の物質から分泌される伝達物質としてのドパミンが，人間の精神活動の基礎にあることがわかったのです。このことから正常な分泌であれば，前頭葉の活動を促進し，精神活動を活発化させるものとして，ドパミンが知られるようになりま

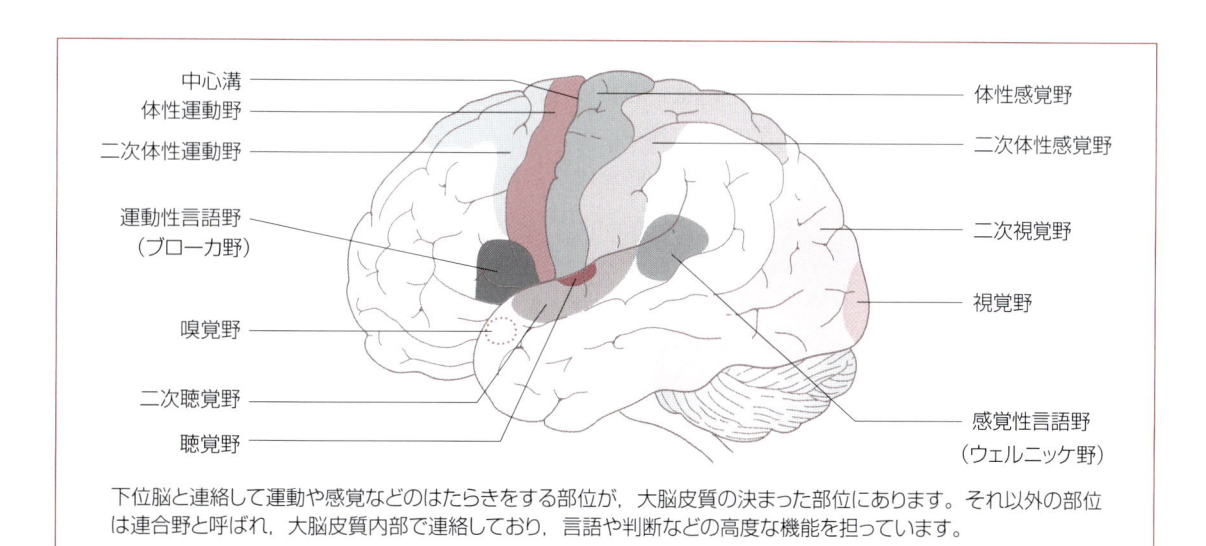

下位脳と連絡して運動や感覚などのはたらきをする部位が，大脳皮質の決まった部位にあります。それ以外の部位は連合野と呼ばれ，大脳皮質内部で連絡しており，言語や判断などの高度な機能を担っています。

図1-1 大脳皮質の機能局在

した。

● 思考の障害

思考は観念と観念を結びつけ，新たに別なものへと発展，展開させる機能で，記憶，現実検討力などが組み合わさって成立します。

思考の異常は，思考過程（思考抑制，思考途絶など），思考体験（強迫観念，させらせ体験など），思考内容（妄想）の3つに分けられます。

3 記憶 memory（学習）

人間がある行動をとり，再び同じ行動をとったとき，その行動に変化が生じたら，その行動（変化の部分）は，学習によるものといえます。さらに，学習したことが神経系に蓄えられていく過程が記憶です。

記憶とは，人間の精神活動のなかで新しく体験・学習したことを保持しながら，何回でも継続的に再現できる能力です。記憶には，短い時間の記憶（短期記憶）と，長い時間保持される記憶（長期記憶）とに大別できます。これは記憶を貯蔵する複数のしくみが脳にあることを示しています。

記憶障害には，病因が生じる以前のことだけを忘れる記憶障害（逆行性健忘）と，古いことを覚えているにもかかわらず病因が生じた以後のことをまったく覚えていない記憶障害（順行性健忘）があります。つまり，これは記憶の中身に違いがあると同時に，記憶を貯蔵する場所が複数あることを示しています。

● 記憶（学習）の過程

記憶の変化がおこる場所は，神経細胞の基本単位をなすニューロンとニューロンの接続部であるシナプスと考えられています。ある神経細胞が活動し，シナプスを介して信号が伝わった別の神経細胞も活動した場合，その間のシナプスは強化され，次に信号がきたときには伝達効率がよくなるという実験結果があります。これは可塑性と呼ばれますが，記憶貯蔵する神経細胞は，この可塑性を備えていると考えられています。

記憶の貯蔵，保持に大きなはたらきをしていると考えられているのは，大脳古（旧）皮質の辺縁系にある海馬です。古皮質は怒りや恐怖といった感情を支配することから，辺縁系は感情と記憶の回路を有することになります。

● 記憶の障害

記憶の想起の障害は，記憶の全体を忘れてしまう全健忘，部分的に記憶が失われる部分健忘，特定の記憶のみが失われる選択的健忘の3つに分けられます。

また，健忘の時間的方向性から分類は，ある特定の時期以前の記憶が失われる逆行性健忘と，ある特定の時期以後のできごとが記憶できなくなる（意識障害でしばしば認められる）順行性健忘の2つに分けられます。

NOTE

■ 海馬での「長期増強」と「長期抑圧」

海馬への入力となる神経線維に短時間強い刺激を加えると，この入力線維とシナプスが結合した状態で数時間以上，増強されたり（長期増強），減弱されたり（長期抑圧）します。これが記憶をつくる基本原理の1つと考えられています。長期増強や長期抑圧は海馬以外の部位（小脳など）でも生じることが判明しています。

また，海馬は短期記憶を長期記憶につくりかえたりします。これは海馬のなかに一時的に保存された記憶が，周辺の記憶の回路をまわっているうちに，大脳皮質の連合野にインプットされて長期的に保存されることにより，長期記憶となります。

4 感情 emotion

　周囲のできごとに対し，自分の精神状態のなかでおこる心のゆらめきが，感情と呼ばれます。感情はきわめて主観的なものであり，定義は一定していません。心の動きとしては，快楽と不快が基盤となり，恐怖・不安・驚き・狼狽（ろうばい）・怒り・充足感・満足・安心など，さまざまなものがあります。これは人間に特有のものではなく，動物にも類似のものが見受けられます。

　人間の感情には，一体感・疎外感・義務感・希望・愛・幸福感なども含まれます。

　日常生活のなかでの喜怒哀楽をはじめさまざまな感情は，知的思考以上に人間の行動を左右します。それは表情や動作となってあらわれるほか，循環器・感覚器・消化器・内分泌器・自律神経などの器官のはたらきや，思考・行動面にも大きな影響を及ぼします。

●感情の過程

　たとえば，笛の音色を聞く過程で考えてみます。これまでの知覚，認知，記憶の内容と重ね合わせれば，笛の音色を知覚し，メロディーを認知すれば，記憶のなかからいい音色とか，懐かしいメロディーとか，曲名を認識します。そのときすでに感情が生まれています。すなわち，懐かしいということもその1つですが，そのメロディーからさまざまな情景や体験を思いおこし，楽しくなったり，悲しくなったりという感情が起こってきます。

　また，言語も喜怒哀楽の感情をまねきます。笛の音色と同様に言語を音ととらえると，相手の口から発せられた言語，すなわち音は，知覚，認知，認識の過程を経ると，その言葉の内容に関して，賛同や反対，感動や同情，怒りや反発など，さまざまな感情を生じさせます。

●感情と生理学的変化

　このように，感情は生理学的な変化を伴います。生理学的変化は自律神経系に支配されており，人間がみずからの意思でとめようとしてもとめることはできません。

　[3 記憶]で述べたように，大脳古皮質には感情の回路があります。また，大脳辺縁系には生理的な変化を生じさせる視床・視床下部と，攻撃行動や恐怖反応に関係する扁桃体，感覚情報の統合を行っている海馬があり，それぞれが互いに結びつき，さまざまな感情を生み出しています。

　大脳皮質の前頭葉も感情に大きくかかわっていることが明らかになっています。前頭葉は通常，思考や判断，計算などのはたらきをします。しかし，前頭葉に障害のあった患者の研究から，気質や人格，気分にも大きな影響を及ぼすことが判明しています。

1章：精神の構造とはたらき

B パーソナリティの発達

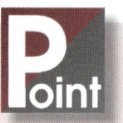

Point
- パーソナリティは，重要他者や社会環境との関係が大きく影響します。
- フロイトは，性的欲動のエネルギーであるリビドーに着目し，発達段階を5段階に区分しています。
- 人間が不快や不安，衝動に直面したときに無意識的にはたらく対処機制を，自我の防衛機制といい，人格形成と深い関係にあります。

1 人格（パーソナリティ）

　性格は，生まれたときから人が有する気質的なものとすれば，人格は性格に加え，出生後の重要他者との関係や社会環境に対する適応のなかで育まれた，個人の統一的・持続的な特性の総体といえます。
　人格（パーソナリティ）の発達については，さまざまな理論家の説があります。

2 フロイトの発達論

　フロイト⊕は人間の行動を性的欲動のエネルギーの源であるリビドーと関連づけて，発達段階を5段階に区分しています（表1-2）。フロイトのいう性欲は非常に幅広い意味をもち，身体的・生理的な欲求全般をさし，その充足に伴う快感・興奮・陶酔などを含みます。また，それは自分自身を満たす欲求に限らず，他者との愛情的な関係を求める欲求も含まれます。
　乳幼児には，出生直後から刺激に対してとくに敏感な身体部位があり，それは成長とともに口腔，肛門，性器という一定の順序性をもちながら変化すると考えられています。乳幼児にはそれぞれの部位を通して欲動を充足し満足の体験を得ます。

NOTE

■フロイト
Sigmund Freud（1856-1939）：オーストリアの精神医学者。ダーウィン，マルクスとともに20世紀の三大思想家といわれています。人間の心理をイド，自我，超自我に分け体系化しました。治療技術として自由連想を用い，今日の精神療法の出発点となりました。

表 1-2　フロイトによるリビドーの発達

発達段階	年齢	特徴
1）口唇期（口愛期）	0～1歳半ころ	乳（房）を吸う 摂食行動
2）肛門期	1歳半～3, 4歳ころ	排便の快楽 糞便を不潔なものとして忌避
3）男根期	3, 4～5, 6歳ころ	性器への関心 性器いじり エディプス・コンプレックス
4）潜伏期（潜在期）	5, 6～11, 12歳ころ	性欲動が表面上消失 羞恥心，嫌悪感のめばえ 道徳や芸術などへの関心
5）性器期	11～12歳以降	性欲動の再出現 思春期

a 口唇期（口愛期）：0～1歳半ころ

　出生直後から口唇や口腔粘膜とその周辺部位は敏感です。乳児は出生直後から生命維持の必要から吸啜反射がみられます。乳を吸うという運動から口唇の感覚が発達します。そして満腹という満足感ばかりではなく，指しゃぶりや乳房を吸うこと，食物を嚙むことから，唇，舌，口腔周辺にリズミカルな心地よい感覚を体験します。また反対に，空腹による不快や苦痛も，口唇や口腔の感覚として体験します。

　このようにみずからが乳を吸うことによって得られる快感は自己愛的といわれます。しかし，乳児はしだいに，乳をくれる母親もしくは母の代理の養育者に愛着し，自己愛から対象愛へとリビドーの対象を広げていきます。

　口唇による快感は成長した後も続き，おしゃべり・飲食・喫煙・接吻などの楽しみとなります。また，これらが満たされないと，空腹感・空虚感・寂しさ・孤立感などの苦痛な感情を味わうことになります。

b 肛門期：1歳半～3, 4歳ころ

　1歳半ごろからしだいに，幼児の肛門周辺の感覚が発達し，排泄に伴う快感を体験するようになります。また，肛門括約筋を自覚的にコントロールできるようになることで，大便をため込んでから排泄することによって強い快感を得ようとするなど，排便への強い関心を示すようになります。この時期は養育者によって排泄のしつけがなされる時期でもあり，幼児は社会の秩序や約束ごとを学びます。

　排泄するかしないかが，幼児にとって，養育者への服従と反抗の意味をもったり，大便が養育者への贈り物の意味をもったりします。

　幼児は，しつけに適応するために服従と反抗などの葛藤を解決する手

段として，分離や反動形成などの自我の防衛機制を発展させます。その程度に応じて，几帳面，潔癖といった性格傾向が形成されたり，排泄の快感と関連して貯蓄，倹約，だらしなさなどの性格傾向が形成されます。

c 男根期：3，4〜5，6歳ころ

　3，4歳前後から，幼児は男女ともに性器を刺激することによる快感に気づくようになり，性器いじりや性器に関心をもつようになります。性別について認識できるようになるとともに，性に対する関心が急速に増し，性器や性行為や出産などについて好奇心をもって詮索したり親にたずねたりします。

　性器の快楽を求める欲求そのものは，自己愛的です。性別への関心を強めた幼児はしだいに両親の性別，自分にとっての"異性としての親""同性としての親"とのかかわりに関心を向けるようになり，異性である親に対して，これまでとは異質な愛情（異性愛）を求めるようになります。この男根期とほぼ重なる時期を，フロイトはエディプス期と名づけています✚。

　幼児が親に求めるエディプス的な願望（異性愛）は実現不可能です。幼児は父母をともに愛し，父母の双方に依存します。異性愛は両親以外の他者へと向かっていくことになります。また，この願望は，非性的な（性的満足を求めない）愛情へと変化したり，性的な好奇心を知的好奇心や探求心として発展させる場合もあります。このようにして幼児はエディプス期を脱却していきます。

d 潜伏期（潜在期）：5，6〜11，12歳ころ

　幼児の性欲の発達はこの時期に表面上消失します。性的なものに関して羞恥心や嫌悪感がめばえ，潜伏期に入ります。この時期は，社会の基本的行動様式を学習し，自我が分化します。

　最近では，潜伏期も性衝動は活発であることがわかってきました。この時期は，性衝動を制止する自我の防衛機制を発達させるために重要な時期であると考えられています。

e 性器期：11〜12歳以降

　思春期以後は，それまでの自己愛的なリビドー✚が，対象愛へと本格的に移行し，性的欲動が精神活動の中心となります。そして，成人としての性器的性欲を，生殖を目的とし，精神的な愛情と統合していく段階に入ります。

NOTE

■エディプス-コンプレックス

この時期，男児は同性である父親に同一化して男らしさを身につけようとし，同時に父親にかわり，母親と愛し合いたいという願望をいだきます（エディプス願望）。この願望をめぐる父母への葛藤的な思いを，父である王を殺し母と結婚したギリシャ神話の「オイディプス王」の物語になぞらえてエディプス-コンプレックスといいます。

女児も同様で，母親に同一化して女らしさを身につけようとすると同時に，父親と愛し合いたいという願望をいだきます。こうした願望をいだくことは，同性の親から処罰される恐怖を強めます。

しかし，幼児は一方で同性の親にも愛されたいという願望ももっているので，男女ともに父親母親の両者に同一化することで，男女両性の特徴を担うことができるとしています。

■リビドー

フロイトは，リビドー（性的欲動）に着目することで，身体感覚と心理状態とは密接に結びついているという考え方を示しました。さらにリビドーは，欲求として人間の行動に影響することによって，対人関係のあり方につながっているということも解明しています。

3 自我の防衛機制

防衛機制とは，不快や不安を避け，葛藤や衝動行為，感情を自制しようとするときにとる方法・手段をいいます。これは無意識的な過程であり，人格形成と深い関係にあります。防衛機制は，健康な精神にも柔軟にはたらいていますが，偏っている場合は神経症症状としてあらわれたりします🞧。

a 抑圧

精神分析のもっとも基本的で重要な概念の1つです。強い不安，不快，苦痛をもたらす観念や，それらに対する望ましくない衝動や処理できない衝動を無意識の領域に押し込めてしまうはたらきです。抑圧された衝動は忘れてしまいますが，無意識下にあり消失するわけではないため，夢などにあらわれます。これは，自我防衛のために健康なパーソナリティの発達に必要なものでもありますが，抑圧がうまく行われない場合は，症状としてあらわれたりします。

b 否認

不快や不安，恐怖，劣等感をいだくような外界の現実を認めないことです。不安や恐怖を引きおこすような現実を認識したときに，「たいしたことはない」と反対の状況を空想したり，期待をいだくことで，現実そのものを認めなくなることをいいます。

c 分離

できごととそれに伴うはずの感情が伴わないことです。過去の苦しい経験を苦痛を感じずに思い出すことができるなどがその例です。不快なことを予防しようとする意図が含まれており，合理的な防衛機制です。しかし，同じ意図でもfで述べる打ち消しは非合理的な防衛機制となります。

d 逆転

抑圧された無意識的な感情や衝動と正反対の感情や衝動を体験することです。これは，未発達な段階で発生するもので，次に述べる反動形成や打ち消しはより分化したものです。

NOTE

■防衛機制
防衛機制は，フロイトによって提唱され，さらにフロイトの娘であるアンナ-フロイト Anna Freud らが防衛理論を発展させ，自我心理学を打ち立てました。代表的著作に『自我と防衛機制』があります。

e 反動形成

抑圧された感情を反対の表現で表出することです。たとえば，相手に敵意をいだいているため，その敵意を認めないように抑圧しますが，うまくいかない場合に，反対に不必要に腰を低くし相手に媚びる姿勢をとる慇懃無礼（いんぎんぶれい）などがこれにあたります。抑圧されたものが再びあらわれようとするのに対して，自我を防衛するには役立ちますが，不自然でぎこちないものになりがちです。

f 打ち消し

罪悪感や恥ずかしさなどの感情をいだいたとき，その正反対の行動をとることです。強迫神経症のときに，この行動は強迫的・儀式的に行われ，顕著になります。

g 投影

不快ないしは受け入れがたい感情などを自分から表出して他人に押しつけることです。たとえば，ある人物に激しい怒りを感じているときなど，いつの間にか，その人物に自分がひどく怒られ，嫌われているかのように感じることなどです。

h 取り入れ

対象の一部を自分のなかに取り込むことです。この原形は，口唇期の栄養の摂取にあるとされます。このとき乳幼児は栄養物の摂取だけではなく，精神的な栄養や母親の雰囲気も自分に取り込み，人格成長の糧にしています。成人後は，相手の癖や態度，語り口を知らぬうちにまねて自分のものにしている場合がその例です。

i 同一視（同一化）

基本的には取り入れと同じく，対象の一部を自分の人格に組み込むことです。両者を区別するなら，取り入れは受け身的に，同一化はより積極的・主体的に対象から取り入れるということです。たとえば，ままごと遊びで子どもがお母さん役になりきっているときは，子どもは同一化しています。また思春期における自己を確立する過程で，理想とする人物を真似することも同一化といえます。

j 退行

人間が欲求不満に直面したとき，発達段階を逆行し，それ以前の発達段階で得た方法で満足しようとする傾向で，周囲を困らせる行動が出現する形をとりやすいものです。しかし，退行はわるい意味に使用されるばかりではなく，病気によって身のまわりのことができなくなることも退行ですが，退行し満足を得ることで次の段階に進める場合もあります。

k 置きかえ

抑圧された感情や衝動が，本来の対象や行為から離れて，別の対象や行為に置きかえられることです。たとえば，父親に対する憎しみを権威的な教師に置きかえたり，暴力の衝動を言葉での攻撃に置きかえることなどです。

l 知性化

できごとを情緒的に体験するより，観念や知性によって説明し，理解しようとする傾向が前面に出るときの機制です。青年期に特徴的にあらわれます。また，知的な仕事をつねとする人間にもあらわれやすいといわれます。

m 合理化

自分のとった行動，態度，考えなどに対して，論理的に妥当な，あるいは倫理的に非難されない説明をつけ，それによって不安をおこさずに自分の望む行動を達成しようとすることです。

n 昇華

本能的欲動が社会的に受け入れられやすいかたちの方向にかえられることです。スポーツや仕事などで本能的欲動を昇華させることは，有用なことにつながっていきます。

●参考文献
1）舟島なをみ：看護のための人間発達学，第3版，医学書院，2005．
2）エリクソン EH（小此木啓吾訳編）：自我同一性　アイデンティティとライフ・サイクル，誠信書房，1973．
3）ニューマン BM，ニューマン NP（福富　護ほか訳）：新版生涯発達心理学—エリクソンによる人間の一生とその可能性，川島書店，1988．
4）牛島定信編著：精神分析学—その成り立ちと展開，放送大学教育振興会，1996．

5) 鈴木乙史・佐々木正宏編著：人格心理学，放送大学教育振興会，1996.
6) 三宅和夫・内田伸子：乳幼児心理学，放送大学教育振興会，1997.
7) ボウルビィ J（作田　勉監訳）：ボウルビィ母子関係入門，星和書店，1981.
8) 外口玉子ほか：精神疾患患者の看護，系統看護学講座別巻 13，医学書院，1993.
9) 武井麻子：精神看護学ノート，医学書院，1998.
10) フロイト A（牧田清志ほか監）：自我と防衛機制，アンナ・フロイト著作集第 2 巻，岩崎学術出版社，1982.
11) 浜　治世編：動機・情緒・人格，現代基礎心理学 8，東京大学出版会，1981.
12) 小此木啓吾：フロイト思想のキーワード，講談社現代新書，2002.

2章 患者−看護師関係の理解

2章：患者-看護師関係の理解

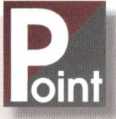

A 患者-看護師関係

Point
- 患者-看護師関係とは援助的な対人関係をさします。
- 患者-看護師関係の目的は，患者が自分の健康問題を自分で解決できるようにかかわることです。
- 患者-看護師関係を発展させる要素には関心・信頼・共感などがあります。
- 患者-看護師関係の発展過程にはいくつかの局面があります。その局面をペプロウは方向づけ・同一化・開拓利用・問題解決の4つの段階に分類しています。

1 患者-看護師関係の特徴

　患者-看護師関係とは，援助を通した対人関係のことです。つまり，看護師が援助し，患者は援助を必要としている人です。看護師は，患者が現実の問題を直視し，問題に取り組むように励ますといった特徴をもっています。

　人が成長し，自立して生活していくためには，愛・自尊・相互依存・信頼といった人間の基本的欲求が満たされることが必要です。精神科看護とは，患者が看護師との間で人間関係を築けるよう，多くの時間・空間を共有する治療的体験といえます。看護師の責務は患者の自立を援助し，人間・健康・環境・看護とはなにかを考え，患者とともに成長していくことです。

2 患者-看護師関係の目的

　精神科看護は，精神の健康問題をもつ人々を対象に，不安や緊張を軽減し，みずから健康問題を解決できるように援助することで行動の変化を促します。つまり，生活の質（QOL）の向上をめざした援助活動を目的とします。

NOTE

■援助（人間）関係とは
援助関係とは，人の成長や自立，望ましい自己実現，建設的な行動の変化をめざすものです。看護の援助は，患者が望ましい方向に向かう能力を見いだす専門的なものです。

3 患者−看護師関係を発展させる要素

　患者は，看護師との関係のなかで不安や緊張が軽減され，基本的な欲求が満たされることを経験する必要があります。この経験を通して，患者は自分の問題解決に対処する能力を身につけます。患者は身体の苦痛や違和感，不安や欲求などを表現する能力が失われていることが多いので，看護師は患者の言葉や態度，行動などをよく観察することが必要です。そして患者がなにをどのように援助してもらいたいのか，なにが必要なのかを理解します。看護には，出会いから始まる一連の過程があります。まず患者に「関心をもつ」ことから始まり，「信頼しあい」「共感する」までにいたる過程です。

a 関心

　患者の病名や病状，現病歴や生活史などを知っていることは，看護師が関心をもっている証になります。好意ある関心は患者と看護師の間にラポールが築かれる前提になります。精神科看護では，このラポールを築くことが重要です。

b 信頼

　信頼とは，他人とのかかわりのなかで，「この人は頼れるし大丈夫だ」という安心感があることです。この信頼を築くには5つの姿勢が必要だといわれています。

1 一貫していること

　患者にとって，看護師がそばにいて助けてくれるという環境は，信頼関係を育てるのに重要です。看護師のあいまいな言動や態度は，不安や混乱をまねき治療にも不適切です。信頼関係を築くうえで，看護師の患者に対する言動や態度がつねに一貫していることが大切です。その時々の考えで看護師本位の対応をしないことです。

NOTE

■ラポール＝疎通性
ラポールとは，看護師と患者との間の意思の疎通を意味します[1]。病気に一緒に立ち向かおうという関係づくりの基盤であり，患者が看護師の話を聞いてみようという気持ちをおこさせる雰囲気などをつくりだしていくものです。

■臨床では■

一貫した患者への対応

　人格障害の患者はよく，「この看護師さんは親切で，あの看護師さんは不親切，話を聞いてくれない」など，みんなの前で言ったりして，スタッフを混乱に陥れます。このような患者にはそのつど，カンファレンスを開き，スタッフ間で一貫した態度で接するようにします。この一貫した対応が患者の成長を促すことに通じます。

2 尊重すること

看護師は，患者を1人の人間として尊重することが重要です。患者は1人の人間であり，いまは心の病気をもっているだけだと認識することが大切です。

3 誠実であること

看護師は，正直に誠実に対応する必要があります。看護師が，自分の気持ちを率直に表現することによって，患者は看護師を信頼し，自分の気持ちを表現してみようと思うようになります。

4 評価的な態度をとらないこと

看護師は，自分の価値観を押しつけたり，「よい」「悪い」の評価をすることを慎まなければいけません。看護師が，よいと思っても，患者には必ずしもよいことではないかもしれないことを認識することです。また，ありのまま受け入れるという看護師の姿勢も大切です。

看護師の価値観で対応すると，必ずといってよいほど，そこにはズレが生じます。

5 患者の秘密をまもること

臨床では，「このことは誰にも言わないで，ここだけの話にして」と言って，個人的なことを看護師に話す患者がいます。病気や病状にもよりますが，基本的には「秘密をまもる」ことが原則です。看護師がそれを他のスタッフに伝えたほうが良いと思われる場合は，その理由を患者に率直に話す必要があります。この説明を怠ると，その後の関係に大きな亀裂が生じます。迷った場合，主治医に相談するのも1つの方法です。

■臨床では■

嘘をつかない

看護師は患者の訴えに対し，「いま，忙しいので後でします。後で行きます」などと，臨床でよく口にすることがあります。しかし，患者にとって「後」とは，いつなのか皆目見当がつきません。患者は5分後，10分後と勝手に解釈するでしょう。そして，患者は看護師が来るのをじっと待っています。遅くなる理由を必ず告げて対応することが大切です。

嘘をつかないこと，つまり，できないことをあたかもできるように言うことは慎まなければなりません。

■臨床では■

患者の秘密はまもる

　統合失調症の患者は自分の秘密をまもれず，ついつい話してくることがあります。その患者に対しては「秘密はまもっているよ」という看護師の姿勢が大切です。また，境界例の患者は「誰にも言わないで，絶対に秘密にして」と言ってきたりします。この秘密は，患者の病気や病状，その時々の状態により違いがあることを看護師が知っているだけで看護に応用できます。
　臨床では，これらのことをふまえ，慎重な態度で接する姿勢が大切です。

■臨床では■

患者から信頼される看護師と信頼されない看護師

〈患者から信頼される看護師〉
1. 冷静になれる人
2. 嘘をつかない人
3. 看護に対し，いつも真剣に取り組み，看護に誇りと情熱をもっている人
4. 目標をみずからつくり，目的をもって行動しようとする人
5. 自信をもって対応する人
6. よく傾聴してくれる人
7. 患者の前では，その人だけの看護師になれる人
8. できないと諦める前に，できる方法を考えてくれる人
9. 結果に対し謙虚に反省し，さらなる向上をめざす人

〈患者から信頼されない看護師〉
1. 落ち着きのない人，気の短い人
2. 嘘をつく人，できないのにできるという人
3. 看護に誇りと情熱をもっていない人
4. 目的をもって行動しない人
5. 自信のない人，いい加減な対応をする人
6. 訴えを聞こうとしない人
7. 患者の前に行っても，その人に集中しない人，集中できない人
8. すぐにできないと諦めてしまう人
9. 結果に対する反省が足りない人

　一言で言えば，患者をあたたかく，広い心で受けとめられる人間的な強さと，優しさが看護師には求められます。

C 共感

　共感とは，他者を理解する能力といえます。つまり，看護師が患者を理解しようとするとき，できるだけ患者の立場に身を置き，患者が体験している世界を自分もともに体験しようとすることです。

　臨床では，共感と同情は区別の難しいものの1つです。「同情」とは「かわいそうに」とか「助けてあげたい」などの感情であり，決して対等な関係ではありません。それは，患者が体験している世界を自分もともに体験しようとする「共感」とは明らかに違います。共感から得られるものがあっても，同情から得られるものは少ないといえます。看護師は，できるだけ患者の立場から物事を考えていくことが大切です。

その他，臨床では次のようなことも大切です。

● 中立性

中立性とは，みずからの宗教的・倫理的・社会的な価値観を患者に押しつけないことです[2]。

臨床では，「これをしたらこう。何々はこうあるべき」という考え（価値観）を患者に押しつけようとする看護師がいます。看護師として大切なことは，患者に自分の価値観を押しつけないことです。自分の価値観にとらわれていては患者を本当に理解し，受け入れることはできません。また，よかれと思ってした行為が，患者にとって必ずしもよい結果になるとは限らないのです。「自分はこう思っているけど，別な考え方もあるんだな」と許容することが大切でしょう。価値観は人によって違い，それを受け入れることで患者に対してオープンにできるのです。

● 距離

距離とは，自分と患者の関係，「間」から必然的に生じるものです。患者と自分の間におこるさまざまな感情を冷静にみつめられるときに生じる感覚を距離といいます[3]。

臨床では，患者との心理的な距離のとり方が問題になります。「患者と距離をとったほうがいい（遠目の接近）」とか，「いまはもっと密に接したほうがいい（近目の接近）」などがよく聞かれます。この意味することは病状にもよりますが「遠目の接近・近目の接近」などはともに安心できる，安全を保てる距離であって，間違っても無視する・拒絶する・干渉し過ぎることとは違います。

看護師は，統合失調症の患者に接するときに距離を縮めようとしますが，そうすると患者は反発し，拒否します。逆に，躁病の患者に距離をとろうとすると，反発されてしまいます。このように，距離のとり方（感覚）は，なかなか難しいのですが経験を積み重ねることで体得できます。

「遠目の接近」とは，いまはあまり介入せずに見まもる姿勢のことです。

「近目の接近」とは，いまは援助が必要なので接近し，看護介入することです。

> **NOTE**
>
> ■ 気質
> クレッチマー Kretschmer E. は，患者の家計調査を行い，患者の気質として次の3つのタイプを導き出した。
> 統合失調気質：自分に対する他人の態度には敏感である反面，他人の気持ちに対して無関心であることが多い。
> 循環気質：躁うつ病患者はこの気質を示す者が多いとされる。
> 粘着気質：てんかん患者にみられる。クレッチマーは，てんかん患者には粘着性と爆発性を併せもつことを指摘した。
>
> ■ 関与しながらの観察
> サリヴァン Sullivan HS は，精神医学を対人関係の学と定義しました。そして科学的方法を応用するためのデータは，関与しながらの観察のみから得られるとしたのです[2]。
> サリヴァンが提唱したこの言葉は，患者にかかわりつつある自分をも観察することで，精神科看護師にとって必要な基本的態度といえます。

4 患者-看護師関係の発展過程

精神科看護では，看護師が患者との良好な関係を発展できる治療的な関与が重要です。最終目標は，患者の生活の立て直しです。その目標にいたるまでいくつかの段階があり，その段階に応じて看護の提供がなされる必要があります。

患者-看護師関係を理論化したのは，ペプロウ Peplau H.E. が最初です。彼女は，対人関係論の立場から看護師と患者の関係を理論化し，この関

係は段階的に発展していくことを明らかにしています。その後，トラベルビー Travelbee J. や外口玉子も独自の患者-看護師関係の発展段階を発表しています。

a ペプロウの患者-看護師関係の発展段階

●ペプロウの4つの段階

ペプロウは，患者-看護師関係に4つの段階があることを明らかにしています（図2-1，表2-1）。4つの段階は，患者-看護師関係のなかでは重なり合って連動しており，それぞれの段階で看護師が担う役割が明示されています。4段階の共通の援助活動として，1）情報提供者としての役割，2）相談相手としての役割，3）母子，きょうだいの代役としての役割，4）技術的専門家としての役割があります[4]。

b トラベルビーの患者-看護師関係の成立と発展段階

トラベルビーは，看護は人間対人間の関係を通じて達成され，この関係は看護師と患者が，最初の出会いに始まり，同一性（アイデンティティ）の出現，共感の発展につながり，同感という段階を経た後，ラポールの段階に達したときに確立される[5]と述べています（表2-2）。

人間対人間の関係は，看護師と患者の間の体験であり，この体験は，患者の看護上のニーズが満たされるということです。

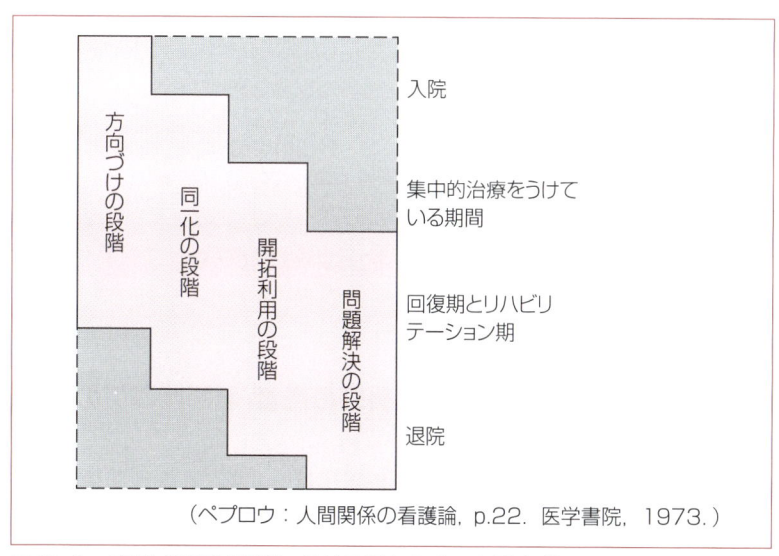

（ペプロウ：人間関係の看護論，p.22. 医学書院，1973.）

図2-1 患者-看護師関係における重なり合った諸段階

表2-1　ペプロウの患者−看護師関係の発展段階

第1期　方向づけの段階 orientation	最初の出会いであり，互いに知り合う時期。 新しい心理状況のなかで人々が患者とかかわり合いながら行動してゆくにつれて，いろいろな側面が展開され明らかになります。 患者が必要な援助を求めたり受けたりという経験をします。 ※看護師は，「困ったことや，つらいときはいつでも，なんでも話してください」と患者に説明します。そして患者が問題を認識し，必要な援助を求められるように支持します。
第2期　同一化の段階 identification	自分の周囲に部分的に同一化する時期。 患者は自分のニーズに応えてくれる看護師を選んで反応するようになります。 患者−看護師関係をどう利用すればよいかを学ぶようになります。 自分が安全だと感じる看護師にニーズを伝え，信頼しはじめます。 患者がある特定の看護師を，自分が心から信頼できると認識する過程を指します。 ※看護師は，患者に自分の感情のありようを気付かせます。そして患者が問題を解決するために専門的技能を活用し，患者−看護師関係をフルに活用できるよう援助します。
第3期　開拓利用の段階 exploitation	ともに問題を探究する時期。 その場の状況における人間関係を認識でき，理解できる看護師と同一化するようになると，患者は自分に与えられたサービスを十分に利用する段階へと進みます。これは回復期の段階ともいえます。 力関係は看護師から患者へと移っていきます。 ※看護師は，患者に新しい目標を達成する満足感を味わうことができるように支持します。生じたニーズをその時々に満たしていくように援助し，行動に変化を起こさせるものはなにかを理解するのが看護師の務めです。
第4期　問題解決の段階 resolution	共同して問題解決を行う時期。 一人立ちできる能力を身につけて，それを強めていく段階です。 患者は看護師との同一化から抜け出し，自由になります。 ※看護師は，患者がより生産的な社会活動やみずから選んだ人間関係をもちたいという願いをいだけるように援助，支持します。

表2-2　トラベルビーの患者−看護師関係の5つの発展段階

第1段階　最初の出会い	第一印象によって特徴づけられます。互いにもっている役割を果たす人として認識しています。
第2段階　同一性の出現	人間関係の絆がかたちつくられはじめます。
第3段階　共感	共感した相手の行動を予測できるようになります。
第4段階　同感	患者の病気や苦難の原因を軽減したいと望むときに生じます。
第5段階　ラポール	患者は看護師への信頼を示します。人間対人間としての関係づくりができるようになります。

表2-3　外口の患者−看護師関係の3つの発展過程

(1) 関係をもち始める時期	方向づけます。
(2) 関係をもち続ける時期	課題に取り組みます。
(3) 新たな関係に向かう時期	区切りをつけます。

C 外口の患者−看護師関係の発展過程における3つの局面

外口玉子は，患者−看護師関係について，1対1の関係には3つの段階（表2-3）が含まれ，その各局面には重複がみられたり，ある時期の問題が他の時期にあらわれることもあったりして，きわめてダイナミッ

クなものである[6]と述べています。

●引用・参考文献
1) 西園昌久:新しい精神医学と看護—力動的理解と実践,pp.44-46,医学書院,1977.
2) 加藤正明ほか編:精神医学事典,増補版,p.96,449,弘文堂,1985.
3) 市橋秀夫:精神科・治療と看護のエッセンス,pp3-5,星和書店,1977.
4) ペプロウ HE(稲田八重子ほか訳):人間関係の看護論,pp.17-44,323-325,医学書院,1973.
5) トラベルビー J(長谷川浩,藤枝知子訳):人間対人間の看護,pp.191-232,医学書院,1974.
6) 外口玉子ほか:精神看護学1,系統看護学講座専門24,pp.73-83,医学書院,1997.

2章：患者−看護師関係の理解

B 看護師の自己理解

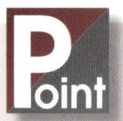

Point
- 自分を知るということは，自己を観察し把握することです。
- 自分を受け入れるということは，看護スキル（技術）を高めることにつながります。
- 知覚・感情・思考についてプロセスレコードを活用し自己理解を深めます。
- 看護場面の再構成を提唱したのはウィーデンバックです。

1 自己概念 self-concept

a 自分とは

「自己とはなにか」を考えたことがありますか。「自己とは自分のことでしょう」という意見や，「考えれば考えるほど，不思議で神秘で厄介な言葉」など，さまざまな意見があるでしょう。実際，わかっているようでわかっていないのが，自己に関することです。心理学の分野では，臨床・人格心理学だけでなく，社会心理学や認知心理学でも扱われる重要な概念です。人は誰でも自分についての観念をもっているので，「自己」について容易にとらえられそうな気がします。しかし，自己の問題を議論すると，いくつもの操作的な定義が存在するため，そう簡単にはいきません。それだけ「自己」をめぐる問題も複雑なのです。ただ，自己概念を簡単に言うと，「自分自身に対していだいているイメージや認識，感情，価値づけの総体」といえます。つまり，「自分はどんな人間か」という観念です。これは，他者との相互作用のなかで形成されるものです。さらに，人はいろいろな社会的場面で生活しており，その場面場面における，さまざまな自己意識をもっています。自己概念は，自己意識の背景となる一貫した概念であるのに対し，自己意識はそのつど，意識されるものと考えられています。

この自己概念を看護職という見地に絡めてみると，自分のもつ看護知識，看護スキル，看護能力を把握する（先輩や同僚と比較してみる）こと，日常生活場面での自分と臨床場面での自分の違いを見きわめること，どういう場面で自分は感情的（逆転移の問題）になってしまうのか，どういう場面が苦手なのか，なぜ，不快な感情が惹起させられたのかなど，臨床場面での自分をつねに観察し，把握（自分をモニタリング）してお

くことが必要になります。

1 逆転移

　逆転移とは，看護師が患者に向ける転移感情のことです。転移とは，患者が看護師に対し好意・愛情・信頼・依存など好ましい感情，態度などを向けたり，怒り・不信・敵意・反感・恐れなどの感情，態度などを向けたりすることです。看護師はこれらに反応します。たとえば，「あなたは，いつも優しく対応してくれます」と言われると自分としては気分がよいものです（陽性の逆転移）。逆に，「あなたは，冷たくて，いつも私を無視するよね」と言われると，反省するか気分を害します（陰性の逆転移）。つまり，自分のことをよく思われるとか，よいことを言われると，心も平静でいられます。逆に，悪口を言われたり罵倒されると，落ち込んだり，拒否的になったり，その患者との距離をとろうとするため，看護上不利益になります。

b 対象の理解

　患者を知ることはイコール自分を知ることにつながります。精神を病んでいる人とは，どのような人で，看護師はその人をどのような視点で理解をしていけばいいのでしょうか。

　患者を知ることは，精神科看護にとって患者へのアプローチの第一歩となります。病気を知ることとはイコールではありません。病気を知ったことによって，患者を知ったかのような錯覚に陥るようなことが往々にしてあるものです。まずは，病気をもった患者を知ることが大切です。

　「知る」とは，①理解すること，②識別すること，③認識すること，④予見すること，⑤経験すること，⑥記憶があること，⑦かかわりをもつことです（表2-4）。ここで大事なことは，「知ったつもりになるな」

■臨床では■

陰性の逆転移

　陽性の逆転移で経過していた看護師でも，患者（病名は境界例）から「おまえなんか，医者でもないのに偉そうなことを言うな，たかが，看護師のくせに」と突然言われることがあります。これは，患者の態度が一変して急に，陰性の逆転移になったのです。つまり患者はつねに看護師にアンビバレンス（両価性）な感情をいだいているということを知っておく必要があります。それは，患者の表面的（好意）なものだけにとらわれず，内面（敵意）に隠された感情を十分に認識することが大切だということです。それと自分の感情に目を向け，つねに内省する作業を怠ってはなりません。
　具体的には，患者に対する対応がどうであったか，あるいは，患者に対してどんな気持ちをいだいていたか，ということを同僚や先輩に聞いてみるのも，自分の気持ちを見つめるよい方法です。自分の内面を見つめ，受け入れることが，患者に対しオープンになり冷静な対応ができる源です。

表2-4　7つの「知る」

1) 患者を理解するとは，症状の意味を通じて患者の苦悩を理解することです。
2) 識別するとは，個々の患者の差異を識別することです。このことは，看護の質の高さに通じます。
3) 認識するとは，患者を鏡として自分自身を認識することです。これはパーソナリティの遺産になります。
4) 予見するとは，経過・予後を予見しながら看護をしていくことです。その結果，患者の反応や症状をみて，さらに予見していくことが必要です。
5) 経験するとは，心の底から患者を理解できるということです。そのことが患者の苦悩に共感していくことにつながります。
6) 記憶があるということは，患者の過去，すなわち歴史・生活史に関して正確に病歴を覚えていることで，そのうえに立ち患者をみていくことが重要です。
7) かかわりをもつとは，いま，ここで関与しながら観察をしていくということです。

ということです。「知る」ことと「知ったつもり」とでは，意味が異なります。知ったつもりでの処置などは，臨床での医療事故につながる危険が大きいのです。

このように，患者を知るには，多次元的に患者を把握することが要求されます。結局，患者を知ることは，自分自身を知ることにほかならないのです。そういう意味では，異なった価値観・倫理観・美学・宗教観をもつ患者とともにする体験は，大いなる資産になるのではないでしょうか。このような体験は，人間理解を深めるとともに，人間理解の多様さや，パーソナリティの幅の広さにつながるものです。

2 自己受容 self-acceptance

自己受容とは，自己をありのままに受け入れることです。受容は，よい点を肯定し，悪い点を否定するような是非，分別をこえた存在の容認であるといわれています。

カウンセラーはありのままのクライエントを受容するにしたがって，クライエントの自己受容がおきます。自己受容によって内的緊張と葛藤が徐々になくなっていきます。

自分のよい面，わるい面も含めて，それが自分であると認めることが大切です。たとえば，看護スキルが未熟だとして，それを認めている人と，そうでない人とでは，患者への対応も違ってきますし，先輩や同僚からの意見の取り入れ方も違ってくるのは当然です。自分の負の側面を認められる人は，周りの意見も柔軟に取り入れられる人です。自分の得意不得意を認めている人は，自分の間違いもそのつど，修正していける余裕をもって対処できる人です。

さらに，自己を受容することは共感すること，一貫した態度をもつことなどの看護スキルを高めることにもつながります。臨床で仕事をするうえで必要ではないでしょうか。

③ 看護師の知覚・感情・思考

　看護師は，自分が予期したような反応が患者から返ってこなかったりすると，自分との感じ方，考え方にズレを感じて不安定になり，患者の反応をありのままに受けとめることが困難となる場合があります。あるいはまた，看護師は過去の経験などから，「こうすべき，こうなるはず」などといった固定観念でみてしまうことがあります。当然そこには，患者の反応と自分の予期したこととの間にズレが生じます。看護師はそのズレを認めると，自分の考え方を見直さなければならないため，できれば避けたいという心境に陥るものです。

　このように，患者の言動に対する看護師の受けとめ方はときには狭まり，偏り，ゆがめられたりします。また，そのような看護師の不安定さは，接し方によっては患者を萎縮させ，混乱させたりもします。その結果，互いの交流に亀裂が生じ，相互理解への道筋が断たれてしまうことにもなりかねません。では，看護師はなにを手がかりとして，どのように患者に近づき，必要とする援助を見いだしていけばよいのでしょうか。

　はじめは手探りですが，プロセスレコードの活用が知覚・感情・思考を理解するうえで重要であると考えられます。

　たとえば，被害妄想（いつもいじめられ体験をもっている）の患者が突然，泣きながら近づいて来たとしましょう。その場合，まず泣いている患者を見て（知覚し），「かわいそう」と感じるのが普通です。

　次の段階では「なぜ，泣いているのだろうか」とか，「異常体験によるものだろうか」と考えます。自分がどう対応すればいいのかを考えるのは，さらにその後になります。「そばに来られるのはいやだな」と感じるかもしれません。しかし，「いま，ここに私しかいないのだから，どうして泣いているのか話を聞いてみよう」と判断して「どうしましたか，なにかあったんですか」と話しかけるのが，次の段階です。

　このように知覚し，感じ，考えるという一連のプロセスがあります。これらの心の動きを洞察してくれるのがプロセスレコードです。

　精神科臨地実習では，プロセスレコードを用いて，感じたことを記述することにより，改めて自分の感情の動きに目が向けられるようになります。つまり，自分の感じたことを自己評価することにより，さまざまな感情の動きがわかるようになります。さらに，自分の言動が相手に及ぼした影響についても考えられるようになります。

4 プロセスレコード・看護場面の再構成

a プロセスレコードの定義

プロセスレコードは「広義には，看護活動の過程の記録の総称，狭義には，1952年，ペプロウが導入した患者と看護師との対人関係の経過記録方式」[1]のことです。現実的には，患者と看護師の相互関係の記録といえます。

b プロセスレコードの活用の意義

プロセスレコードがわが国に紹介されたのは1967年です。外間，外口が『精神科看護の展開』のなかで紹介して以来，看護学生の実習過程で広く用いられるようになりました。

精神科看護は人と人とのかかわりを基盤として展開します。したがって，患者とのかかわりを振り返ることを通して人間関係について学び，なおかつ自分自身を知ることも大切です。その目的を達成する1つの手段としてプロセスレコードが用いられます。

プロセスレコードの活用は，自分自身（看護師・学生と置きかえてもよい）が患者とのかかわりを振り返り，真に患者の身になってかかわることができるかどうかを自己錬磨するのに役立ちます。また，看護の力を発揮できることにつながり，そして，みずからの自己啓発にも役立つ，といわれています。

臨床では，観察能力，物事の判断能力，コミュニケーション技術向上，ひいては人間理解（自己理解，対人関係）に役立っています。

c プロセスレコードの種類

プロセスレコードにはペプロウのプロセスレコード[2]，オーランドOrlando I.J.の看護過程記録[3]，ウィーデンバックWiedenback E.の看護場面の再構成[4)5)]の3つのタイプがあり，それぞれ特徴があります（表2-5）。

表2-5 それぞれのプロセスレコードの特徴

ペプロウ	患者との相互作用のなかで，患者の反応と自分の対応を観察する基本的な訓練となります。
オーランド	患者との相互作用のなかで，専門職として，患者の言動についての看護師の受けとめ方にズレがないかどうかつねに患者の反応を確かめるという点で効果的です。
ウィーデンバック	患者との相互作用の過程を振り返ることにより，患者のニーズが満たされたかどうかを自己評価する手段として有効です。

d プロセスレコードの記録「再構成」の方法

近年，精神科臨地実習の場では，ウィーデンバックの記録の様式「再構成」が活用されています。それは，①私が見たこと聞いたこと，②私が感じたこと考えたこと，③私が言ったこと行ったこと，を基本的に教育への応用に関心を向け，看護場面を振り返ることにより自己洞察を看護ケアにいかすことに焦点が当てられています。

ウィーデンバックは，自分（看護師・学生と置きかえてもよい）が患者とのかかわりにおいて「どうしようと思ってかかわったか」，その目標達成への看護の過程を推進したり妨げたりする因子を確認するために，「看護上のできごとの再構成」の有効性を提唱しています。

つまり，看護上のできごとを再構成するように求める理由は，自分の行為を振り返ることによって，自分が実施した行為が適切であったのか見直す機会となり，得られた結果を明確化させることです。

再構成は1つの学習方法ですから，できる限り実際におこったことについて，ありのままの描写をする必要があります。自分の知覚したこと，考えたこと，感じたことをどう認知し，それが自分の行為にどのように影響しているかを知ることが重要です。したがって，実際におこった一連のできごとを再現し，自分はその体験について振り返り，次のような質問に答えてみる必要があります。

- あなたは，なぜ，この場面（できごと）を選んだのですか。
- あなたは，患者の必要としている援助を与えるため，知覚したこと，考えたこと，感じたことをどのように活用しましたか。
- あなたは，自分の行為を通じて，どのような成果を得ようとしていたのですか。
- あなたが，成果を得るために，自分が言ったり行ったりしたことはなにですか。
- あなたは，この再構成を書き，振り返ってみることによって，自分のやり方に対してどんな洞察を得ましたか。

この5つの質問は，自分自身の評価のために役立ちます。また，このことをふまえてプロセスレコードを作成することによって，目的から自己洞察までの一連の流れがつかめ，自分の体験を意味深いものにするための糸口にもなります。

表2-6の看護場面の再構成は，「❸看護師の知覚・感情・思考」場面をプロセスレコードに記載したものです。

表2-6 看護場面の再構成

プロセスレコードの場面：いつもいじめられ体験をもっている被害妄想の患者が突然，泣きながら私に近づいて来た。
この場面を選んだ理由：心の動揺を記録に残し，自分を振り返りたかった。

患者の言動	学生が感じ・考えたこと	学生の言動	考　察	指導者の助言
①突然，泣きながら近づいて来る。	②「かわいそう」「なぜ，泣いているのだろう。異常体験によるものだろうか」「そばに来られるのはいやだな」しかし，「今，ここに私しかいないのだから，どうして泣いているのか話を聞いてみよう」内心，「被害妄想により，つらいことがあったんだな」	③「どうしましたか，なにかあったんですか」いつもの同じトーンで話しかける。	近づいてきた患者に対し，内心「かわいそう」と思った自分と「いやだな」という自分がいて，近づいて来てもらいたくないという気持ちが強かったと思う。こういう気持ちになった自分が悲しい。共感する姿勢が大切だったと思う。	状況判断はできていると思われるが，どのような患者でも病気でこの状況にあることを理解することが大事である。

自己評価
正直に自分の内面を表現できている。自分の欠点を理解し，どのような状況であっても患者の悩みを傾聴できるようにしたい。

●引用・参考文献
1）沖中重雄監：看護学大辞典第2版，p.1650，メヂカルフレンド社，1983.
2）ペプロウHE（稲田八重子訳）：人間関係の看護論，pp.17-44，323-325，医学書院，1973.
3）オーランドIJ（稲田八重子訳）：看護の探究，pp.62-68，メヂカルフレンド社，1964.
4）ウィーデンバックE（外口玉子，池田明子訳）：臨床看護の本質—患者援助の技術，pp.108-110，現代社，1969.
5）ウィーデンバックE（都留伸子ほか訳）：臨床実習指導の本質—看護学生援助の技術，pp.157-160，現代社，1972.

●参考文献
1）山崎智子：精神看護学，明解看護学双書3，金芳堂，1997.
2）神田橋條治：精神療法面接のコツ，岩崎学術出版社，1990.
3）梶田叡一：自己意識の心理学第2版，東京大学出版会，1988.
4）日本精神科看護技術協会編：精神科看護臨地実習の実際，中央法規出版，1999.
5）外間邦江，外口玉子：精神科看護の展開，医学書院，1967.

3章

精神保健の歴史と法制度

A 精神医療の変遷

3章：精神保健の歴史と法制度

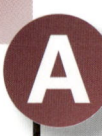

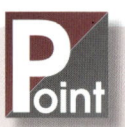

> **Point**
> - 精神医療は，その時代の社会的・経済的・文化的・政治的背景などの影響を受けながら，患者を社会から隔離する医療からノーマライゼーションの考えに基づく医療へと変化しています。
> - わが国は欧米に比べて，入院中心医療の考え方が主流でしたが，法の改正や制定に伴い，急速に地域化が進んでいます。

1 欧米における精神医療の歴史

1 古代

精神病者は病気ではなく，悪魔，悪霊に取りつかれている，神のたたりと考えられており，悪魔やたたりを追い払うために呪術や魔術が行われていました。

2 ギリシャ・ローマ時代

精神疾患を脳と関連した病気であると考えた時代：ヒポクラテスは「精神は脳にある」「精神疾患は脳の病気である」と精神疾患を病気としてとらえ，てんかん，ヒステリーなども病気としてとらえました。またヒポクラテス以外にもガレノス✚，プラトン✚などが精神疾患を病気としてとらえました。

3 中世

この時代は精神疾患は病気ではなく悪魔に取りつかれたという考え方により，精神病者もキリスト教の僧侶の管轄下におかれていました。

●精神病者の迫害

ヨーロッパでは11～18世紀にかけて，精神疾患を悪魔の仕業，魔女の魔法としてとらえ精神病者を迫害しました。宗教裁判にかけ罪人として刑を受けさせたり，神の罰を受けているという考えで，祈祷，拷問し，また，鉄鎖につないだり，牢獄，地下室に幽閉していました。フランスでは刑法上の犯罪者としてとらえ終身拘禁として扱いました。

●宗教裁判の否定

ドイツのヨハン-ワイヤー医師は精神病と悪魔の関係を否定し宗教裁

NOTE ✚

■ガレノス
ローマで活躍した医学者（129年ころ-199年ころ）。脳・神経機能などを研究し，心と脳の関係を示した。

■プラトン
ギリシアの哲学者（紀元前427年ころ-347年ころ）。狂気の定義，類型を示し，狂気に対する理解を示した。

判を否定しました。
●家庭保護
　ベルギーのゲールでは村落の人が精神病者を家庭で保護し，生活訓練をする活動を行っていました。7世紀にこのゲール集落で，アイルランドの王女ディンプナが命を失いましたが，その王女の遺体が精神病者に奇跡的治癒をもたらすと言い伝えられていたため，患者・家族が集まるようになりました。

4 近世

　中世から近世にかけてヨーロッパでは，精神病者を収容する施設が設立されましたが，施設での精神病者の扱いは監禁，鉄鎖につなぐ，鞭での虐待などひどいものでした。
●鉄鎖からの解放と道徳療法
フランス：1793年，ピネルがビセートル病院で，精神病者を鉄鎖から解放しました。また，そのときの総看護長をしていたピュサンとその夫人は患者に人間的に接する姿勢で治療などの援助を行いピネルを助けました。1801年，サルペトリエール病院でも鉄鎖を廃止しました。
イギリス：1800年ころ，テュークはヨーク救護所を設立し，患者に休息の場，人間性の尊重，自由労働を強調しました。コノリーは保護衣，拘束用具を廃止し，無拘束治療を実施し，精神疾患の世話をする人の訓練の必要性を提唱しました。
●精神疾患の分類
　1896年，クレペリンは2大精神病である，若年者で精神疾患にかかり感情鈍麻に陥る早発性痴呆（統合失調症）と躁うつ病に分類し，ブロイラーは統合失調症と名づけ，統合失調症の概念を確立しました。
●精神衛生活動
　アメリカでは1908年にビーアズがうつ病で精神病院に入院したときの病院の整備，治療・看護の不備，不当な人間扱いの体験をもとに，『わが魂に会うまで』を出版し，疾患の理解，精神病院の改善を社会に訴えました。1928年，アメリカ精神衛生協会が結成され，マイヤーがビーアズの運動を支え，精神衛生という用語を命名しました。
●精神病者の迫害
　ドイツでは1933～1945年にかけて強制的に精神病者は断種を受け，第二次世界大戦時はナチスにより精神病者の多くが，ガス室，焼却炉で殺害される迫害を受けました。

5 現代

●治療的アプローチ
　精神病を病気としてとらえ，身体療法，精神分析，治療共同体，薬物療法などの治療的アプローチが行われるようになりました。

1933年，ザーケルによるインスリンショック療法，チェルレッティ，ビニによる電気けいれん療法，モニス，フリーマンによるロボトミー（前頭葉白質切截術），フロイトによるリビドー（心的エネルギー）の発達過程を中心テーマとした精神分析法を確立しました。

1946年，イギリスでメインが『治療的施設としての病院』を出版。また，ジョーンズが治療共同体の考えを提唱しました。

1952年，フランスでははじめての抗精神病薬であるクロルプロマジンが精神病者に使用されました。

1955年，アメリカでグリーンブラットが『精神病院における監禁ケアから治療的ケアへ』を出版，コーディルが『小社会としての精神病院』を出版しました。

●精神病院医療から地域医療へ

欧米では1960年代から施設内医療から地域医療への移行に取り組んできました。

イギリス；1959年，入院中心医療から，長期入院の防止，社会復帰施設設置などの地域医療へという考えにより精神衛生法が制定されました。

アメリカ；イギリスと同様の活動が開始。1963年には精神障害および知的障害者を無視してはならない，脱施設化などを内容としたケネディ教書✛が発表され，地域精神衛生活動が推進されるようになりました。

ドイツ；1970年，公立精神病院の改革，地域リハビリテーションの推進。

イタリア；1970年代，トリエステ市では精神病院を廃止し，それまでの病院内で働いていたスタッフは地域に出て活動をはじめました。

1981年，国際障害者年運動が開始され，1990年，アメリカでは障害をもつアメリカ人法（ADA）が成立し，障害者に対する差別の禁止が謳われました。

■ケネディ教書
精神病の治療と対策についての評価をもとに国家施策を見直したケネディ大統領は，精神病および知的障害に対してノーマライゼーションをめざす方針を発布した。

2 わが国の精神医療の歴史

わが国の精神医療の歴史は，欧米に比べかなり遅れています。しかし，その時代におこった事件，社会的批判をきっかけに法律がかわり，精神医療も変化してきています。

1 明治時代以前

精神病者は「きつねつき」など動物につかれているととらえられ祈祷されたり，寺院に監禁されたりしていました。

京都岩倉村大雲寺境内の霊泉の飲用が天皇皇女の精神疾患を癒したという伝説から，岩倉村に集まって世話を受けた精神病者もいます。また，寺院や祈祷や漢方薬などで療法を受ける精神病者もいました。しかし，ほとんどの患者は放置され家の中に閉じ込められていました。

A. 精神医療の変遷

2 明治時代

●公立病院の設立とその現状

1875（明治8）年，わが国最初の公立の京都府癲狂院が設立され，1878（明治11）年には，わが国最初の私立の加藤瘋癲病院が設立されました。1879（明治12）年には東京府癲狂院（1889年東京府立巣鴨病院，現在の東京都立松沢病院）が設立されました。このころの病院の精神病者への扱いは患者が逃げないようにすることが主でした。また，この時代は働かない精神病者は国の厄介者ととらえられていました。そのため，治療をすることもなく放置される，鎖でつないでおく，監禁されるなど悲惨な状況でした。

●「精神病者監護法」と相馬事件

相馬事件✚を契機に，1900（明治22）年「精神病者監護法」が制定されました。

この法律では監護という言葉が使われているように精神病者を家族（配偶者，四親等内）が監護する義務があるとし，家族は私宅監置する場合，警察に届けることを義務づけられました。医療というより社会をまもるため，精神病者を精神病院に監置あるいは私宅に監置（座敷牢）する際のルールを定めたのがこの法律です。

3 大正時代

●呉秀三による私宅監置の調査

呉秀三（精神科医）が留学し，クレペリンから精神医学を学び，帰国して精神医学の概念をわが国に導入しました。1910～1916年にわたり私宅監置の調査を行い，その結果を1918（大正7）年『精神病者私宅監置ノ實況及ビ其統計的觀察』にまとめました。その内容は，精神病者は人間的な扱いを受けていない悲惨なものであることを指摘しています。そして，呉秀三は，わが国の精神病者は精神病になったこと，精神医学が遅れている日本に生まれたことの2つの不幸をもっていると述べ，私宅監置，日本の精神医療を批判しました。

●精神病院法

1919（大正8）年，「精神病院法」が制定されました。この法律は公立の精神病院の設置をめざしましたが，戦前にこの法律によって新設した病院は少数でした。また，この法律が制定されたのちも「精神病者監護法」は廃止にならず，私宅監置も残っていました。

4 昭和時代～現代

第二次世界大戦中は食糧難に陥り，精神病院に入院中の患者の多くが栄養失調で死亡しています。また，陸軍のなかで戦争で精神に異常をきたす者が続出したことにより，療養所が設立されました。

NOTE

■相馬事件
1883年，旧相馬藩主が精神病院に入院し，その後糖尿病で死亡しました。しかし，旧藩士が陰謀ととらえ，不当な監禁ではなかったかと訴え出てお家騒動に発展した事件。

1940（昭和15）年，「国民優生法」が成立し，遺伝性精神病者の断種措置の適応が含まれていました。これは精神疾患に対して遺伝性，不治性などといった印象を与えることになりました。

● 「精神衛生法」

　1950（昭和25）年，「精神衛生法」が制定されました。これにより，これまでの「精神病者監護法」「精神病院法」は廃止されました。

　この法律は私宅監置の廃止，都道府県に公立の精神病院設置の義務づけ，強制入院規定，精神衛生相談所の設置など精神衛生の予防，精神健康の向上に向けたものでした。病院の設立，入院制度によりいままで治療が受けられなかった精神病者が入院できるようになりました。しかし，実際には人里離れた精神病院に入院させ，社会的にも閉ざされた環境での入院治療が中心でした。

● ライシャワー事件と「精神衛生法」の改正

　1964（昭和39）年，ライシャワー駐日アメリカ大使刺傷事件がおこりました。この事件は精神病院に入院歴のある青年がアメリカ大使館の塀を乗りこえ，大使めがけて走り寄り短刀で大使の大腿部を刺すというものでした。この青年は精神鑑定を受け，統合失調症と診断され，措置入院しました。この事件を契機にわが国の医療制度が見直され，精神病者対策が始まりましたが，当時は精神病者を危険視する傾向が強く，治療よりも治安を優先して考えられました。この事件により，警察庁は厚生省に対し法改正の意見を伝えました。

　1965（昭和40）年，ライシャワー事件を契機に「精神衛生法」が改正されました。改正の内容は精神病者の通報・義務の強化，精神衛生センター設置，通院医療費公費負担制度，保健所の家庭訪問の強化などでした。精神医療を入院から地域へという方針は立てられましたが，社会復帰活動は進まず，入院患者の病床数は増加していきました。

地域医療開始：1970年，保健所の通院患者リハビリテーション事業，公立精神病院の改革，地域リハビリテーションの推進，社会復帰相談指導事業が開始されました。

● 宇都宮病院事件と「精神保健法」

　1984（昭和59）年におこった宇都宮病院事件は精神病院に入院中の患者が准看護師・看護助手に撲殺されるというものでした。宇都宮病院事件によって，わが国の精神科医療の実態が表面化しました。このことはまた，わが国の精神科医療の遅れをあらわすものでした。入院患者の人権無視などの人権問題，医療従事者の倫理的問題，看護教育なども批判されました。

　1985（昭和60）年，「精神病院入院患者の通信・面会に関するガイドライン」が厚生省保健医療局長通知によって出されました。

　1987（昭和62）年，宇都宮病院事件をきっかけに「精神衛生法」は「精神保健法」へと改正されました（翌年施行）。この法律では精神病院入院

形式の変更，入院時の患者への告知義務，精神医療審査会設置，本人同意による任意入院の新設など患者の人権擁護の整備，社会復帰を促進させるための社会復帰施設の制度などが改正されました。

この法律改正によって精神衛生は精神保健という言葉にかわりました。

●「障害者基本法」と「地域保健法」

1993(平成5)年,「障害者基本法」が成立(「心身障害者対策基本法」を「障害者基本法」に改正)。これにより精神病者も生活能力の障害という観点から福祉の対象として，身体障害者，知的障害者とともに法制度上同じ障害者に加えられ，精神障害も正式に障害者として認められました。この法律により精神病者は福祉対策の対象とされるようになりました。

1994(平成6)年,「地域保健法」が成立し，この法律により国・都道府県・市町村の役割分担などの地域保健対策の見直しが行われました。

●「精神保健及び精神障害者福祉に関する法律」

「障害者基本法」「地域保健法」の成立により1995(平成7)年,「精神保健法」は「精神保健及び精神障害者福祉に関する法律」(精神保健福祉法)に改正されました。「精神保健法」の目的に，新たに精神病者の自立と社会参加の促進のための援助が加えられました。おもな改正の内容は，精神病者の社会復帰に対する施策の充実，また，福祉ホーム・福祉工場など地域精神保健福祉施策の充実などでした。精神障害者保健福祉手帳制度も新設されました。

●「精神保健福祉法」改正

精神保健福祉法には，施行5年後に見直しを行うとの規定があり，それに基づいて検討が加えられ1999(平成11)年に改正されました。おもな改定内容は以下のとおりです。

- 医療保護入院の入院要件をより明確にするため「その対象者が精神障害によりその同意に基づいた入院を行う状態にない」との文言を追加。
- 指定医の診療録記載義務の拡充，患者の処遇改善の努力義務規定の追加。
- 問題のある精神科病院への入院制限，改善計画書の提出についての規定の新設。
- 医療保護入院，応急入院のための移送制度の創設。
- 保護者の自傷他害防止監督義務の廃止。
- 精神障害者地域生活支援センターの法定化，居宅介護事業(ホームヘルプ)。

●短期入所事業(ショートステイ)の創設，福祉サービスなどの窓口の市町村への移管

「障害者自立支援法」と「精神保健福祉法」改定：2005(平成17)年9月，特別国会で「障害者自立支援法」が成立しました。この年は「精神保健福

祉法」の5年ごとの見直しにあたり，同時に改正されました。今後の精神保健医療福祉政策は，この2つの法律で展開されていくことになります。

「精神保健福祉法✚」からは，社会復帰施設，居宅生活支援事業に関する条項が削除され，「障害者自立支援法」では，介護給付，訓練等給付，地域生活支援事業が福祉サービス体系に新たに位置づけられました。通院公費負担制度は，「障害者自立支援法」に移り，自立支援医療として，3障害共通の位置づけがなされています。このように，福祉的な施策は「精神保健福祉法」から「障害者自立支援法」にほぼ移されたといえます。

「障害者自立支援法」は，身体障害・精神障害・知的障害の3障害の障害者福祉施策の統合をめざしています。これまで障害者福祉は障害ごとに縦割りでサービスが提供され，複雑な施設・事業体系でした。身体障害，知的障害と精神障害の格差も問題となっていました。他の2つの障害に比べ福祉施策の歴史も浅く，充実しているとはいいがたかった精神障害者福祉の新たな展開が「障害者自立支援法」によって期待できるかもしれません。

一方，「障害者自立支援法✚」では，サービス利用者は，サービスの利用量と所得に応じた負担をすることとなり（応能負担から応益負担へ），精神病者の通院公費負担も自立支援医療へ移行することで，これまでの5％負担から10％負担となりました。2006（平成18）年10月全面施行となった「障害者自立支援法」はこの負担増の問題を含め多くの問題が指摘されており，今後見直しが行われていくものと思われます。

「医療観察法」：2003（平成15）年に成立し2005年7月に施行された「医療観察法」は，心身喪失等の状態で殺人，放火等の重大な他害行為を行った者に対する入院，通院医療について定めた法律です。この法律による入院，通院医療の開始，退院の決定には「精神保健福祉法」に規定された措置入院と違い，裁判所がかかわります。通院医療のコーディネートを行うのも法務省管轄下の保護観察所です。国公立病院が担う入院医療と法務省が責任主体である地域社会における処遇で，継続的な医療を確保して対象者の社会復帰をはかることをめざしています。なお，入通院の費用は国が負担しています。

国は各都道府県に入院施設を整備することを目標としていますが，法律の施行後3年以上が経過しているにもかかわらず，十分な病床が確保されているとはいいがたい現状です。

「発達障害者支援法」：発達障害者が自立し社会参加できるよう，生活全般にわたる支援を行うことを目的として制定されたのが発達障害者支援法です。この法律は2004（平成16）年に成立し2005年4月に施行されました。

法の規定する発達障害は「自閉症，アスペルガー症候群その他の広汎性発達障害，学習障害，注意欠陥多動性障害その他これに類する脳機能

NOTE

■2013年の精神保健福祉法の改正
保護者制度が廃止され，医療保護入院の要件が変更された。精神保健福祉法の入院形態は以下の通りである。

- 任意入院：本人が同意して入院。みずからの意志で退院できるが，72時間の退院制限が可能。
- 医療保護入院：本人が拒否しても家族等の同意で入院可能。精神保健指定医の診察が要件。
- 措置入院：自傷他害のおそれがある者。2名の指定医で判断。知事の権限で入院させる。
- 緊急措置入院：自傷他害のおそれがあり，緊急性がある。1名の指定医で判断。72時間以内。
- 応急入院：緊急を要する。家族等と連絡がとれないなど。1名の指定医で判断。72時間内。
- ＊「家族等」とは，配偶者，親権者，扶養義務者，後見人または保佐人。該当者がいない場合は市町村長。

■障害者自立支援法から障害者総合支援法へ
- 2012年に自立支援法が改正され，総合支援法となる。
- 新たに難病が対象となった。
- これまでの障害程度区分は，障害支援区分として知的障害，精神障害の特性が反映されるよう見直された。

の障害であってその症状が通常低年齢において発現するもの」とされています。

この法律に基づいて，各都道府県に発達障害者支援センターが設置されはじめています。

「**自殺対策基本法**」：1998（平成10）年，年間3万人を突破した自殺者数は減少せず，3万人台を維持し続けています。自殺対策を総合的に推し進めて自殺の防止をはかり，遺族などへの支援を充実させる必要があるとして議員立法で提案されたのが「自殺対策基本法」です。この法律は，2006年に成立，同年10月に施行されました。

健康で生きがいをもって暮らすことのできる社会の実現のために，この法律では，以下のような基本理念（第2条）に基づいて施策を展開するとしています。

①自殺は個人的問題だけでなく背景に社会的要因がある問題であり，社会的取り組みが必要。

②自殺の原因，背景は多様，複合的であり，精神保健的観点に加え自殺の実態に即した対策を行う必要がある。

③事前予防，危機への対応，事後対応の各段階に応じた効果的な施策を行う。

④国，地方公共団体，医療機関，事業主，学校，民間団体相互の密接な連携をはかる。

この法律に基づいて，2007（平成19）年6月，「自殺総合対策大綱」が策定されました。

● 参考文献
1）日本精神科看護技術協会監：行動制限最小化看護，実践精神科看護テキスト10，精神看護出版，2000．
2）精神保健福祉研究会監：精神保健福祉法詳解改訂第2版，中央法規出版，2002．
3）石川信義：心病める人たち―開かれた精神医療へ，岩波書店，2000．
4）川野雅資編：精神看護学Ⅱ，精神臨床看護学，ヌーヴェルヒロカワ，1997．
5）樋口康子，稲岡文昭監：精神看護，文光堂，1996．
6）武井麻子：精神看護学ノート，医学書院，1998．
7）中井久夫・山口直彦：看護のための精神医学，医学書院，2001．
8）谷野亮爾ほか編：精神保健法から障害者自立支援法まで―解説と資料，精神看護出版，2005．
9）日本精神科看護技術協会編：新・看護者のための精神保健福祉法Q&A―平成15年改正：心神喪失者等医療観察法による一部改正まで，中央法規出版，2003．
10）大熊輝雄：現代臨床精神医学改訂第8版，金原出版，2000．

3章：精神保健の歴史と法制度

B 精神科看護の変遷

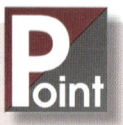

Point
- 精神科看護は他科の看護とは異なり特殊なものと考えられ，他科の看護と同様に進歩してきたとはいえません。
- わが国の精神科医療の遅れが精神科看護に大きく影響していました。そのため，近年まで欧米のように精神科看護は発展しませんでした。

1 治療環境の変化

a 精神衛生法の成立まで（1950年まで）

●私宅監置（座敷牢）

1900（明治33）年の「精神病者監護法」により，医師の診断書を警察に出せば患者を座敷牢に閉じ込めておいてよいことが公に認められ，私宅監置は1950年まで続きました。

●精神科病院の医療

1875（明治8）年に公立病院が設立されましたが，精神病者は社会の秩序をより乱す者とされ，社会から隔離される形での入院でした。病院に入院している患者は厳しい制限を受け，病棟から外に出ることもほとんどありませんでした。

1901（明治34）年，呉秀三が東京府立巣鴨病院の医長に就任し，ヨーロッパの道徳療法を取り入れ，無拘束治療を開始しました。

第二次世界大戦下は，国民が生活に困窮する時代でしたが，とくに精神科病院に入院している患者の処遇は悲惨でした。当時は食料不足による栄養失調で病院内で患者の多くが死亡しました。

●精神科病院での治療

患者を入院させるには，家族などが患者に病院に行くことを隠して連れてきたり，手足を縛って連れてきたり，病院から迎えに来るような強制的な入院でした。そのため，患者は家族，病院に対しても恨みや不信感をもっていました。

1947年ころより電気けいれん療法，精神外科療法（ロボトミー），インスリンショック療法，持続睡眠療法，発熱療法などの対症療法がおもに行われていました。

NOTE

■座敷牢と精神病者の扱い

座敷牢の中は狭く，出入り口には鍵がかけられ，トイレは部屋の中，食事は部屋の差し入れ口から出し入れしていました。部屋の中は薄暗く，窓も小さく，換気ができず，不衛生な部屋でした。精神病者は座敷牢の中から外には全く出られませんでした。入浴もほとんどできず，食事も十分なものは食べさせてもらえず，栄養不良の状態でした。また，医師の治療らしい治療は受けられず，警察がたまに視察に来る程度でした。しかし精神病者が富裕な家であれば，医師の治療を受けられました。それ以外の精神病者は祈祷を受ける，座敷牢に入れられるのが一般的でした。
精神科病院数は少なく私宅監置は増える一方でした。

■第二次世界大戦中の精神科病院

病院の外壁は頑丈な鉄格子がしてあり，病室の窓は小さく，畳の部屋で，患者の着衣も粗末で汚いものでした。また，保護室は二重の扉があり，保護衣，抑制帯も頻繁に使われていました。

電気けいれん療法，外科療法は患者の不安の軽減，衝動的暴行の回避のために行われていました。しかし，電気けいれん療法は患者の了解もなく，麻酔もかけず，直接通電していました。患者は電気をかけられることを恐怖に感じ，叫んだり，逃げまわるという状態でした。

また，外科療法実施後の副作用で患者は無為無欲となるため，その対症療法として生活療法は発展してきました。

作業療法，レクリエーション療法もありましたが，治療というようなものでなく，病棟で使うものを作ったり，無計画に行うものでした。

このころまでの精神科病院は患者を監禁するような病院であって，治療環境とはほど遠い病院でした。また，病院で働く職員も有資格者はほとんどいない状態でした。

b 薬物療法開始，生活療法時代（1950～1964年ころ）

1955年ころより，薬物療法，精神療法，生活療法が導入され，精神科病院の雰囲気はこれまでと大きく変わりました。

●薬物療法

薬物療法が始められた結果，患者の興奮，不穏が鎮静され，患者とのかかわりがもちやすくなりました。それまでに行っていた電気けいれん療法はあまり行われなくなりました。

薬物療法が始まり，精神科医療に大きな変化をもたらしましたが，薬の効果のみを過信したり，病院の利益を考えての薬物療法だったために，患者の生活を制限するような，いわゆる薬漬けもおこるようになりました。

●生活療法

生活療法は生活指導，レクリエーション，作業療法を含めたもので，広義での精神療法とされ，病院では積極的に生活療法に取り組みました。生活指導では患者の日課，1週間の予定などを取り決め，その計画通りに患者にはたらきかけるものでした。

●作業療法

薬物療法，生活療法により患者の動きは活発となり，院内作業，院外作業ともに活発となりました。

●レクリエーション療法

病棟の看護師がレクリエーション担当となり積極的に行うようになりました。患者の意思とは関係なく計画通りに集団的に進めていくものでした。

c 精神衛生法改正後（1965～1974年ころ）

ライシャワー事件をきっかけにした「精神衛生法」の改正，精神科病

院の不祥事，朝日新聞の『ルポ・精神病棟』✚により，精神科医療の実態が表面化し，精神科医療のあり方について批判されるようになりました。

また，精神科病院内での治療についても批判がおき，精神科病院の治療は不明瞭でなにが治療で，なにが治療でないのかが問われるようになりました。

●精神科病院の実態と生活療法の批判

精神科病院内の治療は，職員数の少なさ，質の悪さなどで病院としての機能をもたないような環境のところもあり，患者の労働の強制化，生活の制限，収容化，ホスピタリズムなど多くの問題が生じていました。

生活療法によって入院患者の日課表，週間予定表などが決められていましたが，これは病院主体の生活指導であり，患者主体ではないとの反省や，治療的なものではなく患者を管理するためのものであるとの批判がおこってきました。

同じように作業療法，レクリエーション療法に対しても，患者の意思ではなく，病院の計画通りに集団的に行っているとの批判が強まっていました。

d 開放医療化（1975～1988年ころ）

●地域での精神保健活動

1975（昭和50）年から保健所において精神障害者社会復帰相談指導事業が開始され，相談・訪問活動・保健所デイケア・家族会・断酒会などが実施されるようになりました。

●患者を収容する病院から開放病棟化へ

集団的生活療法から個人的指導，閉鎖病棟での規則，行動制限などの見直し，患者と医療者との人間関係の重視，病棟の開放化への取り組みなど治療環境は変化してきました。

これまで看護師が行っていた作業療法は，作業療法士によって行われるようになりました。また，その内容も病院主体ではなく患者の意思を尊重した作業が計画されるようになり，レクリエーション療法も同様に患者の意思を尊重したものへと変化してきました。

病棟の開放化については病院周囲の住民からの苦情がくることもありました。また，病院の開放化だけでなく，これまでの長期入院患者への社会復帰活動が開始されました。

しかし，その半面，1984（昭和59）年におきた宇都宮病院事件により，わが国の精神科病院の患者の人権を無視した治療環境が批判され，精神科医療の変革が求められるようになってきました。

NOTE ✚

■『ルポ・精神病棟』
1970（昭和45）年，朝日新聞の大熊一夫記者が，東京都内の精神科病院にアルコール依存症患者を装って入院し，病院のなかの実態についてみずから体験した内容を新聞に連載しました。

e 精神保健法・精神保健福祉法制定以降（1989〜2005年）

　精神科医療の多くを担っているのは私立の精神科病院です。欧米では精神科病院の病床数が減少しているにもかかわらず，わが国の精神科病院の病床数はそれほど減少していません（35万床強）。在院日数も平均338日と長期にわたります（2004年）。そのため，精神科病院では，長期入院，ホスピタリズム，社会的入院などの問題から，急性期治療と看護の充実，長期入院患者の社会復帰を促進する医療環境の充実を図るようになりました。また，入院患者の人権を配慮する，治療環境を整える取り組みが行われるようになりました。地域ではノーマライゼーションに基づく地域精神科医療へと変わるように取り組みがなされつつあります。

f 障害者自立支援法

　障害者自立支援制度により，精神障害者・身体障害者・知的障害者が同等にさまざまな福祉サービスを受けることができるようになりました。各市町村が実施主体となって行います。福祉サービスを利用するためには，市町村に申請し，認定調査，審査会などを経て，支給決定を受ける必要があります。しかし，この制度の内容については，まだ整備されておらず，今後に期待されます。また，医療に関する制度では，自立支援医療（精神通院）支給認定制度があります。ほとんどの精神疾患が対象となり，この制度を受けると医療費の自己負担割合は1割になります。

　退院後は，自立した日常生活や社会生活を送るために必要な福祉サービスが受けられるように，他職種，地域との連携をはかりながら調整する必要があります。

2 看護師の役割の変化

　精神科看護は精神科医療の変遷に大きく影響を受け，その医療の変遷により看護師の役割も変化していきました。しかし，看護教育の面からも，わが国の精神科看護の看護師の役割は欧米と同じように進んできたとはいえませんでした。

a わが国における精神科看護師の役割の変化

1 患者の監視・監獄の時代― 1879～1955年まで

看護の経験・資格のない男性（救助人）が監視や食事を三食与えることが仕事でした。

1901年：呉秀三らによって病院内の看護を行う人（以下，看護者）に対して講習が開始されました。

1903年ころ：病院内で看護者の教育，養成が始まりましたが，その役割は病室の掃除，患者の食事の世話，身のまわりの世話，拘束，日常生活の制限などがおもな仕事でした。

1910～1940年代：各身体療法に伴い，食事の世話，排泄の世話，興奮時の抑制がおもな看護でした。また，病院から患者が離院しないように監視することも重要な仕事でした。

このころの看護者の役割は患者の監視をおもな業務としていました。看護者の病院での定着率は悪く，その理由として，労働条件の悪さもありましたが，看護職員の患者に対する暴行，不正行為，犯罪などによる退職もありました。

2 薬物療法，生活療法の開始― 1956～1965年ころ

作業療法，ロボトミー後の生活療法に対する患者の生活指導（身のまわりのこと）を行っていました。

薬物療法，生活療法，病棟の開放化に伴う看護が中心となりました。

これまでの治療とは異なり，患者とのかかわりがもてるようになったことから，積極的に治療に伴う看護をすることが看護師の役割でした。

看護教育も徹底しないままの看護であったことからも，医師の指示通り薬を無理やり飲ませる，薬物療法の観察を行う，計画通りの日課を忠実に患者に指導することが看護師の役割でした。当時の看護は患者の薬漬け，作業療法の強制などが中心で，患者を管理することがおもな看護師の仕事でした。また，精神科病院で働きながら学校に通い，看護師の資格をとるというかたちで看護師の養成を行っていました。

1960年，ヘンダーソン Henderson V. はアメリカで『看護の基本となるもの』を発表し，わが国では1964年に紹介されました。しかし，当時，一般看護とは異なり，精神科は特殊な領域であるという認識が強く，看護の範囲を狭くとらえていたために，それを受け入れる力が備わっていませんでした。

3 治療環境の整え― 1965～1975年

薬物療法の発達により患者とのかかわりがもちやすくなったこと，看

護師のかかわり方が患者との人間関係を左右するなど，患者との人間関係を重視するかかわりが求められるようになりました。

病院内だけでなく，患者を社会や開放的環境のなかにおくという考えにより，外泊，病院外の外勤活動などが開始され，病院の治療的環境を整えることの必要性が理解されるようになり，看護師も取り組むようになりました。また，病院内だけでなく，社会復帰活動の取り組み，保健所による通院患者のデイケアなど地域での看護活動も精神衛生法の改正により求められてきました。

しかし，この時代，看護師が取り組んできた生活療法は，病院が決定した日課通りに生活をすることは，院内では適応できても，院外で自主的に生活を営むことが困難になるとの批判もあり，看護師としての役割は混迷の時期に入りました。

看護教育のなかの精神科看護の位置づけ：1968（昭和43）年，看護基礎教育課程のカリキュラムが改正され，精神科看護は成人看護学のなかに含まれるようになりました。しかし，当時はまだ精神科看護の充実がはかれていませんでした。

保健師助産師看護師法の一部改正を機に男性の看護職に携わる人の名称が看護士・准看護士の名称に変更になりました。

4 患者の処遇，病棟の開放化へ ― 1975〜1985年

精神科の治療の見直し，人間関係重視の考えから，患者の処遇，病棟，病院の開放化に向けて取り組むようになりました。

精神科病院内の患者の入院の長期化により患者の高齢化がおこり，これまでの精神科看護だけでなく合併症に対する知識，技術，認知症のある高齢者看護の知識，技術などが求められるようになりました。

5 患者との信頼関係を基盤にした看護の展開 ― 1986年〜障害者自立支援法まで

1984（昭和59）年，宇都宮病院事件による精神科医療への批判は，看護師の質，教育への批判でもありました。精神科看護とはどうあるべきかが問われ，患者の人権を尊重し，患者と話し合い，患者との信頼関係を基盤にした看護の展開を行い，また，それには十分な専門的知識，技術をもつ看護師が求められるようになってきました。

6 精神科看護から精神看護へ

一般病院におけるICU症候群やターミナル患者への対応など精神面の看護や精神保健を含めた広義の精神看護が求められています。

1996（平成8）年，看護教育カリキュラム改正により，精神看護学も専門領域の1つとして柱立てされました。

これまでの精神科看護の対象は精神病者が中心でしたが，その専門性

の充実とともに，すべてのライフサイクルにある人々の精神の健康を対象とする看護の専門性が求められています。

●参考文献
1) 日本精神科看護技術協会監：行動制限最小化看護，実践精神科看護テキスト10，精神看護出版，2000.
2) 精神保健福祉研究会監：精神保健福祉法詳解改訂第2版，中央法規出版，2002.
3) 石川信義：心病める人たち―開かれた精神医療へ，岩波書店，2000.
4) 川野雅資編：精神看護学Ⅱ，精神臨床看護学，ヌーヴェルヒロカワ，1997.
5) 樋口康子，稲岡文昭監：精神看護，文光堂，1996.
6) 武井麻子：精神看護学ノート，医学書院，1998.
7) 中井久夫・山口直彦：看護のための精神医学，医学書院，2001.
8) 谷野亮爾ほか編：精神保健法から障害者自立支援法まで―解説と資料，精神看護出版，2005.
9) 日本精神科看護技術協会編：新・看護者のための精神保健福祉法Q&A―平成15年改正：心神喪失者等医療観察法による一部改正まで，中央法規出版，2003.

3章:精神保健の歴史と法制度

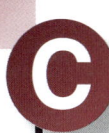

C 精神科看護における倫理

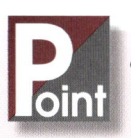

Point
- 精神科医療は患者の行動制限を伴うものであること,患者自身がもつ自己否定感,他者への信頼感を失っているなどの特性から,患者の人権をいかに保障しながら患者が自己肯定感,他者への信頼感を取り戻せるように看護していくかが求められます。

1 人権の擁護

人は病気や障害をもちながらも,1人の人間としての権利を行使できるように,その権利を擁護していく必要があります。権利擁護への取り組みは,アメリカでは1960年代から始まっています。また,患者が不利益を受けることがないようにアドボカシー(弁護,支持)するという考え方も注目されるようになりました。1970年代からアメリカでは,精神病者の人権擁護に関しても取り組んでいます。

1 患者の権利

精神病者は精神疾患にかかったこととは関係なく,人間としての基本的人権が保障される権利,病気を治療するために最善の医療を受ける権利,患者の権利についての情報を知る権利をもっています。

2 精神科医療における患者の権利擁護の必要性

一般的に病気にかかった場合,患者は病気,治療についての知識をもっていないものです。精神科看護の対象となる人は,自分の病気に対する認識をもちにくく,病気によって理解力が一時的に低下することがあり,その専門的説明を聞いてもよく理解するのは難しい状況にあります。病気のために患者が不利益とならないように擁護する必要があります。

精神科医療には制限を伴う医療行為(入院形態,行動制限)があり,その場合,患者の自己決定権が侵害される危険性が高いため,患者を擁護する必要があります。

3 精神科看護における看護師の役割

精神疾患・医療の特性が患者に不利益をもたらさないように,また,患者が1人の人間として権利が保障されるように支持,支援する必要が

あります。また，患者が自分の疾患に対する治療を自己の生活と人生の問題としてとらえ，自己決定することを助ける必要があります。具体的には，患者が聞きたいことが聞ける，言いたいことが言えるような状況をつくる，患者に対する処遇が適切かどうかを確認する，患者を取り巻く周囲の人との調整を行うことが必要です。

4 人権擁護制度

「精神保健福祉法」に基づき，入院患者の人権擁護のために入院時，患者に権利の告知を書面で知らせます。患者は不服申立権利があり，また，患者の人権擁護のために精神医療審査会が設置されています。

不服申立制度：医療上の処遇に不満，納得がいかない場合は精神医療審査会に不服申立ができる制度のことです。

精神医療審査会：患者からの不服申立内容について合議体（医療関係者3名，法律関係者1名，その他の学識経験者1名）で検討し，処遇改善対策を命ずるところです。

●成年後見制度

禁治産，準禁治産制度にかわって設けられた民法に基づく制度です。精神科医療においては，「精神保健福祉法」に定められている保護者と関係している制度です。

判断力の不十分な成年者（認知症をもつ人，知的障害者，精神病者など）にかわって，財産管理や身上監護（保護，監督）など法的に支援していく権利擁護システムのことです。

法定後見制度には後見，保佐，補助の3類があります✚。

任意後見制度は判断能力があるうちに，自分が希望する後見人を指定しておき，判断能力が低下したときに，どのように支援してほしいかを公正証書（法律に基づいた証書）で契約しておくものです。実際に能力が低下した場合には後見人に支援してもらう制度です。

後見人は家庭裁判所で手続きを行うことになっています。

> **NOTE**
>
> ■法定後見制度
> 患者の代理として家庭裁判所で選定された後見人は，患者の判断能力に基づいて，患者に判断能力が全くない場合（後見人），判断能力が著しく不十分な場合（保佐人），判断能力が不十分であるが保佐人をつける程度には及ばない場合（補助人）に分類されている。

2 インフォームドコンセント

a インフォームドコンセントに必要な条件

人権を尊重した医療を行うために以下の①②が含まれることがインフォームドコンセントに必要とされています。

①患者は必要な情報を与えられ，患者と医療者間で十分な話し合いが行われる。
②患者が①を理解し，自分自身で決める。

①に対しては患者が理解できるように丁寧に説明することが求められ，

検査・診断・治療・予防・ケアなどに関する情報を説明することが必要です。また，その過程においては医療者側からの一方的な説明ではなく，患者が聞きたいこと，患者の意思を聞きながら進めていくことが必要です。

②に対しては患者の意思，1人の人間として尊重する，自己決定権をもつ主体者であることなどを配慮する必要があります。

b 精神科医療とインフォームドコンセント

1 精神科病院の特殊性

入院：病気になっても患者自身は病気という自覚をもちにくく，入院の必要性を自覚できないまま入院となったり，納得しないまま入院となることも多々あります。また，入院が「精神保健福祉法」に基づいて行われていることから，措置入院，医療保護入院など，患者の同意が得られないままの入院となることもあります。

病院の環境：入院すると病状により閉鎖病棟，開放病棟，隔離室，病棟外へ出られない，院外に出られない，自分のほしいものがすぐに買えないなど生活，行動が制限されることがあります。

治療：医師との面接，副作用の多い薬物療法（身体の動き，思考が鈍くなる，手が震えるなど），作業療法，集団療法など他科の入院治療とは内容が異なります。また，患者は退院のめどがつかないなど精神科での治療の特殊性があります。

2 インフォームドコンセントの実際

精神科医療の特殊性をふまえると，精神科でのインフォームドコンセントは容易にはいかないことも多くあります。また，精神病者は病識がない，理解力が乏しい，管理能力がないなど，誤った認識により患者の権利を奪う危険性ももっています。精神科医療では患者・家族に対し，どの時点でどのように説明をしていくかが重要になってきます。病状によって理解力が低下している場合や話が聞けない場合でも，患者の状態にあわせて患者が理解できるように，同じ説明でも表現方法を工夫したり，繰り返し説明することが必要です。

説明されるべき内容として以下のことがあげられます。

①入院の目的，入院期間，入院形態とその処遇，行動制限，入院・治療に関する不服についての手続きなど
②治療内容，治療目的，治療の効果，副作用とその対処

3 拘束と制限

a 制限

入院治療を受ける場合は，精神科の病院・病棟では治療上，閉鎖病棟に入院する，隔離室に入室する，身体拘束をする，面会・通信の制限をする場合があります。それらはすべて「精神保健福祉法」に基づいて行われます。

1 基本的な考え方

「精神保健福祉法」第37条第1項に基づき，処遇の基準が定められています。
①入院患者の処遇は，患者個人の尊厳を尊重し，その人権に配慮しつつ，適切な精神科医療の確保および社会復帰の促進に資するものでなければならない。
②患者の自由の制限が必要とされる場合においても，その制限は患者の症状に応じて，最も制限の少ない方法により行われなければならない。

b 通信・面会

1 基本的な考え方

①原則として自由に行われることが必要です。
②①を文書または口頭で患者，保護者に伝えることが必要です。
③制限を行う場合：病状の悪化をまねき，あるいは治療効果を妨げるなど，医療または保護のうえで合理的な理由がある場合です。
　しかし，この場合は合理的な方法および範囲における制限に限られるものであり，個々の患者の医療または保護のうえでの必要性を慎重に判断して決定しなければなりません。

2 信書の取り扱いについて

信書➕の受け取り・発信の制限はできません。以下のような対応が可能なだけです。
①患者の病状から判断して，家族などからの信書が患者の治療効果を妨げることが考えられる場合です。
　この場合は，あらかじめ家族などと十分な連絡を保って信書を差し控えてもらったり，主治医宛てに発信してもらい，患者の病状をみて主治医から患者に連絡させるなどの方法をとる必要があります。
②刃物，薬物などの異物が同封されていると判断される受信信書の場合。

NOTE ➕

■信書とは
郵便法の定義によると「特定の受取人に対し，差出人の意思を表示し，又は事実を通知する文書」（第4条2）とし，文書を指している。

看護師が同席し患者により信書を開封してもらい,看護師が異物を取り出したうえで,患者に受信信書を渡さなければなりません。

3 電話

①制限を行う場合:その理由を患者,保護者に知らせなければなりません。

②電話機の設置:電話機は,患者が自由に利用できるような場所に設置される必要があります。

閉鎖病棟内にも公衆電話などを設置しなければなりません。

また,電話機のそばには都道府県精神保健福祉主管部局等の電話番号を,見やすいところに掲げるなど,患者が治療などに関して不服がある場合に電話できるようにしておくことが必要です。

4 面会

①制限を行う場合:その理由を患者,保護者に知らせなければなりません。また,病状に応じ,できる限り早い時期に面会の機会をもつ必要があります。

②面会する場合,患者は立ち会い人なく面会できるようにします。ただし,患者,面会者の希望があり,立ち会いが必要な場合には病院職員が立ち会うことができます。

C 隔離

隔離室とは部屋の外から鍵がかかり,患者が自分からは自由に病室から出られないつくりの部屋です。

1 基本的な考え方

患者の症状からみて,患者本人または周囲の者に危険が及ぶ可能性が著しく高く,隔離以外の方法ではその危険を回避することが著しく困難であると判断された場合に,その危険を最小限に減らし,患者の医療または保護をはかることを目的として行われるものです。

つまり隔離以外によい方法がない場合に行われるものです。

2 隔離の対象

- 言動が患者の病状の経過や予後に著しく悪く影響する(人間関係を著しく損なうなど)場合。
- 自殺企図または自傷行為が切迫している場合。
- 他の患者に対する暴力行為,著しい迷惑行為,器物破損行為があり,隔離以外では防ぎきれない場合。
- 精神運動興奮などのため,不穏,多動,爆発性などが目立ち,一般の

NOTE

■隔離とは
部屋の構造にかかわらず,「自分の意思」では出られない部屋への収容は,隔離とみなされます。

- 精神病室では医療または保護をはかることが著しく困難な場合。
- 身体的合併症を有する患者で、検査および処置などのために隔離が必要な場合。

3 隔離の実際

患者の隔離は上記 1 2 の判断基準をもとに精神保健指定医の診断の結果、指定医が隔離の必要性があると診断した場合のみ行うことができます。

①非指定医の場合：夜間など指定医の不在時は精神科医（非指定医）の診察で隔離の必要性を判断した場合には12時間以内に限り隔離を行うことができます。

②看護師がその必要性を感じた場合：看護師は臨床で患者の隔離、拘束の必要性を感じることがあっても看護師の判断では患者を隔離、保護することはできません。

必要性を感じたら、すぐに医師に連絡、要請を求めることが必要です。

隔離、保護するのは「精神保健福祉法」に基づき、医師の診察、指示（カルテへ記載）が必要です。

d 身体拘束

身体拘束とは拘束具を使って身体を拘束し、運動を抑制することです。

1 基本的な考え方

患者の生命を保護することと、重大な身体損傷を妨ぐことに重点をおいた行動制限です。また、身体拘束以外によい方法がない場合に行われます。

身体拘束は二次的身体障害を生じさせる危険性もあることから、できる限り早く他の方法に切り替える必要があります。身体拘束に使う拘束用具は、身体拘束目的のために特別に配慮してつくられた衣類、綿入り帯などを使用しなければなりません。

2 身体拘束の対象

- 自殺企図または自傷行為が著しく切迫している場合。
- 多動または不穏が顕著である場合。
- 上記2つのほか精神障害のために、そのまま放置すれば患者の生命にまで危険が及ぶおそれがある場合。

3 身体拘束の実際

精神保健指定医が判断基準をもとに診断し、その必要性があると判断

したときのみに行うものです。指定医以外は身体拘束の指示を出すことができません。

●参考文献
1) 精神保健福祉研究会監:精神保健福祉法詳解改訂第2版,中央法規出版,2002.
2) 日本精神科看護技術協会編:新・看護者のための精神保健福祉法Q&A―平成15年改正:心神喪失者等医療観察法による一部改正まで,中央法規出版,2003.
3) 樋口康子・稲岡文昭監修:精神看護,文光堂,1996.
4) 日本看護協会編:日本看護協会看護業務基準集2004年,中央法規出版,2004.
5) 日本精神科看護技術協会監:精神看護学,中央法規出版,2000.

4章 ライフサイクルにおける危機と看護

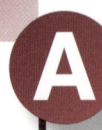

乳児期から学童期における危機と看護

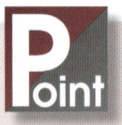

4章：ライフサイクルにおける危機と看護

Point
- エリクソンは，社会心理学の立場から人間の一生における成長・発達を8段階に分け，それぞれのライフサイクルに応じて達成すべき発達課題を展開しています。各ライフサイクルに応じた発達課題とその危機を理解することが大切です。
- 乳児期の発達課題は「基本的信頼　対　不信」で，母親的人物の全面的な養育が必要です。
- 就学前の発達課題は「自律性　対　恥・疑惑」「積極性　対　罪悪感」です。この時期は排泄などの基本的習慣を確立し，遊びを通して目標の達成を意識するようになります。
- 学童期の発達課題は「勤勉性　対　劣等感」で，知的発達とともに運動機能を獲得します。仲間などとのつきあいを通して集団生活での役割・協力を意識するようになります。

　人間は，生物的・心理的・社会的存在であり，一生をかけて成長・発達しつづけます。人間の一生には，生まれてから死ぬまでの間にそれぞれの発達の段階があります。そして，その各段階において達成すべき発達上の課題を達成しますが，その課題達成を失敗したときには，迎えうる危機を克服していきます。

　発達上の危機は，成長・発達に伴う危機であり，一生のなかで必ず直面し，それを乗りこえることによって成長できるというものです。しかし半面，その危機をうまく乗りこえられないと，その後の人生において，うまく適応できなかったり，また精神的障害などをまねくおそれがあります。

　人間の発達についての理論は，フロイト Freud S.の精神分析モデルによる人格発達，ピアジェ Piaget J.の知的発達，さらにエリクソン Erikson E.H.の漸成的発達が有名です。

　ここでは，エリクソンの発達課題を中心に，危機の特徴と看護について説明していきます。エリクソンは，人間の一生の成長・発達を8段階に分け，それぞれのライフサイクルの段階において達成すべき発達課題があると述べています。看護は，この各期における発達上の課題達成と危機の克服を，他職種と連携をとりつつ，援助するという重要な役割をもっています。

1 乳児期（0〜1歳半）の特徴

この時期は，人間の一生のなかで最も成長・発達の著しいときにあたります。身体の諸器官の機能は未熟で，母親あるいは母親的役割をもつ大人の全面的な養育が必要です。

a 発達課題：「基本的信頼　対　不信」

この時期の発達課題は「基本的信頼を獲得し，不信感を克服する」ことです。エリクソンはこの時期について「ものを吸う様式は，人生において最初に学習される社会的様態であり，母親的人物つまり最初の自己愛的鏡映と愛着の対象である『原初的他者』との関係の中で学習される。その関係の中で，与えられるものを得ること，そして自分がして欲しいと願うことを自分のために誰かにしてもらうことを通して，乳児は同時に将来自分が与える者になるために必要な適応の基盤を培うのである」[1]と述べています。

この時期は，このように母親あるいは母親的役割をもつ大人との関係を通して，外界が信頼できるものであるかどうかを確認します。つまり，これからの人生において基本的な信頼を得るという課題をもっていますから，空腹を感じたときの授乳，おむつの交換，安らかな睡眠など，自分の欲求にこたえてもらえることで，その信頼を得ます。

b 危機と看護

母親が乳児の欲求を無視したり，その欲求にこたえない場合や，病気による入院などの環境の変化，母子関係の中断は，分離不安，不信などという状況をまねきます。たとえばマタニティブルーズ⊕は，一時的な母子関係の中断を引きおこすともいえます。

生まれて間もない乳児は，しだいに自分の名を呼び，顔をのぞき込み，自分に反応する母親的人物の顔を認識して，探すようになります。これは，精神の発達に必要なプロセスであり，この相互におこる愛着⊕のなかで接触する能力を得ていきます。この能力を得ても，乳児はさらに，抱き上げてくれる接触によって，自己の存在を確認する感覚を求めていきます。最初の人（母親的人物）と出会うこの時期に，なんらかの原因によって，接触をもたれない乳児は，外的世界との接触の能力が欠如してしまう可能性があります。自分が求めても，母親的人物（とくに母親）を探し出せない状況は，深い不安を引きおこします。これが分離不安で，最終的に信頼とは対立する不信を得ることになってしまいます。

NOTE

■ マタニティブルーズ
1952年，モロニー Molony J.C. が記載した，思考力減退，疲労感などの情動不安定を主症状とした，出産後間もない女性の一過性の情動の混乱をいいます。分娩後3〜5日をピークとし，10日ころまで生じます。症状は一般的に軽く，多くは数時間〜2・3日で自然に消失します。マタニティブルーズの発症は，うつ病歴，性格，社会適応能力，否定的ライフイベント，新生児異常，産科的合併症などとの関連が示唆されており，少数ですが，一部にうつ病への移行も指摘されています。

■ 愛着
アタッチメントとよばれます。乳児が世話をしてくれる人との間に築く，特別の関係をいいます。まず母親との間に形成され，他の養育者の間にも育っていきます。この関係は一方的なものではなく，相互的で，乳児は世話をしてくれる人（母親）にほほえみを返したり，声を出したりして反応を返し，さらに母親の愛着を引きだします。

1 分離の3段階

①抗議：分離直後には，大声で泣き叫び，ベッドを揺り動かし，代理の養育者をまったく受け付けません。
②絶望：母親から引き離され期間がたつと，おとなしくなり，母親を求めなくなります。元気がなくなり，無感動となります。
③脱愛着：さらに分離が続くと代理の養育者に笑顔をみせるようになり，母親の再現に喜んだりしがみついたりしないようになります。

この時期は，成長・発達のための十分な栄養と環境の調整が必要であり，分離している場合は早い時期に母親のもとへ返すことが重要です。そしてとくに母子関係の結びつきを強める調整への看護が中心となります。

2 就学前まで（1歳半～6歳）の特徴

この時期は，精神・運動機能の発達が盛んです。また，第一反抗期と呼ばれる自我のめばえがみられ，全面的に母親あるいは母親的役割をもつ大人に頼っていた時期から少しずつ離れ始め，他の家族や友達とのかかわりが増えてきます。そして，遊びや日常生活を通して，社会性が少しずつ育ってきます。母親から少しずつ離れ始めていきますが，基本的に親の規範を模倣し，取り入れていきます。これは，ごっこ遊びに代表されます。

a 発達課題

この時期の発達課題は「自律性の獲得と恥・疑惑の克服」「積極性を獲得し，罪悪感を克服する」ことです。

1 「自律性 対 恥・疑惑」

この時期には，しつけを通して基本的習慣を身につけていきます。しつけの目標は，①社会化の促進，②人格の成熟の促進，③道徳的基準と良心の形成，④子どもの情緒の安定があげられます。またしつけに影響する要因として，①親の養育態度，②母子関係の強度と質，③モデルとなる親の行動，④身体的・精神的発達レベルと方法があげられます。

自律性の獲得は，排泄に代表されます。随意に外肛門括約筋を調整して，排便をコントロールできるようになり，ついで排尿も抑制できるようになります。このことは，意思の力で自己をコントロールできることを知り，その結果自尊心がめばえ，自己の価値を認めることになります。

2 「積極性　対　罪悪感」

自分をコントロールできるようになった子どもは好奇心にあふれ、おもに集団での遊びを通して探究を開始し、ルールや因果関係を学習します。遊びのなかで試行錯誤を繰り返し、目標の達成という積極性を獲得していくのです。子どもにとって、遊びはそれ自体が目的で、喜びをもたらすものといえます。

遊びの意義は、①身体や運動機能の発達を促す、②知識が豊かになる、③情緒が豊かになる、④社会化がはかられる、⑤創造性の発達、⑥新しい体験への挑戦、⑦エネルギーの発散です。親や仲間との遊びのなかから、衝突を繰り返し、対人関係のもち方も学んでいきます✛。しかし、好奇心の探究が大人の規範からみて、好ましくない行為ととられた場合、大人から注意を受けることによって、罪の意識がめばえます。

b 危機と看護

基本的習慣の獲得とはいえ、厳しすぎるしつけ、無理なしつけ、放任は自立しないばかりか、できなければ自信を失い、行おうとするとまた失敗するのではないかと感じるようになります。その結果、自分の価値に疑惑を深めることになり、大人や人の目を気にするようになります。また遊びの過度な制限は、子どもの自主性を疎外し、自信をなくしたり、社会化がはかれなくなります。

近年、児童虐待という社会的問題が増加傾向にあります。このようなとき、子どもをとりまく両親など大人との関係の成立が、援助の中心となります。さらに養育する側への援助の必要性もあります（→「4章 E. 家族関係の危機と看護」）。

3 学童期（6～12歳）の特徴

学童期は、知的発達が著しく、運動機能の獲得とともに、性役割や道徳感など情緒面における発達もみられます。この時期は、わが国での義務教育にあたる時期ですので、小学校を中心とする集団生活で、友人や教師からの影響を強く受けます。

a 発達課題：「勤勉性　対　劣等感」

この時期の発達課題は、「勤勉性を獲得し、劣等感を克服する」ことです。熱心に学習に努め、人との関係や社会の一員として生きていく方法とルールを身につけ、自分もやればできるという効力感を獲得する時

NOTE ✛

■遊びの発達
1) ひとり遊び：ひとりで遊ぶ（1歳）。
2) 傍観遊び：他の子どもの遊びをみているだけで参加しない（2～3歳）。
3) 並行遊び：他の子どもと同じ場所で同じ物を作っていても一緒に遊ばない（2歳～）。
4) 連合遊び：他の子どもと同じような行動をとりながら遊ぶ（3歳～）。
5) 協同・組織遊び：リーダー的存在ができたり、ルールができる。それぞれが役割をもって遊びをもりたてる（4歳～）。

青年後期		目的に応じた組織集団が分化していく
		より大きな組織化された集団に近づき異性間の交流は活発になる
青年前期		クリーク間で異性との交流を始める
		同性の閉鎖的小集団が形成される（クリーク・徒党）個々の成員より集団が優位
学童後期		チームプレー，活動に応じていろいろなチームに属する
学童前期		遊びの場面ごとにグループができる
幼児期		並行遊び

● 男子
○ 女子
≡ 男女混合

（マッキャンドルズ B.R., クープ R.H.［林　謙治監訳］：思春期—その行動と発達のすべて，メディサイエンス，1985，一部改変）

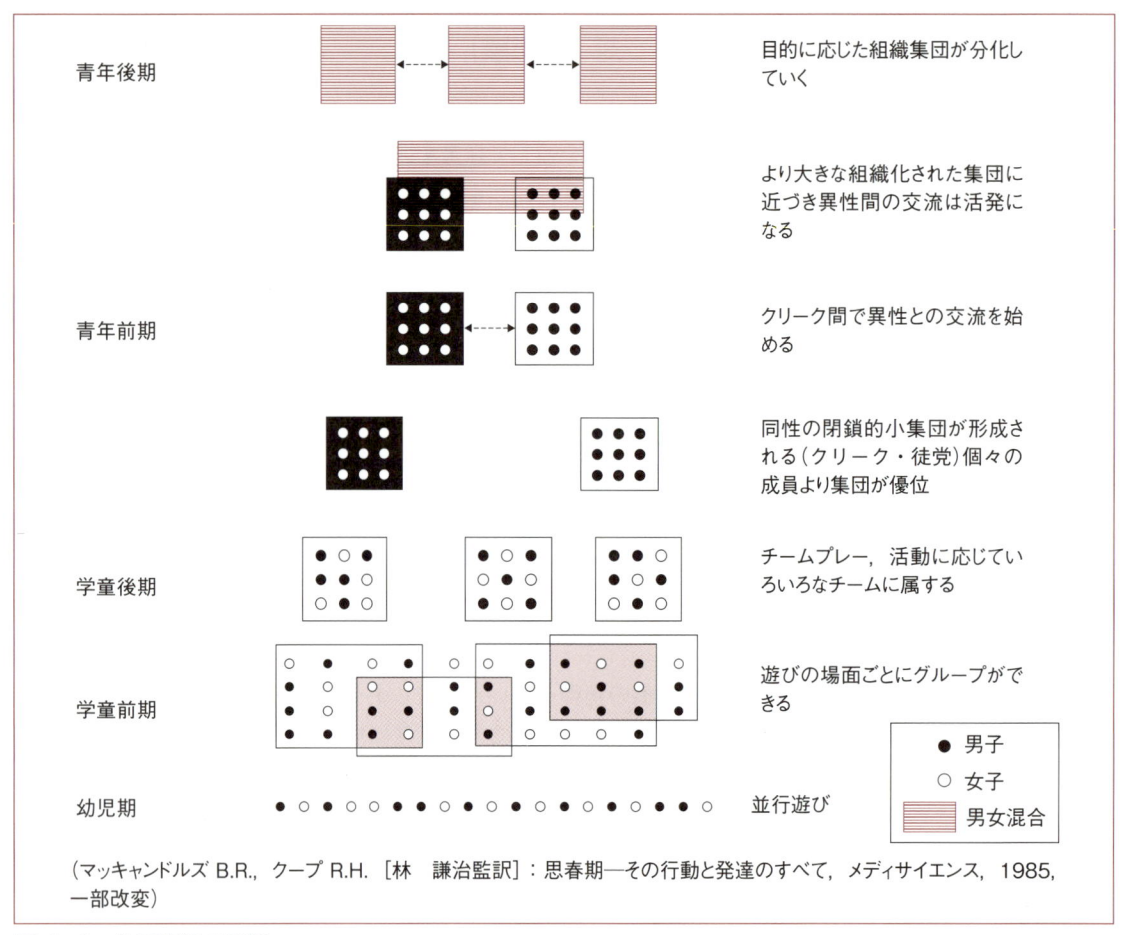

図4-1　仲間関係の発達

期です。

　学童期は，おもに学校生活を通して学習に取り組むわけですが，学習課題が成功できそうなときは，その取り組みに熱心になれます。しかし，そうでないときや，取り組みに失敗し嘲笑や叱責を受けた経験をもっていると熱心になれず，よい結果や評価を得られません。そのため劣等感をもち，自分は価値がないと思い込んでしまいます。反対に，甘やかしたりほめてばかりいると，自信過剰になる傾向があります。

　この時期は，親や教師など権威者の評価や規範が重要視され，評価そのものを他者に頼ります。したがって，このときの評価の基準が自分の価値であり，またこの評価方法と基準がこれからの基本になります。

　学童期後期になると，学校を中心とした仲間集団を通して，いろいろな考えや見方を知り，いままでの親の規範のなかでの生き方から，仲間集団の規範のなかでの身の処し方が大切になり，親や教師よりそこでの承認を得ることが重要になってきます。

　子どもは仲間との集団生活のなかで，集団の目的が個人の目的よりも優先することを知り，自分の役割を分担し，協力することを学習します。

この結果、自分がどれだけ仲間に貢献できたかで、集団による評価と位置づけを確認することになります（図4-1）。またこの時期の子どもは、家庭のなかでの手伝いや仲間集団のなかでその役割を果たしながら、性役割の意識を身につけていきます。

b 危機と看護

　親や教師を中心とした大人は、子どもの課題達成レベルを見きわめ、その子どもなりの達成を評価し、一生懸命にやれば自分にもできるという自信や効力感を子どもにもたせ、自分の価値や社会における位置づけの承認を学習する手助けをしていく必要があります。そのために、失敗をおそれない安心できる場所が必要です。家庭や学校が安住の場であることが重要です。

　しかし最近では、両親が共働きで子どもが学校から帰ってきても親が不在であることが多く、親にかまってもらえなかったり甘えられなかったりして、見放されたように受けとめ、不安が強くなることがあります。この不安が過度に強くなった場合は、心身症や神経症を引きおこすことがあり、このための社会的サポートが必要になってきます。

　この時期は、生活習慣の変化で、子どもの生活習慣病の発生も懸念されます。慢性疾患や障害をもちながら生活している子どもが増加しており、教育、医療、福祉、地域での援助が必要です。

● 引用文献
1) マッキャンドルズ B.R., クープ R.H.（林　謙治監訳）：思春期—その行動と発達のすべて，メディサイエンス，1985.

B 思春期・青年期における危機と看護

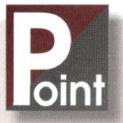

Point

- 思春期・青年期の特徴は第二次性徴です。性ホルモンの分泌亢進に伴い，男女それぞれに身体変化がみられ，友人や異性と親密な関係が築かれるようになります。
- 思春期の発達課題は「自己同一性　対　同一性の拡散」です。身体変化が著しく自己意識がめざめ，同一性を確立する時期にあたりますが，確立できないとモラトリアムを認めることがあります。
- 青年期発達課題は「親密性　対　孤立」です。生まれ育った家族から独立し，社会の一員として働きはじめ，新たに家庭を築くようになります。

1 思春期（12〜17・18歳）・青年期（17・18〜30歳）の特徴

エリクソンは，発達段階の5段階を思春期，6段階を青年期としました。

a 発達課題

1 「自己同一性　対　同一性の拡散」

自己同一性とは，自分は誰であり，どこへ行くのかという疑問に対する答えを中心とするものです。自分は誰でもない自分であり，不変である確信がもて，将来，現実の社会でどう生きていこうとするかわかっていることです。これまでの自分を統合させる時期です。

思春期・青年期における大きなできごとをあげるならば，第二次性徴です。第二次性徴をもって子どもから大人に移行するといえます。一般的に性成熟のはじまりで，性ホルモンの分泌が増加し，女子では乳房の発育，月経の開始，陰毛の発生，皮下脂肪の発達，男子では精巣の発育，射精などが特徴です。これらの身体変化は，性的興味をいだいたり，性的欲求を感じ，精神的に不安定な状況をつくりだします。この身体変化の受けとめ方には，男女の間で少し違いがあります。男子が射精という身体におこる変化を受けとめるのは，比較的肯定的です。これは快の感覚が伴うからです。これに対し女子の月経に対する受けとめ方は，否定的であることが多いといえます。その理由として，まだ自分の性器を確認することは少なく，ましてその性器から出血するのであり，さらに個

人差はあるものの，痛みという不快を伴うからです．また性教育も影響を与えます．つまり，自分を女性として受け入れる前に，産む性・母性性を強調しすぎると，かえって自然な身体変化を受け入れにくくしてしまいます．女子にとって成熟の過程は，月経を受け入れる過程ともいえます．

　思春期になって，身長がのび，女子は身体が丸くなり，乳房が発達します．男子なら筋肉が発達し，声が太くなります．このような新しい身体感覚は，それまでの自己の身体イメージをゆるがします．この身体イメージを，本来の自己の身体イメージとして認められない場合，自己同一性の確立の障害となります．この時期における身体変化は，個人差が大きく，たとえば女子の場合は月経発来年齢も小学4年生から中学2年生ころまでと幅があります．身体の変化が著しい時期は，自分はこの先どうなっていくのだろう，という不安をもちます．しかし，この自己意識の目ざめが自己同一性の獲得につながるのです．また，個人差は自分と他人の違いを自覚する機会であり，人とは違う自己が育っていくのです．そして自分とは何者なのか，自分はどこへ行こうとしているのかという同一性の確立に向かい始めます．

　自己同一性の基盤には，乳児期の基本的信頼の獲得があります．乳児期に母親からの接近と分離を乗りこえ，そして他人との関係のなかでつちかわれていくのです．青年期の自己同一性の確立は，次の壮年期・老年期に影響を与え，この時期の確立が不十分であれば，次の壮年期で再確立しなければならなくなります．また，自己同一性の確立は，青年期に突然出現するものではなく，死ぬまで変化していくものです．

2 「親密性　対　孤立」

　青年期の課題は，「親密性の獲得と孤立の克服」です．

　青年期は，成長が頂点に達し，器官は最大限に機能します．この時期は自分の人生の選択を行う時期で，両親から独立し，職業を選択し，経済的自立を果たし，社会の一員として生きていかなければならない時期です．さらに，同性との関係が発展して，おもに男女が親密な関係を築いていく時期でもあります．それは自分の家族をつくり，次の世代を育てていくことにつながります．

　親密性は，人間関係に限らず，宗教や思想に心酔し，その感化を受け入れ，自己をかけることともいえます．自己をかけることは，自己を失う危険を覚悟しなければなりません．性的なつながりにおいても，自己を危険にさらすわけですから，同様のことがいえます．この危険を回避しようとしたり，心理的な距離をおいたりすることで孤立感におそわれることになります．

b 危機と看護

　この時期には，いじめ，不登校などが多くみられます。いじめや不登校は，学校教育期間のすべての時期におこりますが，わが国では，中学生に高率にみられます。疾患や障害をもつ子ども，非行や長期化する不登校，いじめに対しては，家族を含めた子どもへの心理的援助，カウンセリングを学校や地域を含めて多面的に援助していく必要があります。

　自己同一性の危機である同一性の拡散は，役割拒否であったり，自信の欠如，また反抗という形であらわれます。この時期は，学校に在学する時期でもあるので，モラトリアム（心理・社会的猶予期間）ともいわれ，現代では大学や大学院への進学率の増加とともに，モラトリアムの延長という状況がみられます。

　この結果，役割拒否として，スチューデントアパシー，モラトリアム人間といわれる，無気力で葛藤を先送りにする青年が増えています。

　反抗という形の同一性の危機は，犯罪に手をそめる反社会的同一性，非行などの対抗的同一性という否定的同一性を獲得してしまうことも，少なくありません。

　さらに危機状態としては，性成熟に伴う不安や拒否からくる神経性無食欲症，とくに青年期女子に好発するいわゆる思春期やせ症があります。この思春期やせ症の背後には，性成熟の拒否とともに肥満を恐れるやせ願望があります。この心理のさらに奥には，自己評価が低く，他人の評価を気にし，努力によって周囲に認められたいと願う姿があります。治療としては，生命の危険の防止と精神療法，家族関係の調整が求められます。

●引用文献
1）エリクソン E.H.（村瀬孝雄，近藤邦雄訳）：ライフサイクル，その完結，みすず書房，p.41, 1989.

●参考文献
1）アグレア D.C., メズイック J.M.（小松源助ほか訳）：危機療法の理論と実際―医療・看護・福祉のために，川島書店，1978.
2）無藤　隆編：現代発達心理学入門―第1線研究者が明かす研究の入門から現在の到達点まで，ミネルヴァ書房，1993.
3）奈良間美保ほか：小児看護学概論・小児臨床看護総論，系統看護学講座専門分野22, 医学書院，2007.
4）厚生統計協会編：国民衛生の動向・厚生の指標，48(9), 2001.
5）日本精神科看護技術協会編：精神科看護白書2002→2003, 中央法規出版，2002.
6）鑪幹八郎・山下　格：アイデンティティ，こころの科学セッション53, 日本評論社，1999.

C 壮年期における危機と看護

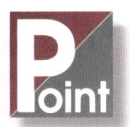

4章：ライフサイクルにおける危機と看護

Point
- 壮年期は次世代の人々の成長を育んでいくという発達課題をもっています。
- 環境や役割の変化などによって、老年期に向かう自己の生き方を修正する時期でもあります。

1 壮年期（30～65歳）の特徴

　この時期は就職、結婚、出産・育児など、自己の生活を選択し社会的な立場の確立と、老年期に向かう過渡期を経験するときでもあり、人生で最も充実した時期といえます。

　環境面、精神面、身体面が、それぞれ関連しながら変化していきます。職場環境を考えると、青年期に選択した職業において転勤、昇進などによって社会的実績を積み、社会参加の欲求を充実させ、また後輩を育てる役目を担っていきます。家庭環境においては結婚して配偶者をもち、子どもをもつなど、家族形成を経験します。教えられ育てられる立場から、教え育てる立場にかわっていく時期といえます。

　青年期までに自分には無限の可能性があると思っていたことも、この時期に自分のできることとできないことがわかり、限界に直面するときでもあります。ときに、目標を失い状況に妥協していかなければならないこともあります。しかし、夢や理想を追うのではなく、いまの生活がより堅実で着実なものになるという意味では精神的・情緒的に安定する時期ともいえるでしょう。

　さらに、親の介護や死に直面したり、子どもが独立していくことを経験するのもこの時期です。人生の過渡期でもあり、しかし、人間としてさまざまな経験をしていくなかで一番充実し、安定する時期ともいえます。

　身体面においては、青年期に比べてさまざまな面での衰えを実感するのもこの時期といえます。いままでなかった腰痛がおきたり、それまで1日ゆっくり睡眠をとれば体力が回復していたのに、疲れが翌日に残ったり、あるいは長時間眠ることができなかったりということがおこります。筋力・体力や持久力の低下を感じることが多くなります。また、食事の量や嗜好が変化し、摂取量が減ったりさっぱりした食べ物を好んだりします。外観の変化がみられ、食事量は変化しなくても、代謝が悪く

なることによる肥満や白髪などが気になるのもこの時期といえます。

　環境や自分の役割の変化，精神的・身体的変化によって，老年期に向かい自己の生き方を修正するときです。

a 発達課題：「生殖性　対　停滞」

　エリクソンによれば，この時期の発達課題は「生殖性を獲得し，停滞を克服すること」です。つまりこの時期は，次世代の人々の成長を育んでいくという課題をもっているのです。家庭では結婚し子どもを育て，また職場で後輩を育成するなど，次の世代を担う人々の成長に向け，世話をしていくことに喜びを認めていく時期といえるのです。しかし，それが認められなかったとき，つまり，行うことや考えることすべてが自分自身のためで，他者あるいは次世代の成長を考えられないとき，さまざまな問題が生じてきます。

b 危機と看護

　この時期はライフイベントが非常に多くみられます。家庭においては，結婚し，子どもをもち，家庭を築いていきます。そして単に近隣同士のつき合いではなく子どもを通したつき合いも増え，交流する仲間が広がり，職場だけでなく地域社会への活動や参加機会も多くなってきます。その後，しだいに子どもが進学，就職，独立し，手が離れていくという一連のイベントがあります。これらのイベントを達成する充実感があり，また親としての役割がなくなるという喪失感や孤独感を感じることもあります。

　職場においては，転勤，昇進したり部下をもったり，中間管理職として上司と部下の間に挟まれ，さらに自分がその仕事の管理者として確固たる役割をもつという経験をするなかで，精神的にストレスを感じる機会も多くなります。この時期は社会的立場にあるためさまざまな人とかかわり，自分の役割が変化していく過渡期であり，多くの心理的危機がおきやすい状態です。これまでの希望をもち，夢に向かっていくだけの生き方から，価値観を振り返り，自我同一性を再獲得する時期ともいえるでしょう。

　具体的な危機として，子どもの手が離れたことによる解放感をもつとともに，親としての役割の終わりと思え喪失感をもつことがあります。とくに専業主婦など，子育てに自分の多くの時間を割いていた人はその喪失感が大きくなり，また夫もかまってくれず，心にぽっかり穴が空いたように無力感にさいなまれる空の巣症候群や，その寂しさを癒すために台所にあるアルコールで気を紛らわし，しだいに依存症になるキッチンドリンカーという問題がおきてきます。女性は閉経を迎え，ホルモン

バランスが崩れることで更年期障害からくる自律神経失調症やうつ病もおきる可能性があります。

また，仕事を人に任せられず，すべてを自分で行おうとした結果仕事にのめり込みすぎてしまうワーカホリックや，それによって感情や気力の全エネルギーが切れてしまい，無気力状態になる燃え尽き症候群，さらに近年目覚ましく発展してきたコンピュータ化についていけなくなり，身体症状や出社拒否をおこしたり，また逆にコンピュータに必要以上に依存し，のめり込んだ末に疲れきってしまうなどのテクノストレス症候群がおきていきます。

身体的に衰えていく変化を認識するとともに，親の死に直面したり，老後への不安を感じることにより，抑うつ状態や不安神経症，心気症，うつ病などの精神的な問題もおきてきます。また，青年期におきると思われていた摂食障害が成人期にもみられるようになっています。

この時期には，自分自身のための趣味や職業や家庭内の役割をこえたボランティア活動など，1日あるいは1週間のうち少しでもいいので自分自身のために時間を使えるようにすることが大切でしょう。自分のための子育て，自分のための仕事という自己中心的な考えであると，それがなくなったときに自己の存在価値が揺らいでしまうからです。また，家族，夫婦で互いに話し合える時間をもち，互いの存在を認め合うことも必要です。それによって自分の存在価値が認められ，空虚感を味わうことがなくなります。

この時期の精神的危機をもった人への対応は，その人が家庭や職場で，いまどのような役割を担っているのか，どのような役割の変化があったのか，そして本人の人生の価値観がどこにあるのかを把握し，大変だった状況やつらさを共感するとともに，自己の価値観や対処行動の修正ができるようにかかわることが大切です。

4章：ライフサイクルにおける危機と看護

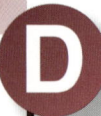

D 老年期における危機と看護

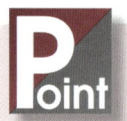

Point
- 老年期の発達課題はいままでの人生を統合し英知を獲得することにあります。
- 経験や知識をいかして，人生の内容が豊かで穏やかに過ごせる時期といえます。

1 老年期（65歳以降）の特徴

　この時期は視力，聴力などの感覚器や脚力など筋力の身体的能力の低下，経験は豊富で知恵は維持されるのですが，新しいことを覚える記憶力や適応力，判断力が鈍るなど，身体的，精神的な衰えを自覚します。また，いままで社会的な地位があり経済的にも豊かであったのに，定年を向かえ自分の仕事を終え，子どもは独立し親としての役割を終えることにより，社会的な存在価値・役割がなくなったと感じることが多くなります。さらに，配偶者や仲間など非常に近い人の死を看取ることにより精神的な支えの喪失を経験し，みずからの死を実感する時期でもあります。いままでは経済的にも社会的にもさまざまな人を支える側だったのが，この時期には支えられる立場になっていくことも，自己に自信がもてなくなり喪失を感じる1つになってくるのです。

　しかし悲観的な時期ではなく，これまでの経験や知識をいかして，自分らしい人生に円熟味を帯び，穏やかに過ごせる時期といえるのです。

a 発達課題：「統合性　対　絶望，嫌悪」

　この時期の発達課題は，エリクソンによれば，「いままでの人生を統合することで，絶望や嫌悪を克服し，英知を獲得する」ことです。つまり，自分のいままでの人生におけるよいことやわるいこと，そして体力などさまざまな機能が低下したり，衰えたりしたことや，逆にいままでの積み重ねにより成熟し安定したことなど，すべてを自分の責任として認めて受け入れ，過去と現在が統合できることによって，絶望感や自己嫌悪に陥らず，円熟した人間であることが課題となります。そしてそれができなかったときに，精神的危機が生じるのです。

b 危機と看護

いままでは、職業人としてあるいは家庭人として部下や仲間、子どもなどから頼られ社会的に認められた存在でしたが、退職を迎え子どもが独立するなど頼られる対象がなくなることで環境が変化し、頼られることのみに価値を見いだしていた人は役割喪失感を経験します。この喪失感は今後の不安につながり、ストレスをもたらします。さらに、配偶者・パートナーや友人などの死に直面する機会が多く、喪失体験を経験することになります。また体力の低下、認知症やその他のさまざまな病気も含め自分自身の死を身近に感じ、孤独、うつ状態、自殺などの問題がおきてきます。

とくに自殺は、2016（平成 28）年度は 2 万 1897 人で、年齢別にみると 60 歳以上が 8871 人で、全体の 40.5 ％を占めています。健康問題、経済・生活問題などの理由が多く、なかには配偶者に対する介護疲れも含まれています。高齢者世帯の社会的サポート、地域から孤立させない取り組みも大切な課題といえましょう。

認知症などの精神障害や、自分の健康状態に自信がなくなったことを発端に不眠、頭痛などの身体症状を訴える心気症、あるいはさまざまな喪失体験からこれからの人生に希望がもてずうつ病になったり、また自分のための時間が増えてもなにもすることがなく、時間や不安を解消するために飲酒にのめり込むアルコール使用障害などの問題が生じるおそれがあります🞢。

この時期は、人生の終焉を意識するかもしれませんが、逆に残された人生を、いきいきと暮らせるようにしていくことが大切です。それまでは仕事関係の人としかかかわらなかった人も、会社における地位や立場をこえ、同年齢の人と仲間としてつき合うという、新しい人間関係を築く機会にするとよいでしょう。

誰と暮らしているかにもよりますが、この時期になると栄養も偏りがちです。とくにひとり暮らしですと、料理をする集中力や体力、気力がなくなり、バランスのよい食事がとりにくくなります。それは体力や睡眠にもかかわり、1 つのことが日常生活のさまざまな生活パターンに影響を及ぼします。栄養をしっかりとり、そして長期に寝込むようなけがをしないよう、筋力をつけておくことが大切です。

老年期には、知能のはたらきが低下したり、また認知症になることもありますが、感情のはたらきは衰えないので、自尊心を尊重し、穏やかに、ゆっくり話したり、一度にさまざまなことを伝えるのではなく、1 つひとつを丁寧に伝えていく対応が大切です。行動も、あせらず気長に待ったり、相手にあわせて行動するとよいでしょう。

現在、認知症の高齢者が暮らすグループホームに、学童保育所などを

NOTE

■ アルコール使用障害
年齢が高くなるに従って、肝臓のアルコール代謝機能は低下してきます。いままでの調子で飲んでいると、翌日にアルコールが残ったり、身体をこわしかねません。また、1 日の自分の時間が長いため、なにもすることがなく、1 人で昼間から飲酒する高齢者もでてきます。とめる人がいなく、生活のメリハリがなくなり、これも依存症になる 1 つの原因といえるでしょう。また高齢者が飲酒時に注意することは、薬と一緒に飲まない、ということです。高齢になると降圧薬、脂質異常症の薬などを内服していることも多くあります。

併設し，子どもと交流をもつことを介護に役立てようという取り組みがなされています。料理や物をつくる作業をともに行うことで，子どもの手本になる機会を高齢者がもち，自信や自尊心の再獲得につながっていくのではないかと考えられています。

　知的能力として迅速な対処が求められることに対する反応は衰えてきますが，総合的な判断力や理解力はそれほど低下するとはいえません。社会とのつながりをもち，自信をもつことが，知的能力を衰えさせない一要因となるのです。

E 家族関係の危機と看護

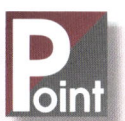

> **Point**
> - 家族とは，社会を構成する最も小さな基本単位といえます。
> - 家族は，個人の精神的あるいは性的発達に大きな影響を与えます。
> - 現代の家族には，共依存，DV，子どもや高齢者への虐待などさまざまな問題が生じています。
> - 心の健康をみるときに，その人のライフサイクルの発達課題をみる視点とともに，その人を取り巻く家族など，環境をみる視点をもつことも大切です。

1 家族の変化

家族は社会を構成する最小単位です（表4-1，2）。家族が暮らす家庭には，社会性を学ぶ，自己の存在価値が認められ精神的に満たされる場所である，あるいは子孫を増やしていく，という役割があります。

かつて，わが国では，住居の近くに職場を求め，地域で家庭を築き生活を営んでいましたが，1960～1970年代の高度経済成長によって産業構造が変化し，都市の豊富な就業機会を求め，地方から都市に人口が流入しました。地方に住む人は仕事を求めて都市に移住し，実家とは離れて家庭をもち，その結果核家族化が進みました。単身赴任者や離婚家庭の増加も，核家族化を，高い水準で継続させている一因です。

それによって，家族のあり方が変化してきました。家族構成員の人数は減りつづけています。それまでは，家庭のなかで複数世帯が同居していたので，人の誕生から死までを間近に経験したり，家族を構成する人数が多かったため，家庭内でさまざまな問題が生じ，たとえば子どもの問題も家庭内に生じるいくつかの問題の1つにすぎないという扱いだったため，それほど大きな問題として扱われず，また表面化しませんでした。

しかし，核家族は家族の構成員が少ないため，いままで以上に大きな問題として浮き彫りになってくるようになりました。また，核家族化は夫婦間よりも，親子関係が濃厚になってくるという一面があります。とくに，父親が仕事で帰りが遅い，あるいは単身赴任をしていると母親と子どもの時間が非常に長く，母子関係が濃厚になってくるのです。さらに，家族における価値観が変化し，いままでは「子どもは必ず親の意見に従う」などの考え方から，「家族はそれぞれ個人を尊重する」という考え方に変化し，個人の意思や判断に任されることが多くなりました。経

表4-1 世帯構造別にみた世帯数の年次推移（1）　　　　　　　　　　　　　　　　　　　　推計数（千世帯）

	総数	単独世帯	核家族世帯			三世代世帯	その他の世帯	平均世帯人員（人）
			総数	夫婦のみの世帯	夫婦・片親と未婚の子のみの世帯			
昭和35（'60）	22,476	3,894	10,058[1)			8,523[2)		4.13
45（'70）	29,887	5,542	17,028	3,196	13,832	5,739	1,577	3.45
55（'80）	35,338	6,402	21,318	4,619	16,700	5,714	1,904	3.28
61（'86）	37,544	6,826	22,834	5,401	17,433	5,757	2,127	3.22
平成元（'89）	39,417	7,866	23,785	6,322	17,463	5,599	2,166	3.10
4（'92）	41,210	8,974	24,316	7,071	17,245	5,390	2,529	2.99
7（'95）	40,770	9,213	23,998	7,488	16,510	5,082	2,478	2.91
10（'98）	44,496	10,627	26,096	8,781	17,315	5,125	2,648	2.81
13（'01）	45,664	11,017	26,893	9,403	17,490	4,844	2,909	2.75
16（'04）	46,323	10,817	28,060	10,161	17,899	4,512	2,934	2.72
19（'07）	48,023	11,983	28,657	10,636	18,021	4,045	3,337	2.63
22（'10）	48,638	12,386	29,096	10,994	18,102	3,835	3,320	2.59
25（'13）	50,112	13,285	30,164	11,644	18,520	3,329	3,334	2.51
26（'14）	50,431	13,662	29,870	11,748	18,122	3,464	3,435	2.49
27（'15）	50,361	13,517	30,316	11,872	18,444	3,264	3,265	2.49

表4-2 世帯構造別にみた世帯数の年次推移（2）　　　　　　　　　　　　　　　　　　　　構成割合（％）

	総数	単独世帯	核家族世帯			三世代世帯	その他の世帯	平均世帯人員
			総数	夫婦のみの世帯	夫婦・片親と未婚の子のみの世帯			
昭和35（'60）	100.0	17.3	44.7[1)			37.9[2)		
45（'70）	100.0	18.5	57.0	10.7	46.3	19.2	5.3	
55（'80）	100.0	18.1	60.3	13.1	47.3	16.2	5.4	
61（'86）	100.0	18.2	60.9	14.4	46.5	15.3	5.7	・
平成元（'89）	100.0	20.0	60.3	16.0	44.3	14.2	5.5	・
4（'92）	100.0	21.8	59.0	17.2	41.8	13.1	6.1	・
7（'95）	100.0	22.6	58.9	18.4	40.5	12.5	6.1	・
10（'98）	100.0	23.9	58.6	19.7	38.9	11.5	6.0	・
13（'01）	100.0	24.1	58.9	20.6	38.3	10.6	6.4	・
16（'04）	100.0	23.4	60.6	21.9	38.7	9.7	6.3	・
19（'07）	100.0	25.0	59.7	22.1	37.6	8.4	6.9	・
22（'10）	100.0	25.5	59.8	22.6	37.2	7.9	6.8	・
25（'13）	100.0	26.5	60.1	23.2	36.9	6.6	6.7	・
26（'14）	100.0	27.1	59.2	23.3	35.9	6.9	6.8	・
27（'15）	100.0	26.8	60.2	23.6	36.6	6.5	6.5	・

注　1）「夫婦のみの世帯」と「夫婦と未婚の子のみの世帯」を一括している。
　　2）「片親と未婚のみの世帯」と「その他の世帯」を一括計上している。
　　3）平成7年の数値は兵庫県を除いたものである。
資料　昭和60年以前の数値は，厚生省「厚生行政基礎調査」，昭和63年以降の数値は，厚生労働省「国民生活基礎調査」

済発展の結果，生活環境も変化し，子どもが個室をもつということも，個人尊重の一助となっているかもしれません。そのため，親と直接会話をかわす機会が減り，教えられることが少なくなり，また，少人数家族のなかでは，自分の意見が家族内で認められやすくなりました。つまり子どもはさまざまな事態に陥ってもまわりからさまざまな助言を受けられないまま，模索しながら生きていくことになります。

しかし，一方では自分の思い通りにならないときに我慢したり，他の方法を考えるなどの融通をきかせ社会性を獲得していくことが難しくなってきました。祖父母，両親，あるいはきょうだいから伝えられ学んでいく機会がなくなったことの弊害といえるでしょう。親が子どものしつけをできなくなってきている，家族のまとめ役がいなくなっている，という事態もおきてきました。高齢者を大切にする，さまざまな困難に融通をきかせ柔軟に対応しながら生きていく，子どもを地域ぐるみで育てていくなど基本的なことが，次の世代へと伝わらなくなっています。

家庭においては，家族構成員が互いに影響しあって生活しています。構成員が少ないほど，その影響は大きくなります。また，引きこもりなど，家庭内における個人の問題がみえにくくなった結果，人間関係の苦手さ，さらに疾患の早期発見の遅れなども問題となってきています。

現在，女性の社会進出がめざましい半面，地域との積極的な交流がないことにより，家庭がより密室化され，地域のサポートが得られない事態に陥っている面があります。家族の1人に生じた精神的危機や疾患を，家族という視点でとらえるとともに，家族へのサポートシステムも重要になってくるのです。

❷ 共依存

共依存とはアルコール使用障害や薬物使用障害などの問題をもっている人を自分に頼らせたり，逆に非常に相手に頼りすぎることによって，相手をコントロールし，問題が悪化していくという関係をいいます。以前は，アルコール依存症の夫をもつ妻を意味していました。アルコールを飲んで暴れる，あるいは仕事をしないでいる夫からアルコールをとりあげて隠し，夫はアルコールを探し出して飲み，再び妻に暴力を振るいます。その行為に辟易するものの，妻は「いつかこの人はかわってくれるかもしれない」「私がいないとこの人はお酒をまた飲んで，ダメになってしまう」とアルコールを隠す，という悪循環が続くのです。この状況は一見妻が気の毒にみえますが，しかしよく考えると「夫は私がかえる」と，相手をコントロールし，その状況を生きがいとして満足しているようにも理解できるでしょう。つまり自分自身の問題には向き合わず，相手の問題をなんとかしようとすることで，結局は相手が自分で解決する

機会を与えず，相手の問題は悪化し，それに対してなんとかしてあげようとすること自体が生きがいになっていくという，人間関係に依存して悪循環を生み出す人たちの状況をいいます。

共依存の親からは共依存の子どもが育つといわれますが，それは環境がなすものでしょう。人は，育てられたように育ち，その方法しか知らない場合は，また次の世代を同じように育てていくといわれています。

乳幼児期は，生きていくために親に依存します。これは1人では食べられない，排泄できない，着がえられない，という生命をまもる必要性から当然のことといえます。しだいに成長し，エリクソンのライフサイクルからいうと，幼児前期にこの依存状況から自律性を獲得していきます。乳児期には，自分でできないことを親にしてもらっているのであって，成長し，自分でできるようになったことも親がしてしまう，あるいは自分でできることをしてもらう，というのも共依存といえます。一見，親が子どもの世話をよくする人だとみえるかもしれませんが，それは，子どものためではなく，自分がしてあげないと自分の不安，自分の存在価値が満たされないから子どもを利用しているとも考えられます。

健康的な家庭は，子どもにとっては自分の存在が認められ，自己を発達・自立させることができる精神的に安全な場です。しかし，共依存の親に育てられる機能不全家族は，子どもにとって精神的に不安定な場所です。それは，自分のために生きることができず，つねに親の気分（コントロール）に敏感に反応していなくては生活できない場であるからです。自分の気持ちに素直になることに慣れていないので，いつか見捨てられるのではないかという不安や，自己評価が低く自分のためには生きられないために，人に頼られることでこの否定的な感情をもたなくてすむように生きていく習性をもっているのです。

共依存の家庭で育ち，生きにくさを感じそれを自覚しながらも，将来に向かって生きていく人たちは，自らをAC（adult children：適応させていく子ども）と呼んでいます。共依存による影響として，アルコール依存症のほかに，DV（ドメスティックバイオレンス），虐待が大きく関係しています。

3 DV

DV（ドメスティックバイオレンス domestic violence）とは，夫（あるいは妻）や恋人など，親密な関係にある，あるいは親密な関係にあった男性から女性（あるいは女性から男性）に対して振るわれる暴力のことをいいます。いままでは，DVといえば家庭内暴力を指し，思春期の子どもが親に対して暴力を振るうということが多くみられましたが，最近では夫婦間の暴力が問題になってきています。この暴力は，たまたまケ

NOTE

■配偶者暴力相談支援センターにおける配偶者からの暴力が関係する相談件数等の結果について
【2015（平成27）年4月～2016（平成28）年3月】

(1) 相談の種類別件数

	総件数	（構成割合）
来所	34,530	30.9%
電話	72,246	64.7%
その他	4,854	4.3%
合計	111,630	100.0%

(2) 性別相談件数

	総件数	（構成割合）
女性	109,629	98.2%
男性	2,001	1.8%
合計	111,630	100.0%

(3) 加害者との関係別相談件数

		総件数	（構成割合）
配偶者	婚姻届出あり	89,933	80.6%
	婚姻届出なし	3,840	3.4%
	婚姻届出不明	1,430	1.3%
	離婚済	12,735	11.4%
生活の本拠を共にする（した）	交際相手	2,661	2.4%
	元交際相手	1,031	0.9%
合計		111,630	100.0%

(4) 施設の種類別相談件数

	施設数	総件数	（構成割合）
婦人相談所	54	46,179	41.4%
女性センター	29	19,959	17.9%
福祉事務所・保健所	94	12,525	11.2%
児童相談所	11	2,347	2.1%
その他（支庁等）	74	30,620	27.4%
合計	262	111,630	100.0%

（内閣府男女共同参画局）

ンカで行われたものというより，自分の意にそぐわないことがあったり，自分の考えを貫くために，つねに暴力で訴え相手をコントロールしようと行動をとるものをいいます。自身の感情をうまく表現できないことからおきていると考えられます。また，問題として，暴力を振るったあと自分の行為を反省し，優しくなり「もうしない」と約束するなどの行為がみられることが多く，それによって被害者も「もう暴力はしないのでは」と期待をもち，しかし同じ行為が繰り返され，なかなか互いの距離をおくことができないということがあります。

a 暴力の種類

DVには，おもに以下の3つがあります。

①身体的暴力：殴ったり蹴ったりするもの
　刃物など凶器を突きつける，髪を引っ張る，首を締める，物を投げつけるなど。

②精神的暴力：心ない言動で精神的に傷つけるもの
　大声で怒鳴る，他人の前でばかにしたり命令口調でものを言う，なにを言っても無視する，生活費を渡さない，身体的暴力には及ばないまでもそのようなそぶりをするなど。

③性的暴力：無理やり性的行為を強要するもの
　避妊に協力しない，わざとポルノ雑誌などを見せ不快にさせるなど。

●加害者と被害者の現状とサポート

DVの加害者はアルコール使用障害，薬物使用障害などがあったり，誰に対しても暴力的な人，逆に人当たりがよく社会的には問題がなさそうな人などさまざまです。暴力を目撃しながら育った子どもは自分の感情の表出方法として，あるいは問題解決方法として，成長してから親と同じように暴力を振るうようになるのも事実です。

被害者は，たび重なる暴力に恐れ，逃げたら殺されるかもしれないという恐怖，家から出られないという緊張状態が続き，しだいに逃げるという意欲もない無気力状態や，離れることによって経済的に生活していけない経済的理由，子どもの将来や安全を考えたり，自分の環境が変化することへの抵抗など，さまざまな気持ちが複合的にからまってきます。またこのような状況のなかでも，「いつか相手はかわってくれて，暴力を振るわなくなるのではないか」と期待する，共依存的な感情もあるのです。

このように被害者は社会からの孤立感と恐怖感をもつとともに，暴力を振るう相手に対して，「暴力をする相手は嫌いだが，やさしいときもある」というアンビバレントな感情があるので，被害者の話をじっくりと聞くことが大切です。また，婦人相談所，女性センター，福祉事務所などの相談窓口があることや，一時的に身を隠し，避難するシェルターを紹介してあげるのもよいでしょう。

b DV対策

このような事態の変化に，国は「配偶者からの暴力の防止及び被害者の保護等に関する法律」いわゆる「DV防止法」を2001（平成13）年4月に成立させ，さらに2004（平成16）年12月の改正で配偶者からの暴力の定義を拡大させています。たとえば，それまでは認められていなかった離婚後の元配偶者（事実婚も含む）に対する暴力も，配偶者からの暴力として認められました。また，身体的暴力以外の精神的，性的暴力もこの法律に含まれることになりました。さらに，保護命令制度が拡充され，いままでこの法律によって，被害者のみに近づくことが制限されていたことも，被害者と同居する未成年の子どもへの接近を禁止できるようになりました。さらに，2014（平成26）年1月に改正され，対象が同棲する未婚の男女間にも拡大して適用されるようになりました。

さらに，国も政府公報として「暴力に悩む多くの女性をまもるために」というコメントとともに，DV防止法がかわったことを多くの人々に向けて広報しています。

4 虐待

a 虐待の疫学

虐待される児童を被虐待児といいますが，その年齢は0～5歳くらいまでが多くみられます。そのなかでも死亡に至ったケースでは平成26年には0歳児が61.4％と一番多くみられます。虐待する人の続柄は実母が50.8％と一番多く，次いで実父，となっています。また，虐待する人の年齢としては，実母・実父とも20代が一番多く，次いで，30代，10代となっています。虐待の種類は心理的虐待が一番多く，次いで身体的虐待，ネグレクト（養育放棄）の順に多く，他人の目につきにくい虐待が増えています。

b 核家族化，少子化と虐待

かつて大人数の家族や地域のなかで，子どもは社会性を身につけたり，しつけを受けたりする生活をしていました。しかし，核家族化で世代から世代へと，子どもの育て方などの伝統が引き継がれることが薄れ，また少子化により兄弟姉妹がいなかったり，人の生死を目の当たりにする機会が少なくなっています。多くの女性が子どもと接する機会が少ないまま大人になり，育児をしなくてはいけない現状にあるのです。親は遠

方に住んでいることも多く，女性は自分の相談をしたり愚痴を聞いてもらったり一緒に支えとなってくれる人は夫しかいません。しかし夫は仕事をしていて，限られた時間しか一緒にいられないのが現状でしょう。一方，雑誌，テレビなどは，理想の母子関係をとなえていて，それを比較対象にするため理想と現実のギャップにストレスがたまっていくことも考えられます。また，子どもと一緒にいる時間が長すぎるということもあります。かつて世代をこえた人々が暮らしていたので，家族のさまざまな問題に紛れていましたが，核家族では1つの問題に着目されがちで，育児負担や社会からの孤立を多く感じるようになっているのです。家族の個人の問題が表面化しやすくなってきたともいえます。さらに，地域のなかでも近所づきあいが薄れ，家族をサポートするシステムが弱くなってきたこともあげられます。

　また，人が育てられた環境も大きく左右します。虐待をした親に聞いてみると，その行為を虐待と思っていないことが多くあります。たとえば「子どもがいうことを聞かない」「食事を全部食べない」「泣きやまない」など，幼少期にありがちな行為を理由に「しつけだと思った」といって虐待をする親が多いのです。ある事例では「自分も子どものころ，このようにしつけられた」と言いつつ「自分に暴力を振るいしつける親を，自分は嫌いだった」という人もいます。虐待する親の特徴として，幼少期に親から愛された経験がない，あるいは，体罰をしつけの手段だと思っている，という理由が多いのです。つまり自分がそのようなしつけを受けていたので，自分が子どもにやっていることも問題ないと思っているのです。また，実は子どもをしつけるつもりで虐待をしていても，問題があるのは子ども自身ではなく，夫婦の不仲，親子関係，近所づきあいの問題など，家庭内の問題が原因であることが多くあります。親本人も気づかない理由で行われ，また虐待されるほうも人に助けを求められない子どもですから，虐待は，早期発見が重要です。

　しかし，虐待は診断がつけにくいという面があります。たとえば，乳母車から落ちた，といって顔にけがをした乳幼児を連れてきた父親が，実は虐待をしていたという事例もあります。親が病院に，子どものけがの理由を偽って治療をしてもらうこともしばしばです。看護師は，単に治療にあたるだけでなく，そのときの親や子どもの様子，不安などをしっかり聞いてあげることが大切となるでしょう。また，相談を受けたときは，子育ての大変さ，つらさをしっかり聞いてあげるとともに，社会から孤立しないよう，継続的にかかわっていく必要があるでしょう。

　最近はマスコミの影響もあり，虐待という言葉をしばしば耳にするようになりました。母親からは「自分の行為は虐待ではないか」と相談する人も少しずつ増えてきていますが，父親が相談するケースは少ないのが現状です。地域全体が子どもをまもる，という気持ちと目をもつことが大切です。

虐待する人のタイプとして，人づきあいが苦手で地域社会から孤立したり孤立感をもっている，自己評価が低い，人に頼れない，繊細でささいなことを気にしたり傷つきやすいパーソナリティ障害，なかでも境界性パーソナリティ障害タイプといわれ，ときに人に依存的であったりときに激しく怒るなど感情の変化が激しく，また完璧主義であること，そして共依存による対処行動などがあげられます。また，アルコール使用障害や薬物使用障害，DV，病状が不安定な精神疾患をもっていることもあります。

c 虐待の種類

虐待には，おもに以下の4つがあります。
①身体的虐待：殴ったり蹴ったりする身体的暴力。
②ネグレクト：子どもを車中に放置したり，無視する，食事を与えないという養育を拒否したもの。
③性的虐待：性行為を強要したりする行為。
④心理的虐待：「おまえなんか生まれてこなければよかった」「不必要な子」など，心ない言動で精神的に傷つけるもの。

d 虐待による児童の障害と疾患

分離不安による頭痛・腹痛などの自律神経症状や退行，抑うつ，解離症状，対人関係の問題など，発達段階の重要な時期に受けた衝撃は，さまざまな障害を生みます。最近，虐待との関係で注目されているのが，反応性愛着障害です。乳幼児期に獲得すべき対人関係を形成できないため5歳以前に生じるもので，誰にでも密着したり，あるいは抱きしめられても気持ちはそこにないように全く別のところを見ていたり，非常に密着したかと思うと突然拒否するなどのアンビバレントな態度で，感情がうまく統一されていない状況になります。

人の信頼を獲得する時期に，身近な親から発達課題が獲得できなかったわけですから，人に不信をもちやすくなります。個別的に細やかにかかわり，心を育てていくことが大切です。また，虐待を受けた理由は自分がわるい子だったからだと，自分を否定する子どもが多いため，子どもの存在を認めることも大切です。長期的に，そして，福祉・医療・保健・司法・教育など，さまざまなネットワークでサポートとしていくことが必要でしょう。

e 国の対策

いままでは「児童福祉法」で，子どもの安全をまもっていましたが，

表4-3　主たる虐待者の推移　　　　　　　　　　　　　　　　　　　　　　　　　　　　（単位　人，（　）内％）

	総数	実父	実父以外の父	実母	実母以外の母	その他
平成13年度（'01）	23,274 (100.0)	5,260 (22.6)	1,491 (6.4)	14,692 (63.1)	336 (1.5)	1,495 (6.4)
平成23年度（'11）	59,919 (100.0)	16,273 (27.2)	3,619 (6.0)	35,494 (59.2)	587 (1.0)	3,946 (6.6)
平成24年度（'12）	66,701 (100.0)	19,311 (29.0)	4,140 (6.2)	38,224 (57.3)	548 (0.8)	4,478 (6.7)
平成25年度（'13）	73,802 (100.0)	23,558 (31.9)	4,727 (6.4)	40,095 (54.3)	661 (0.9)	4,761 (6.5)
平成26年度（'14）	88,931 (100.0)	30,646 (34.5)	5,573 (6.3)	46,624 (52.4)	674 (0.8)	5,414 (6.1)
平成27年度（'15）	103,286 (100.0)	37,486 (36.3)	6,230 (6.0)	52,506 (50.8)	718 (0.7)	6,346 (6.1)

資料　厚生労働省福祉行政報告例の概況
注　「その他」には，祖父母，叔父叔母などが含まれる。

表4-4　虐待を受けた子どもの年齢構成　　　　　　　　　　　　　　　　　　　　　　　　　　　　（単位　件）

	平成13年度	23	24	25	26	27
総数	23,274	59,919	66,701	73,802	88,931	103,286
0～3歳未満	4,748	11,523	12,503	13,917	17,479	20,324
3～学齢前児童	6,847	14,377	16,505	17,476	21,186	23,735
小学生	8,337	21,694	23,488	26,049	30,721	35,860
中学生	2,431	8,158	9,404	10,649	12,510	14,807
高校生・その他	911	4,167	4,801	5,711	7,035	8,560

資料　厚生労働省福祉行政報告例の概況

表4-5　虐待の内容別相談件数　　　　　　　　　　　　　　　　　　　　　　　　　　　　　（単位　件）

	平成13年度	23	24	25	26	27
総数	23,274	59,919	66,701	73,802	88,931	103,286
身体的虐待	10,828	21,942	23,579	24,245	26,181	28,621
ネグレクト	8,804	18,847	19,250	19,627	22,455	24,444
性的虐待	778	1,460	1,449	1,582	1,520	1,521
心理的虐待	2,864	17,670	22,423	28,348	38,775	48,700

資料　厚生労働省福祉行政報告例の概況

　虐待による事件が目立つようになり，2000（平成12）年11月に法律によって児童を虐待からまもるべく「児童虐待の防止等に関する法律」（児童虐待防止法）が施行されました。虐待の早期発見，児童相談所をはじめ学校，病院などや近隣に住む人が虐待をみつけたときの通告義務，そしてすみやかに対応しようという意図のもとにつくられた法律によって，児童相談所がいままで以上に積極的に家庭に介入できるようになりました。

　しかし，その後も虐待による深刻な事件は後を絶ちません。「児童虐待防止法」ができたことで，児童相談所に相談しやすくなり，相談件数

が増えたこともあります。それにより，従来の人的，物的資源では迅速な対応が困難になってきたため，その充実が求められてきました。もともと施行後3年をめどにその法律を見直すことになっており，2004（平成16）年4月に「児童虐待防止法」が改正されました。大きな改正点は，まず児童の人権を法律で明記し，児童の権利を擁護するための法律であることを明確化させたことです。また，虐待の1つ，ネグレクトのなかに，「児童と一緒に暮らす家庭で，配偶者による暴力がある場合も虐待の一つである」と改正されました。家庭環境を整えることも児童虐待防止のための1つに明記されました。また児童虐待の予防や虐待を受けたと「思われる」児童もこの法律による保護の対象となり，虐待の早期発見に努めるとともに，再発予防，自立支援もうたわれ，介入後の支援や援助をすることが含まれました。子どもの愛し方，育て方がわからないということが世代をこえ連鎖しないような取り組みといえましょう。

この法律はさらに2007（平成19）年に改正され，児童相談所の権限が強化され，より積極的に児童の保護に関われるようになりました。

虐待を防止するにはさまざまな人々や組織の協力が必要です。児童相談所，児童福祉施設，学校，病院など，国や地方自治体はこれら，虐待を受けた児童の保護や自立支援に携わる人々の資質向上に努めなければなりません。また警察との連携を強化していることも1つの特徴といえましょう。

厚生労働省は2005年度から，都道府県と政令指定都市に，夜間や休日でも，虐待を受けた疑いのある子どもの診断をしたり，児童相談所に助言をする拠点医療機関を設置するように求めることに決めました。児童相談所には，医師，保育士，心理職員などが配置されていますが，常勤する児童福祉司の資格要件を，保健師や看護師などに門戸を広げ，国としても，児童虐待の早期発見を目的に，さまざまな支援，システムを整えていこうとしています。

f 高齢者への虐待

児童虐待のほか，高齢者に対する虐待も深刻になっています。虐待の内容も，児童と同様，暴力行為などによる身体的虐待，脅しや侮辱，無視など心理的虐待，経済的にまったくサポートしない，あるいは高齢者の意向を無視し財産を処分するなどの経済的虐待，トイレや食事，また入浴などの介護の放棄というネグレクトや，性的虐待です。また，介護に疲れた60代の息子が，80代の親を殺すというような事件もおきています。性差，役割に対して柔軟に考え，たとえば父親，母親の役割にこだわらず親としての役割を考えさせたり，また地域で個人を支えていく，という幅広い支援システムをつくっていくことが大切でしょう。

5章 危機状況における看護

5章：危機状況における看護

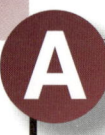

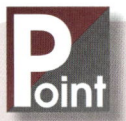

A 危機の概念

Point

- 看護領域における「危機理論」「危機介入」は，個人の対処能力を超えた非日常的なできごとに遭遇した人のケアを考える看護モデルとして用いられます。
- 発達危機は人間の成長発達に関連する危機のことです。エリクソンは人の成長・発達を8段階に分け，各発達段階に固有の発達課題と発達危機があると述べています。
- 外部からの刺激（ストレッサー）によって生じる生体の反応をストレス反応といいます。ストレス反応には副腎皮質ホルモンの分泌が関与しており，過剰なストレッサーにさらされると生体はさまざまなダメージを受けます。
- ラザラスは，ストレスへの対処行動（コーピング）を，情動中心型コーピングと問題中心型コーピングに区別しています。

1 危機理論

「悪い結果が予測される危険な時・状況。危うい状態」（大辞泉）が，危機の辞書による定義です。いうまでもなく危機は，精神的緊張を生みだしますし，ストレスとなるできごとです。

危機は，直面した脅威的状況に強い不安を覚える状態ですが，個人ではそれに対処するのが困難です。その状況を切り抜けるのに必要な知識や経験がないからです。危機は以下のような要素をもっているといわれます（ミラーを改変）。

①短時間から一定の時間にわたるが急性的な要素が強い。
②試行錯誤での問題解決は成功しないことが多く，フラストレーションが高まる。
③解決できそうもないと無力感をもち，不安，恐れ，罪悪感がつのる。
④個人，集団により脅威や危機の感じ方は異なる。
⑤不安に関連した症状を含むさまざまな身体症状を伴う。

看護領域で使われる「危機理論」「危機介入」という用語は，多くの場合，交通事故で下肢を切断した患者，高所からの転落事故で脊髄損傷となった患者，死別による悲嘆をかかえた家族など，個人の対処能力をこえた非日常的なできごとに遭遇した人のケアを考えるための看護モデルで用いられています。「わるい結果が予測される危険な時・状況」のときに，人がたどる精神的なプロセスをモデル化してとらえることで看護

にいかそうというわけです。

このように身体機能の喪失，家族の一員の死などで精神的危機に陥った人が，危機を乗りこえ，喪失を受け入れていくプロセスにかかわり，回復への援助を行うのが「危機介入」です。危機理論では，「危機」の概念や「危機介入」などを取り扱います。

危機理論の基礎となっているのは，フロイト Freud S. の喪の仕事，エリクソン Erikson E.H. の発達理論など，危機の心理社会的な側面に焦点を当てた理論と危機がストレスとして心身に及ぼす影響を生理学的側面からとらえたセリエ Selye H. の研究などがあります。

2 危機理論と PTSD

1940年代〜50年代にかけて「危機介入」についての研究が行われ，理論的な枠組みが提示されました。アメリカ・ボストンのナイトクラブで約500人の死者が出た1942年の火災事故で生き残った人たちの悲嘆過程の研究がその端緒でした。その後，遺族の死別反応（短期間の反応，長期に持続した異常な反応）が報告され，危機介入技術の発達が促されます。

そして，1980年に発行されたDSM-Ⅲ（アメリカ精神医学会・精神科診断統計マニュアル第3版）においてPTSD（posttraumatic stress disorder，外傷後ストレス障害）の診断基準が示され，深刻なストレス下におかれた人間の反応に関する研究は新たな時代を迎えました。

PTSDは，ベトナム戦争帰還兵の社会不適応についての研究として検討が始められ，レイプ被害者の研究（レイプ-トラウマ-シンドローム）が加わり，DSM-Ⅲの診断基準に結実したといわれています。

しかし，いまもさまざまな議論が続いています。現在のPTSDの診断基準は戦争，地震などの災害やレイプのような一回性トラウマには合致していますが日々繰り返される虐待や監禁などの慢性のトラウマの場合の診断基準をどう考えるか。死別反応など強いストレスと関連した精神症状（抑うつ，心身症，不安障害，一過性の精神病状態など）が該当する診断基準の項目にないなどが指摘されています（5章B「外傷後ストレス障害」参照）。

3 発達危機

　発達危機とは，人間の成長発達に伴う危機のことです。この概念は，エリクソンの発達理論の中核をなすものとして知られています。エリクソンは，パーソナリティの発達段階を乳児期（0〜1歳半）から老年期（65歳以降）の8つの生活周期（ライフサイクル）に体系化し，各発達段階には，その時期に固有な発達課題と発達危機があるとしました。

　パーソナリティは，予定されている順序に従って段階的に発達していくとエリクソンは考えています。人は社会性の発達が促されるようにプログラミングされた準備状態で生まれてくると想定しているのです。

　エリクソンは，「アイデンティテイの危機」とか「発達危機」という場合の「危機」を「切迫した破局」という意味では使用していません。成長していくため，あるいは回復に必要とされる「転換点」や「決定的瞬間」を指す用語が「（発達）危機」であると説明しています。

　生活周期の各段階では，基本的信頼から自律性へ，そして自発性へと次々と根底的な変化が要求されます。したがって，発達を促されている新たなパーソナリティは，十分な発達を遂げていないため傷つきやすく危機を潜在させていると考えられます。

　たとえば，乳幼児期では，発達課題は基本的信頼であり，発達危機は基本的不信です。この時期の離乳は，それまであった母親との一体感（基本的信頼）が破壊され，母親を喪失する心的イメージを乳児にいだかせても不思議ではない体験といえます。

　離乳が「母親の乳房と母親の頼もしい存在との突然の喪失を意味するものであってはならない」[1]とエリクソンは述べています。母親の喪失という発達危機（基本的不信）が増強される状況下においては，乳児は「幼児的抑うつ」や「慢性の悲嘆状態」を引きおこし，その後の人生にも抑うつ的な色彩を与え続けるかもしれないのです。乳幼児期には，母親との一体感という「基本的信頼」が離乳などに代表される「基本的不信」をこえるものとして体験されている必要があります。発達課題である「基本的信頼」が確立するには，危機の程度を弱くする工夫がなされなければならないのです。

　活力に満ちたパーソナリティは，対人関係などの外的な葛藤，自分自身と自問自答するような内的葛藤をのり切り，危機を克服していく力をもっています。そして，葛藤が克服されるたびに新しい行動や知識を身につける，自然にふるまう，あるいは葛藤をうまく封じ込めるなど問題解決の能力を増大させていきます。

4 状況的危機

予期していなかったところにおこった平穏な生活を脅かす事態をはじめ，日常生活における強いストレスを引きおこす事態が状況的危機です。病気，事故，事件，離婚，別離などによる危機がそれにあたります。

ホームズ Holmes T.H., レイ Rahe R.H. らがライフイベント型ストレスの研究で取り上げているライフイベントもこの状況的危機として考えることができます。1960年代のアメリカ人を対象としたこの研究は，さまざまなライフイベントについて再適応の努力の程度や必要な時間について，結婚を基準として主観的に判断して記入させるという質問紙調査から出発しています。この研究では，結婚を50とした場合，配偶者の死のストレス値が100，離婚73，住居の変化20，食習慣の変化15などの社会への再適応評価尺度✚が得られています。

5 ストレス：セリエによる「全身適応症候群」の発見

「ストレスをためるな」「ストレスフルな事態」というように使われ，日常用語となっているストレスという言葉は，ハンス-セリエ（1907-1982）の提唱したストレス学説に由来しています。

セリエは，1930年代，未知の性ホルモンの発見をめざして研究を続けていました。その方法は，ラットに卵巣抽出物や胎盤抽出物を注射して器官の変化を調べるというものでした。実験条件をさまざまにかえてもこれらの抽出物が，①副腎皮質の肥大，②胸腺リンパ節の急性萎縮，③胃・十二指腸の出血性潰瘍の3つの変化を引きおこすことに気づいたセリエは，これらの変化は未知のホルモンによるものではなく，生体の有害刺激に対する非特異的な反応ではないかという疑問をもちました。

それまで実験に用いられた組織抽出物のみでなく，ホルマリンのような毒物，寒冷刺激，熱，X線，激しい音，光，強制運動，強制的運動制止，痛み，出血などあらゆる有害な刺激で①から③の病理的変化がラットにおこることが確認されました。

危機理論の観点から注目しなければならないのは，ラットを板にくくりつけ動けないようにすることでも上記のような病理的変化がみられることから，ヒトの受ける精神的な有害刺激も同様の病理的変化をもたらすであろうことが示唆されたことです。

セリエは，この実験結果を医学部で学び始めたころの「なぜ，どの病気にも初期症状として気分がすぐれないという病人自身の自覚や関節や筋肉の痛み，食欲不振を伴う胃腸障害，体重減少などの共通した症状があらわれるのか」という疑問と結び付けることで，「ストレス学説」を考

NOTE

■ホームズとレイの社会的再適応評価尺度

出来事	ストレス値
配偶者の死	100
離婚	73
配偶者との離別	65
拘禁（期間）	63
親密な家族メンバーの死	63
自分のけがや病気	53
結婚	50
失業（解雇）	47
婚姻上の和解	45
退職	45
家族メンバーの健康上の変化	44
妊娠	40
性的な障害	39
新しい家族メンバーの獲得	39
ビジネスの再調整	39
経済状態の変化	38
親密な友人の死	37
他の仕事への変化	36
配偶者との口論の数の変化	35
1万ドル以上の借金（抵当）	31
抵当流れ（借金，ローン）	30
職場での責任の変化	29
息子や娘が家を離れる	29
姻戚とのトラブル	29
自分の特別な成功	28
妻が働き始める，仕事を辞める	26
学校に行き始める，終了する	26
生活条件の変化	25
個人的な習慣の変更	24
上役とのトラブル	23
労働時間や労働条件の変化	20
住居の変化	20
学校の変化	20
気晴らしの変化	19
宗教活動の変化	18
社会活動の変化	19
1万ドル以下の抵当やローン	17
睡眠習慣の変化	16
同居の家族数の変化	15
食習慣の変化	15
休暇	13
クリスマス	12
軽微な法律違反	11

配偶者や家族の死，別居，病気などが心理的ストレスになることは理解できるが，ここでは結婚や妊娠など本来，世間的には嬉しい出来事もストレスとなっている。

えついたといいます。

ヒトが疾患にかかった場合にみられるこれらの非特異的な臨床症状群は，ラットにあらわれた実験的症状群と同一ではないかとの直感がひらめいたのです。

19世紀に発達した細菌学やビタミンの発見以後，ある病気には特定の原因によるその病気特有の症状があるとする特定病原説が医学的な考え方の中心でした。これに対し，セリエは有害な刺激によって引きおこされる病気は，ほとんどの場合，刺激の種類が異なっても同一の反応を生体に引きおこすと考えたわけです。

有害刺激とよばれる種々のストレッサー（ストレス要因）は，身体にストレスを生じさせます✚。この有害刺激に対する生体の反応には3つの段階があることをセリエは明らかにしています。

生体がストレス状態となった時には前述の①から③の病理的変化があらわれます。この初期段階は警告反応期，次の段階は抵抗期と呼ばれています。この時期には，①副腎皮質ホルモンの分泌停止（警告反応期では，副腎皮質ホルモンが激しく分泌される），②胸腺などのリンパ組織の萎縮からの回復，③胃腸の出血性潰瘍の回復，がおこります。抵抗期には，同化作用も活発となり体重が回復します。

抵抗期はストレッサーに耐え，それをはねかえす活力を生体に与え適応状態をつくり出している状態と考えられます。しかし，有害刺激に長くさらされると，適応状態は破綻し，疲憊期へと移行します。この状態は，ストレッサーに抵抗するためにエネルギーを使い果たし死を迎える前の状態です。疲憊期では，再び，副腎皮質ホルモンが急激に分泌され，警告反応に似た状態が再現されます。

セリエは，ストレッサーに対する生体の反応は，この3段階を経て進展することを強調し，全身適応症候群と名づけました。外的な有害刺激に対する生体の警告反応である非特異的症状，それに引き続く有害刺激に対抗して適応性を高めようとする抵抗期は，生体の適応メカニズムにほかならないと考えたわけです。

セリエのストレス学説は，実験動物におこったストレス反応を基にした学説ですが，現在ではほぼ同様なことが人間でもおこることが確かめられています。また，セリエの学説は，おもに内分泌系の反応を扱っていますが，その後精神的ストレスによっておこるストレス反応の多くは自律神経系の失調によることがわかってきています。

6 ストレスコーピング：ラザラスのコーピング理論

人はストレスにどのように対処しているか，その対処プロセスを心理学の立場から追究したのがラザラス Lazarus R.S. です。ラザラスらは，ストレスは，人間と環境が相互に作用するなかに引きおこされた事態であり，ストレスへの適切な対処は努力を要することであると考えています。ストレスを引きおこしている事態について考え行動するといった努力があって，はじめてストレスへの対処が可能になるからです。

ラザラスは，コーピング理論でストレスへの対処行動（コーピング）を以下の2種類に区別しています。

a 情動中心型コーピング emotion-focused coping

人間と環境で構成されている状況の変化はなく，その状況について考えることを避ける，あるいは状況についての解釈を変化させる対処行動を指します。

状況について考えることをやめるということは，夜寝るとき昼間にあったストレスフルな事態を意識的に思い悩まないようにするなど，ストレス要因から注意をそらそうとする対処方法です。この方法は，必ずしも成功するとは限りません。

状況についての解釈の変化とは，意味づけをかえることを指します。自我防衛機制でいう否認はこれにあたります。冷却期間を設けて問題となったできごとから距離をとるようにすることも有力な対処方法の1つです。

フロイトに由来する自我防衛機制は，情動中心型コーピングの概念に近いのですが，ラザルスは，防衛機制には自己を欺くといった否定的ニュアンスがつきまとうことを嫌って新たな用語を提唱したようです。現実についての意味づけをかえることのすべてが自我防衛機制ではないということも，新たな概念の提唱理由です。

b 問題中心型コーピング problem-focused coping

ストレスを解消する際に，人間と環境の関係に具体的な変化をおこさせ適応しようとするような対処行動を指して使われます。環境をかえるために行動をおこす場合もありますし，個人の行動を変化させる場合もあります。

●参考文献
1）エリクソン EH（岩瀬庸理訳）：アイデンティティ―青年と危機，p127，金沢文庫，1973.
2）アギュララ，ドナ C（小松源助・荒川義子訳）：危機介入の理論と実際―医療・看護・福

> **■ストレスとストレッサー**
> 元来，物理学用語で物体に加えられた力がストレスとされ，その力によっておきた歪みやたわみはストレインといいます。しかし，セリエはストレインのことをストレスと呼んだようです。その後，ストレスを生じさせる力がストレッサーと呼ばれるようになり，現在はそのように使われることが多くなっています。

祉のために,川島書店,1997.
3) セリエ,ハンス(細谷東一郎訳):生命とストレス―超分子生物学のための事例,工作舎,1997.
4) 杉晴夫:ストレスとはなんだろう―医学を革新した「ストレス学説」はいかにして誕生したか,講談社,2008.
5) ハーマン,ジュディスL(中井久夫訳):心的外傷と回復,みすず書房,1996.
6) ラザルス,リチャードS講演(林峻一郎編・訳):ストレスとコーピング―ラザルス理論への招待,星和書店,1990.
7) ディクソンB(奥地幹雄・西俣総平訳):近代医学の壁―魔弾の効用を超えて,岩波書店,1981.

B 危機介入

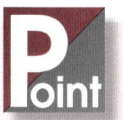

> **Point**
> - 危機状況に陥ったとき,適切な支援があれば危機をうまく脱することができます。
> - 危機状況への介入は,まず"安全をまもる"ことを優先しますが,危機の段階によってかかわり方は異なります。
> - PTSDは,突然自分自身の死に直結するかもしれないような強い恐怖体験をしたことに伴っておこる危機状況です。

1 危機介入とは

　危機介入は危機を適切に処理できることを手助けする専門家による一つの治療技法です。具体的な方法として,救急精神医療(救急精神療法),いのちの電話,電話相談などがあります。

　危機が適切に処理できた場合,本人にとっては成長する機会となり,精神的にタフになれます。危機が不適切に処理された場合は,精神的崩壊や人格障害による社会的適応能力を損なうことがあります。

　フィンクFink S.L.の危機モデルをもとに各段階における援助方法を述べてみます。

1 衝撃の段階とその介入

　「茫然自失」という言葉であらわされるように,圧倒されそうな現実を自分自身の危険として知覚した段階です。

　安全をまもることが最優先です。衝撃の段階では混乱状態や身体症状があらわれることをよく理解し,危険から患者をまもらなければなりません。必ず誰かが付き添うようにします。誠実で思いやりのある態度で患者の側にいることは,具体的な励ましにもなり,安心感を与えます。

2 防衛的退行の段階とその介入

　強い不安状態や緊張状態に長く耐えることができず,現実から目をそらしたり,心に閉じ込めることで自分自身をまもろうとする状態です。

　安全をまもることが優先されます。患者は自分の身をまもろうとして,現実から逃避している状況ですから,看護師が無理に現実に目を向けさせようとすると,安全が阻害されます。退行によって依存的になってい

る患者もいますが，患者を支持し，訴えを受入れ，心理的な安全を保証します。

3 承認の段階とその介入

防衛的退行の段階を脱し，危機の現実に直面する段階にあたります。

安全をまもるための援助を行います。徐々にエネルギーを蓄え，喪失した現実をとらえ，永久にかわらないことに気づき，打ちのめされ無力感を強く感じることもあります。逃避によって安全は得られても，一時的なものであることを伝え，現実を受入れられるように支持や希望を伝達することが最も重要な時期です。このような援助者の安全の保証によって，患者は苦しみながら成長しはじめるのです。

4 適応の段階とその介入

現実を認め，新しい価値観や自分を取り戻す努力がなされ，建設的な方法で積極的に状況に対処する段階です。

新しい価値観や自己像を築くため，成長を促していく援助を行います。この段階になると，治療的関係が有効に成立します。たとえば人工肛門造設患者の場合，造設直後は，人工肛門を否定的にとらえていたものの，やがて人工肛門を受け入れ，看護師の指導や助言を受入れられるようになります。自信に満ちた看護師のはたらきかけにより，しだいに不安や抑うつが軽減してきます。

誰もが，この過程を段階を追って過ごしているわけではなく，第2段階から第3段階に進み，再度第2段階に戻るかもしれません。でも少しずつ，らせん状に一歩一歩階段を上って行くのです。人間のうちに秘められている力を信じ，その過程をともにみつめ，援助することが求められます。

2 外傷後ストレス障害（PTSD : posttraumatic stress disorder）

突然の衝撃的体験によって生じる精神障害です。明らかな原因，たとえば災害・犯罪被害（虐待，レイプ，監禁など）・戦闘体験など強い恐怖感を伴う経験が診断のための必要条件になります。

一般的に，危機状況は4〜6週間以内でおさまります。

1 PTSDの歴史的変遷

1960〜1970年代にかけて，ベトナム戦争から帰還したアメリカ兵士たちの多くが共通した精神症状に悩み，社会からドロップアウトしていくことが，大きな社会問題となりました。

わが国では，1995（平成7）年の阪神・淡路大震災，同年の地下鉄サリ

ン事件，1998（平成10）年の和歌山毒物カレー事件などによって広く知られるようになりました。

2 主症状

① 再体験（想起）：フラッシュバック。原因となった外傷的体験が意図しないのに，繰り返し思い出されたり，夢に登場します。
② 回避：体験を思い出すような場所や人・会話を意識的，または無意識的に避けようとします。
③ 不眠になったり，イライラします（交感神経系の亢進状態が続いている状態です）。

3 危機介入のポイント

- 早期介入：できるだけ早期に介入することが重要です。介入が遅れると二次的障害（うつ状態，心身症，アルコール依存症など）を引きおこすことがあります。
- 被災の場合，援助者は積極的に被災者のもとへ出向き接触をもつようにします。
- 被災者が真に求めているものを知って，その求めていることについて援助します（被災者と援助者の認識には，往々にしてズレがあります）。
- PTSDに関する正しい知識をもっていることが重要です。
- 精神症状として出現している生活上の問題をアセスメントします。
- 秘密がまもられ，安心して相談できるシステム（医師，看護師，コメ

■臨床では■

PTSDの典型的な例

8歳の夏，学校帰りに誘拐され，そのまま10年もの間，社会とは隔絶した生活を強いられていた女性が，保護されるという事件がありました。何度か逃げだそうとしましたが成功せず，そのつど顔が腫れ上がるほどひどい暴力を加えられたり，何日も食事を与えられなかったり，ベッド上に縛り付けられたりするなどの身体的，精神的な虐待を受け続けました。

保護されて6か月経過し体重も10kgほど増え，人と話ができるまでに回復したので自宅で過ごすことになりましたが，不眠が続き，夜間に恐ろしい夢にうなされるようになりました。監禁されていた部屋の中で暴力を受けている夢です。夜が近づくとまた夢をみるのではないかと不安になり落ち着かなくなりました。起きている間も，考えたくないのに犯人の顔が思い出されます。涙があふれてとまりません。胸が苦しくて，まるで呼吸がとまるような感じがします。監禁されていた場所に向かう電車には恐くて乗れません。
「朝日新聞から抜粋」

犯罪の被害体験を通して出現した典型的なPTSDと考えられます。PTSDの主要症状である「再体験，回避，交感神経の亢進状態」が顕著にあらわれています。

■臨床では■

PTSD の危機介入が不十分だった例

64 歳男性。阪神・淡路大震災までは大工仕事をしていました。震災で自宅が全壊，自分は重傷（骨盤骨折）を負い，妻は即死状態でした。骨盤骨折は治癒しましたが「夜眠れない」「妻がかわいそう。今までなんのために頑張ってきたのか……」と仕事にも行けなくなりました。数か月後，仮設住宅に移り住み，生活保護を受けるようになりました。朝から酒を飲むようになり，訪問する人もいないため，心配した近所の人の通報で保健師やケースワーカーが 1, 2 度訪問。少し話はできましたが困っていることはないとのことで，その後訪問しませんでした。1 年後，吐血し死んでいるのが発見されました。死後 1 週間が経過しており，死因は肝硬変でした。

阪神・淡路大震災後には 200 件以上の「孤独死」が報告され，その 6 ～ 7 割は，アルコールに関連した中高年男性の死でした。
この事例から，①介入の遅れ，②消極的なかかわり，③被災者が真に求めているものを把握できずに終わったのではないかということが課題として考えられます。

ディカルスタッフの連携）を整備しておきます。

4 介入の方法

- 安心感と安全感を与える：治療者と患者との信頼関係の成立が重要な要素です。
- 薬物の投与：不安や恐怖に対して，向精神薬（抗うつ薬，抗不安薬），筋弛緩薬が効果的な場合もあります。
- リラクゼーション：自律訓練法，呼吸法などを用いてトレーニングを行い，心身の安定をはかります。
- 心的外傷体験の表出：外傷性記憶によって「自分はだめな人間だ」といった否定的な自己イメージが強くなっているので，体験を肯定的な視点で再解釈したり，意味づけができるようなかかわりが求められます。

C ストレス状況における危機と看護

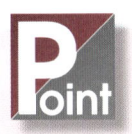

5章：危機状況における看護

Point
- 身体的危機と精神的危機には関連性があり，たとえばICUでは精神的危機状況をきたしやすいことがよく知られています。
- ICUにおける精神的危機は，患者自身の要因に加え，治療・環境ストレスに関連した要因が多いことをよく理解し，予防的にかかわることが重要です。
- リエゾン精神医学の歴史的変遷を理解し，リエゾン精神看護の位置づけや果たすべき役割の重要性を知りましょう。

1 ICUにおける精神的危機とリエゾン精神看護

身体的危機と精神的危機は密接な相互関係にあります。

a ICUにおける精神的危機

1 ICUにおける精神的危機の要因

ICU（Intensive Care Unit，集中治療室）において以下の3要因が絡み合って生じた精神症状です。

①患者自身の要因
　高齢，精神的な既往歴，未熟なパーソナリティ。

②治療上の要因
- 薬物（塩酸リドカイン，プロカインアミド塩酸塩，ジキタリス製剤，アトロピン硫酸塩など）
- 手術によるホルモン・電解質バランスの崩れ
- 麻酔後遺症

③環境的な要因
- 感覚遮断：点滴，モニター，カテーテルなどで身動きできず，安静が強いられます。そのため被暗示性が増し，不安，緊張は強まり幻覚妄想状態が出現しやすい状態です。
- 過剰な感覚刺激：睡眠障害は大きな要素になります（昼夜の照明，医療機器の音，医療者の動き）。
- 心身のプライバシーの剝奪：生命優先で治療が進められ，患者は恥

ずかしい・触れられたくないなどの感情を軽視されることがとてもつらく，孤立感，不安感が強まります。

2 ICUにおける精神的危機の症状

①せん妄状態：失見当識が特徴的です。ICU入室〜3日後くらいに，いったん意識が回復した後出現します。
②抑うつ反応：しばしば出現する症状です。術後5，6日で出現し，病気の回復について悲観的となり，意識水準は低下し見当識が失われることもあります。

3 ICUにおける精神的危機の特徴

①突然の状況変化：予想をこえた突然の身体的変化に驚き，なにがおこったのか状況把握できない不適応状態です。
②死の不安：口にこそ出さなくても心の奥ではただ1つのこと，「死ぬのではないか……」を恐れています。
③対処不能の感覚：どうにもならない。「だめだ！」と思った瞬間から危機は始まります。

4 ICUにおける精神的危機の予防対策

- 家族を医療チームに加え，頻回な家族の面会などによる不安感，孤立感の軽減をはかります。
- 早期に一般病棟へ移動させます。
- 術後の疼痛緩和をはかります。
- 不眠，騒音，プライバシー，身体拘束などの治療環境を調整します。

5 ICUにおける危機介入のポイント

①直接的な接触を絶やさないことです。
- 絶えず話しかけます。
- 大人でも心身の危機状態のもとでは，しばしば退行をおこしているので「放置されている」「見捨てられている」と感じさせないように頻繁に接触（スキンシップ）します。
- 看護師は患者の視野のなかにいつも身をおくように配慮します。

②十分な睡眠を確保できるように配慮します。
③今，危機を生きていることを認め，忍耐を賞賛します。
④メンタルヘルスの専門家との協調：リエゾン精神医学（看護）との連携をはかります。

6 ICU入院患者の家族への対応

- 率直な情報を提供します。
- 希望：希望が家族をかろうじて支えているのです。

- 家族は精神的ショックに加え，なにをしてよいかわからず冷静さを欠いた状態にあるので，家族にできることを示して協力を得ます。
- 医療従事者にとってはICUでの処置は日常的なできごとであるので，救命に向けたキュアの一定の流れにのってケアする傾向がありますが，人生における予測外のアクシデントにとまどい動転している家族との認識のズレを理解し，その溝を埋めていくことは看護師の大切な役割です。

b リエゾン精神医学とリエゾン精神看護

リエゾン liaison とは連携，連絡，つなげる，橋渡しの意味です。

1 リエゾン精神医学の歴史的変遷

リエゾン精神医学はアメリカで始まりました。20世紀前半に「総合病院の患者の3割には，精神症状が発現する」という報告が出され，アメリカではこの時期に精神科を併設する総合病院が急増しました。そして総合病院の精神科医は，他の診療科の病棟を訪問し，精神症状を示す患者のカンファレンスに参加し，医療チームに助言する役割を課せられました。

1970年代後半よりわが国へも紹介され，1980年代以降，急性期ケア，ターミナルケアの充実に向け，先駆的な総合病院に広がりつつあります。

2 リエゾン精神看護とは

リエゾン精神看護は，精神看護の専門的知識と技術を習得したリエゾン精神看護師が，他領域の看護師と連携して行う直接的（直接介入），または間接的ケア（間接介入）です。

- 直接介入：身体疾患をもつ患者の精神看護的問題への対処。
- 間接介入：身体ケアを行う看護師への精神的サポート，アドバイス。医療チーム内の人間関係の調整。

■臨床では■

妻の病状変化を受け入れることができない夫への支援

患者のプロフィール
- 55歳，女性
- 診断名：くも膜下出血
- 入院期間：平成○○年5月20日～6月5日
- 職業：無職（専業主婦）
- 家族：夫（57歳）子どもはいません。
- 既往歴：とくにありません。
- 現病歴：平成○○年5月20日，夫とデパートで買い物の途中，突然激しい頭痛を訴え，「病院に連れて行って……」と本人が言い，マイカー

で救命救急センターを受診しました。CT検査の結果，くも膜下出血の診断がつきました。徐々に意識レベルは低下し，緊急手術後，ICU入室となりました。意識レベルはアップせず，夫の声かけにも反応しません。血圧の変動が激しく病状は不安定です。

看護

　入室時から夫はICU控え室に待機しています。患者の状態については主治医から「しばらくこの状態は続くでしょう」と説明がありました。このとき夫はうなずいたりしており，患者の状態を理解している様子にみえました。しかし，その後「医者のミスで手術は失敗したのではないか。名前を呼んでも返事をしなくなった！」と涙声で患者を強く動かしたり医療関係者を非難するようになりました。発熱して口唇が乾燥している患者に「看護師は唇を湿らせてやっているのか。かわいそうに……」と言ったり，「お金はいくらかかってもかまわないからいい薬を使ってくれ。もう一度妻と話ができるようにしてくれ」などの要求が増え，看護師はどう対応したらいいかわからずカンファレンスを開きました。

　このときリエゾン精神看護師に相談し介入を依頼しました。

　リエゾン精神看護師はまず，夫が現在どんな「思い」をしているのかじっくり話し合い，聞き出し，一つひとつ解決策を考えるようアドバイスをしました。

夫の思い

- 夫として患者である妻になにかしてやりたいが，実際にはなにもしてやれません。
- 子どもには恵まれなかったが，人がうらやむくらい仲のいい夫婦で休日はショッピング，山登り，園芸などいつも一緒に楽しんでいました。それもこれからはできないのでしょうか。
- 元気なころの妻は，快活で，きれい好きで，おしゃれで，かわいかったのに，いまでは名前を呼んでも返事はできず，すっかりかわり果ててしまいました。妻が哀れです。見ているのがつらいです。
- 会社では課長職をしています。いまは休みをもらっていますが落ち着きません。会社に出ても妻のことが気がかりで仕事が手につきません。
- これから先のことを考えると夜も眠れません。家事はすべて妻にまかせていたので，ワイシャツをしまってある場所もわかりません。食事もつくったことはありません。

以上のことからICU看護師は，夫も危機的状況であることを理解しました。フィンクの危機モデルでは2段階の「防衛的退行の段階」「承認の段階」にあたるでしょう。患者がたどる適応段階と同じようなプロセスを家族も経験していることが理解できましたので，夫が現状に適応するための計画を考えることが必要になります。

リエゾン精神看護師がICU看護師に「夫の思いを知ること」とアドバイスしたことは間接介入（精神的サポート）です。そのことでICU看護師は問題解決への糸口をみつけることができ，さらに医療者間および医療者と家族との人間関係の修復にもいたりました。

2 危機状況と患者・家族

a 家族システム

　家族は社会を構成する最小単位であり，家庭はその家族が日々暮らし

ていく基盤となる場所です。人間は外界のできごとに適応しながら個人として成長しています。その適応を支えるのは家族間の相互関係であり、その過程では他の家族構成員も学習、成長の機会となっているのです。

現代の家族機能は、社会的、時代的影響を受けて弱体化しているといわれます。

要因として、核家族化の急速な進行、少子化、父親の役割の弱体化、妻の就労や離婚の増加傾向、家庭内のコミュニケーションの低下などが考えられます。

人生における予測しない、または予測したくないできごとの1つとして病気があります。家族の誰かが病気になるということは、準備のないまま家族関係の急変を迫られ、家族バランスを脅かす危機的な事態となります。「静かな池に投げ込まれた小石が、池の中のすべての水を攪乱するように、1人の人の病気の影響は、その人がふれあうすべての人々に、影響を及ぼしながら、その人の手の及ばないところに広がる。病人の直接の家族、友人、知人、同僚などはすべて、ある程度の影響を受ける」とトラベルビー Travelbee J. は言っています。

とくに家族は、病気に対してどう対処したらいいのか、変更を余儀なくされた家族関係をどのように立て直せばいいのかわからず、パニック状態に陥り病的な精神状態を生みやすい背景があるのです。

b 家族内役割の変更・再配分

どの家族においても長い生活のなかで、それぞれの家族構成員の役割はできており、それなりに家族関係は安定しています。しかし、家族構成員の1人が病気になることによってその病人が担っていた役割を、他の誰かが余分に担わなければならなくなります。たとえば経済的役割の大きい父親が急病になったとき、妻はいままでの役割に加えて収入の担い手としての役割や夫のケアをめぐる役割が追加されることになります。新たな役割が多くなればなるほど未知の体験ですので心身ともにストレスは増大します。またそれに伴って子どもは、いままでのように母親へ全面的に依存できなくなります。家族構成員の誰かに役割が集中するような事態になると、家族内葛藤の大きな原因にもなります。

c 家族間の情緒関係

家族の絆の基盤をなすものは愛情や愛着心といえるでしょうが、現実にはさまざまな矛盾した感情も含まれているものです。母子の連携の強い家族、バラバラの家族などいろいろな家族がありますが、発症を機に家族の情緒的な関係が危うくなることがあります。また患者への同情心は、やがて攻撃心にかわることがあります。家族のストレスの程度が増

すにつれ，患者はそのつらさをもたらした張本人であるとみなされるからです。患者本人の不注意や不摂生の結果であると決めつけられ，なじられることは非常につらいことです。多くの場合，患者自身にも罪悪感があるので，こうした攻撃は甘んじて受けざるをえない状況にあります。しかし，このような悪者をつくって責めるやり方はなんの問題解決にもなりません。また，逆に患者が家族に対し闘病生活のイライラや不満をぶつけることもあります。とくに患者が病名を知らされてない場合，患者への対応の仕方で家族は大変苦しみます。

d 家族のアセスメント

患者・家族への支援にあたっては，まずそれぞれの家族の特質をアセスメントすることが必要です。
①キーパーソン：患者にとってのキーパーソンは誰かをみつけます。患者の問題を冷静に受けとめることのできそうなしっかりした人をみつけます。
②家族の意思：結束の強い家族か，患者ケアの苦労を引き受けようとする熱意があるかどうかは重要な情報となります。
③危機状況の家族：家族のなかでとくに精神的に危機状況にあるのは誰かを早く見いだし，その対処を考えます。情緒的に不安定な人がいることで，患者の適応を障害することも懸念されます。
④病識：最悪の事態に対する心の準備が家族にできているかを知ります。病状に対する認識不足や不安を防衛するための楽観的過ぎる認識は，混乱をきたしやすいといわれています。
⑤インフォームドコンセント：インフォームドコンセントは成立しているか，医療者をどのように受けとめているかを知ります。

e 家族への援助

家族内に不満や怒り，失望が出現した段階では適切な援助が必要になります。
①経済的問題：経済的問題にはソーシャルワーカーを紹介し，社会資源の活用方法を知らせます。
②説明：質問に対しては専門用語を使わず，わかりやすく丁寧に説明します。一方的な説明に終らず，理解ができたかどうかを確認します。
③予後：予後に対する疑問には医師から納得のいくように説明してもらいます。
④状況：患者の回復過程における状況の変化は必ず知らせます。
⑤配慮：医療者が患者をとても大事に思っていることを伝えます。たとえば「あなたの奥さまは危険な状態です」というのと「奥さまは重症で

危険な状態にありますが，なんとか命を取りとめられるようにご家族の方と一緒に頑張ります」と言うのでは大きな違いがあります。状況の深刻さを伝えながらも医療スタッフの配慮を示しています。

③ 死と死別

死は誰にも平等に訪れます。しかし，人は突然の災害や重大な病気になってはじめて，命には限りがあることを意識し，それまではあまり考えてもいなかった死が現実のものとなるのです。死は恐怖をもたらし，人間の自尊感情を脅かします。

a 死にゆく患者の心理プロセス─キューブラー-ロスの5段階モデル─

キューブラー-ロス Kubler-Ross E. は死と死ぬことについて，著書『死ぬ瞬間』のなかで，末期状態にあると知らされた患者は，死を受け入れ死にいたるまで5つの段階を経ると述べています。

1 第1段階─否認と孤立

人は誰でも，自分が現代の医療では治る見込みのない病気であることを知ればショックを受けます。そして，その現実を否定しようとします。それは人間が極度の不安に直面したときにとる自己防衛の1つです。否認によって，患者は崩れようとする自分のバランスをなんとか維持しています。

2 第2段階─怒り

否認の段階をいつまでも維持できなくなると，患者は怒り，憤り，恨みなどの感情をあらわすようになります。怒りはあらゆる方向に向けられ，攻撃や非難の言動となってあらわれます。健康な人々への羨望もあります。患者とともに周囲の者も情緒的混乱に陥ります。

3 第3段階─取り引き

取り引きは神と交渉する段階で，たとえば壮年期の父親ならば，子どもが学校を卒業し，社会人になるまで生かせてほしいとか，次には子どもが結婚するまで，孫の顔を見るまで……というように，無神論者でも神に対して交渉するようになります。

4 第4段階─抑うつ

抑うつは患者がすべてのものと決別するための準備的悲嘆です。抑うつには2通りあって，1つは非常に嘆き悲しむ反応性の抑うつであり，

もう1つは最後の別離を前にした静かな準備段階の抑うつです。

5 第5段階―受容

葛藤する感情がほとんどなくなり，闘いは終わり，それなりの人生であったことを受け入れ，死を受け入れるという穏やかな新境地の段階となります。

b 死別

1 死別は最大の危機体験

ホームズとレイの社会的再適応評価尺度によると，配偶者の死（100），親密な家族の死（63），親密な友人の死（37）など，死別のストレスは43項目中，上位に位置しています。

身近な人を失うという体験は，人生における重大な危機です。

精神的危機の程度は，予想された死（死にいたるまでに期間がある）なのか，突然の死なのかで違ってきます。予期的悲嘆を行うことによって死別の衝撃に耐える力が強められ，少しでもうまく対処できるように心の準備ができるので，実際に死に遭遇した場合その衝撃は軽く済み，早く回復します。

予期的悲嘆とは実際に死が訪れる前に，死別したときのことを想定して嘆き悲しむことです。前もって悲嘆・苦悩することによって，現実の死別に対する心の準備が行われます。

2 死別による悲嘆は自然の反応

悲嘆は死別によっておこる落胆や悲哀の情緒的な体験です。

一見，常軌を逸しているように思える反応でも，悲嘆はごく自然の反応であり，悲嘆の反応を示さない人のほうが心理的問題は大きいと考えられています。

3 死別に対する家族の心理プロセス

死別に対する家族も，死にゆく患者の心理プロセスによく似た段階をふむことが知られています。フィンクの危機モデルにあてはめると次のようになります。

①衝撃の段階：患者の診断名を知ったときの混乱，泣いたり，まとまった考えができなかったりという状態になります。

②防衛的退行の段階：否認や逃避の時期です。自分の内面をまもり，現実に直面するための準備をしている時期です。

③承認の段階：病状が悪化してくるにつれて，家族は患者の死が近いという現実に直面します。悲しみや怒り，恨み，抑うつなどの感情を体

験します。
④適応の段階：患者の死への準備を始めたり，心構えをするようになってきます。死を受け入れ死別への心の準備をしていくプロセスがあるといわれています。

4 正常な悲嘆と病的悲嘆

バーネル Burnell G.W., Burnell A.L. によると表 5-1 に示すように，誰もが経験する悲嘆と病的な悲嘆とは明確に区別されます。

5 死別が及ぼす影響

1) 身体的問題として，免疫力の低下，既往症，現在もっている病気の悪化など。
2) 精神的問題として，悲嘆の時期が長引き，アルコールや薬物への依存症，精神症状の出現や慢性的な抑うつ状態などにいたる危険性があります。

6 死別への悲嘆の援助

精神科医，臨床心理士，看護師たちは死別援助に重要な役割を果たすことを期待されています。なにげない励ましは悲しみ（悲嘆作業）を中断させ，危機体験を乗りこえないまま，うつ状態や精神疾患を引きおこすことにもなります。悲嘆を長引かせないためには，心のなかにわだかまっている感情を発散させることが大切になります。
①死別前の援助として
1) 家族とできるだけ頻繁に対話するように努めます。
2) 死の経過について，必要な知識をもってもらうよう努めます。たとえば死が間近に迫っていても患者は決して苦しんでいないのだということを，心をこめてわかりやすく説明します。

表 5-1 正常な悲嘆と病的悲嘆

誰もが経験する悲嘆	病的な悲嘆
1. ショック：否認，不信 2. 悲嘆：泣く，怒り，不眠，イライラ，死者のことが頭から離れない，健康へのとらわれ，社会的な責任を保持できない 3. 解決：悲嘆が済み，苦痛を伴わずに死者についての話ができる，社会的な責任がとれるようになる	1. 悲嘆の症状がない 2. 悲嘆の症状が長引いている 3. 悲嘆の症状が非常に強い 4. 命日や特別な行事のときに，突然症状が再燃する 5. 異常な身体症状 6. 無価値感 7. 自殺念慮 8. 死者に対する強い依存心と愛情の感情 9. 健康状態の悪化

(バーネル G.W., バーネル A.L.(長谷川浩，川野雅資監訳)：死別の悲しみの臨床，p.54, 医学書院，1994 を一部改変)

3）患者に対しても家族に対しても，死に関する話題を避けないで，むしろ希望的な明るいイメージをもてるように話します。

4）家族なりに全力を尽くした……，こういう思いが家族に残るように配慮します。

②死別後の援助として

1）遺族が同じ話を何度繰り返しても，根気よく聞きます。

2）助言を押しつけたり激励してはいけません。

3）死別からある程度の時間が経過したら，新しい生活に目が向くように導きます。

4）遺族を支えるサポートシステム，社会資源のネットワークづくりの整備が急がれます。

■臨床では■

子どもを突然亡くした親の悲嘆（2002年6月3日付朝日新聞より）

2001年6月8日の大阪教育大附属池田小学校児童ら殺傷事件で亡くなった8人の中にA子ちゃん，7歳もいた。そのご両親は1年経過したいまも「やっぱり涙が出る。1年っていうのはまだ，そんな時間でしかないのです……」と。

事件当夜，自宅に戻った娘の手は驚くほど冷たかった。朝までさすり続けた。食事を忘れる。なにも考えられない。そんな日が続いた。廊下に残った小さな手の形の血痕が，DNA鑑定で娘のものとわかった。教室の入り口付近で刺された後，担任を追って廊下を逃げ，59メートル先で力尽きていた。「なにかすることで娘の死を意味づけてあげたい。でもなにをしていいのか……」

池田小事件で亡くなった8人の父母はこの1年，毎月のように集まり，話をすることで支えあってきた。ホームページをつくり，学校の安全対策や被告の厳罰を求める署名を呼びかけた。

同意なしの司法解剖，学校の対応の遅れ，報道被害について心境を語った。A子ちゃんの両親は今年5月，アメリカ・コロラド州リトルトンを訪問し，3年前，銃乱射事件で犠牲になったコロンバイン高校の生徒ら13人の遺族や全米殺人事件遺族連盟（被害者支援）の会長とも会った。別の女児の父親は「あの日，何もしてやれなかった代わりに，せめて娘の身に起きたことのすべてを知っておきたい」と，つらい法廷に足を運ぶ。

愛児を亡くした父母たちは今，悲しみと向き合いながら生きる道を懸命に模索しているのがよくわかります。

8人のご家族は自らの努力と工夫で，建設的に悲嘆作業を進めています。フィンクの危機モデルでは3段階「承認の段階」から4段階「適応の段階」に向けて，望ましい適応をするための連続的局面をしっかりふみしめていると考えられます。

●引用文献
1）悲しみと向き合う旅・附属池田小事件遺族の1年，朝日新聞朝刊，2002, 6, 3.

● **参考文献**

1) 保坂 隆,ほか:リエゾン精神医学の効用と限界,こころの臨床,12(3):1993.
2) 柳田邦男:死の医学への序章,新潮社,1986.
3) キューブラー・ロス E(川口正吉訳):死ぬ瞬間,読売新聞社,1971.
4) ブルーメンフィールド M,シエプス MM(堤 邦彦監訳):救急患者の精神的ケア—症例から学ぶ全人的アプローチ,メディカル・サイエンス・インターナショナル,1999.
5) 長谷川浩,平山正美,鶴田早苗:危機場面における精神的ケア—ICU・救急を中心に,医学書院,1991.
6) 末安民生,ほか:国試 精神看護学,医学書院,2000.
7) 長谷川浩編:生と死と家族,講座家族心理学5,金子書房,1988.
8) 岡堂哲雄,鈴木志津枝編:危機的患者の心理と看護,中央法規出版,1987.
9) 岡堂哲雄,坂田三允編:入院患者の心理と看護,中央法規出版,1987.
10) 岡堂哲雄編:患者の心理とケアの指針,ナースのための心理学2,金子書房,1997.

6章 精神症状・精神状態の把握と看護

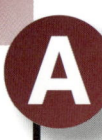

A おもな精神症状の理解

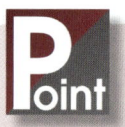

6章：精神症状・精神状態の把握と看護

Point

- 最善の看護を提供するうえで最も基本的なことは，看護の対象である患者のいまそのときの状態を的確に把握することです。そのため看護師は，患者にあらわれる精神症状を正しく理解することが求められます。
- 精神症状を9つの項目（①知覚障害，②思考障害，③意識障害，④記憶障害，⑤見当識障害，⑥知能障害，⑦自我意識障害，⑧感情障害，⑨意欲・行動障害）に分けて説明していきます。
- 臨床において，各項目が単独で表現されることは少なく，それぞれの項目がからみあいながら表現されます。

1 知覚の障害

感覚には，視覚・聴覚・味覚・嗅覚・触覚の五感のほか温度覚・運動覚・平衡覚・痛覚などがあります。外界に存在するものに対し，これらの感覚に判断，選択など，ある程度の処理を加えて知ることを知覚といいます。精神医学で取り上げる知覚の障害には，おもに錯覚と幻覚があります。

a 錯覚

現実に存在するものを異なったものとして知覚することをいいます。たとえば風に揺れる木を見て「幽霊が自分に襲いかかってくる」と思うことなどです。錯覚は誰でも経験しますが，ほとんどの場合，自分で誤りを自覚できるのが特徴です。

b 幻覚

「対象なき知覚」と定義されるように，現実には存在しないものを存在するかのように知覚することをいいます。感覚の領域によって，幻聴・幻視・幻味・幻嗅・幻触・体感幻覚があり，多くは緊張・恐怖・不安・深刻などの表情を伴って表現されます。

> **NOTE**
>
> **■幻覚の種類と精神疾患**
> 幻覚は，その種類により原因となる精神疾患が予想できる場合があります。
> **統合失調症**：幻聴，体感幻覚が多くみられます。幻覚と妄想がつねに関連しあって表現されることが多くみられます。
> **せん妄**：幻視が多くみられます。とくにアルコール精神病にみられる振戦せん妄では，幻触も同時に表現されてくることがあります。
> **幻覚症**：アルコール精神病では幻聴（被害的な内容が特徴）が，LSDなどの幻覚剤では幻視が多くみられます。
> **側頭葉てんかん**：発作的な幻視，幻嗅，幻味などがみられます。

A．おもな精神症状の理解

■臨床では■

幻聴の観察

　幻聴は臨床で最も多い幻覚であり，患者が直接訴えてくることもあれば，幻聴に耳を傾け没頭しているような表情を観察できることもあります。また，1人でブツブツと話していたり，壁や天井，窓の外に向かって怒鳴ってみたり，空笑を認める様子などからも幻聴を観察できます。統合失調症の人は「テレパシー」「電波」などと表現することが多くあります。実際の例ではAさん（女性，統合失調症の急性期）は，耳にご飯粒を詰めるその行為から，幻聴の煩わしさを少しでも軽減しようという意図がうかがい知れました。

1 幻聴

　統合失調症をはじめ，さまざまな精神疾患において出現します。多くは言語性幻聴で人の声として意味のある言葉で聞こえ，そのなかでも自分に対する噂，悪口，批判，命令が多く，ときに助言といった友好的な内容もあります。

　自分の考えが声になって聞こえてくることを思考化声（または考想化声）といい，統合失調症に特有な症状です。

2 幻視

　一般に意識混濁を伴うときに生じることが多く，統合失調症にみられることは少なく，アルコール精神病やLSDなどの幻覚剤を服用したときや器質性精神病，症状精神病などにみられます。また，抗コリン薬やレボドパ（L-ドパ）などの薬物を服用している場合にもみられることがあります。典型的なものとしては，アルコール精神病の離脱症状である振戦せん妄時によく出現し，昆虫や蛾などの小動物が身体や壁に張りついてはいずりまわっているように見え，それらを手で払いのけようとしたり指でつまんでみようとしたりするのが特徴です。

3 幻味

　「水の味が変だ。ピリッとした」など，異常な味覚を訴えてきます。被害妄想（被毒妄想）に発展することも多いので，拒食をする場合には考慮に入れたほうがよいでしょう。

4 幻嗅

　「死体のにおいがする」など，不快なにおいを訴えたりします。また，自分の体臭を強く感じ，それが他人に不快な思いを与えている（自己臭神経症）とか，自分自身が被害を受けている（自己臭幻覚症）と訴えることもあります。統合失調症，てんかん，薬物依存症，器質性精神病などにみられます。

5 幻触

「性器がいたずらされる」「身体の中に虫がはいまわっている」など，皮膚感覚に関する幻覚を訴えてきます。せん妄状態，統合失調症，ナルコレプシーなどにみられます。

6 体感幻覚

体感異常とかセネストパチーとも呼ばれ，皮膚感覚，深部感覚，器官感覚，平衡感覚などの領域の幻覚です。「脳が溶ける」「性器になにかを入れられた」など，身体感覚に関して奇妙で難解な訴えをしてきます。統合失調症に多くみられます。

2 思考の障害

思考とは，既にもっている知識をもとにして概念，判断，推理を行う作用のことをいいます。つまり，人が考えること，思うこと，およびそのはたらきのことであり，人間の精神のもつ高度で複雑な機能です。注意，知覚，見当識，記銘，記憶などの機能が関与し，言語とも密接な関係をもち，そのときの感情の影響も受けやすいものです。また，思考障害は知能障害の基盤にもなります。

思考の障害には次の3つの形があります。
①思路（思考過程）の障害
②思考体験の障害
③思考内容の障害（妄想）

a 思路（思考過程）の障害

1 保続

一度おこった考えが繰り返しあらわれ，新しい観念に転換できないために思考が先に進めないことをいいます。たとえば，「今朝はなにを食べましたか」とたずねられて「みそ汁です」と答えると，続けて「誰と食べましたか」に対しても同様に「みそ汁です」と答えたりします。器質性精神病に多くみられます。

2 迂遠思考（冗長思考）

話がまわりくどく枝葉末節にとらわれてしまい，重要なことを簡潔に要領よく話すことができないことをいいます。しかし，話の主題からそれることはありません。てんかんや精神遅滞によくみられます。

3 思考制止（思考抑制）

　思考の速度が緩慢で滞りがちなことをいい，そのため発語もぽつぽつと単調に表現されます。うつ病や抑うつ状態に特有な症状です。

4 思考途絶（思考阻害）

　思考の流れが突然途切れることをいい，そのため話が急に停止したかと思えば，しばらくしてまた話しはじめます。これは考えがまとまらないためにおこることもあれば，「考えが抜き取られる」といった特殊な内的体験に裏付けられて生じることもあります。統合失調症に特有な症状です。

5 思考奔逸（観念奔逸）

　考えが次から次へと盛んにわきおこり思考の進行がはやく多弁のため，話の内容が主題から脱線してしまうことをいいます。一見，飛躍的にみえますが，それでも1つひとつの話題の文脈には意味のつながりがあるのが特徴です。思考制止とは対照的な思路の障害です。躁状態やアルコール依存症の酩酊時にみられます。

6 滅裂思考（支離滅裂）

　思考の流れの脈絡（論理性）がなくなり，全体としてもまとまりがないためになにを言おうとしているのかが理解できないことをいいます。統合失調症に特有な症状です（意識混濁があれば錯乱といいます）✚。

b 思考体験の障害

1 思考の離人体験

　自分が考えているという思考の自己所属感が失われ，外界に対しても現実的で生き生きとした実感がなくなった感じとして体験することをいいます。たとえば自分の言動や身体が自分のものである実感がなくなったり，見聞きしたことも現実に存在しているもののように感じられなかったりします。統合失調症，神経症，うつ病，中毒性精神病などさまざまな疾患でみられます。また，離人体験のみを認めるものに離人神経症があります。

2 作為思考

　自分で考えているという意識がなくなり，誰かに操られて考えさせられると感じることです。この考えに基づいて行動することを，作為体験またはさせられ体験と呼びます✚。

NOTE ✚

■滅裂思考
連合弛緩：軽い滅裂のことで，思考や話のまとまりがわるい状態です。
言葉のサラダ：無関係な単語の羅列で表現してくることで，滅裂がさらに高度になると出現します。
言語新作：他人に通じない，本人だけに通用する言葉をつくりだします。

■作為思考
思考吹入：自己の考えが外から吹き込まれるという体験。
思考奪取：自分の考えが何者かによって抜き取られるという体験。
思考伝播：自分の考えが他人にわかってしまうという体験。

これらの体験は，元来自分のものである思考が，自己の意思に反して外から与えられたり，他人から操られたりするものとして感じられるので，自我障害と呼ばれます。統合失調症に特有な体験です。

3 強迫観念

ある考えが自己の意思に反してわきおこり，それが無意味あるいは不合理だとわかっていても払いのけることができないことをいいます。逆に払いのけようとすると不安が増強し，ますます強迫観念が強く意識されます。たとえば，外出の際にガスの元栓を閉め忘れたのではないかと不安になり，何度も帰宅しては確認するなどがそれです。そのため次の行動にいっこうにうつせません。このように強迫からおこった行動を**強迫行為**といいます。強迫神経症に特有な症状ですが，統合失調症やうつ病にもみられることがあります。

患者自身に，これらの考えが不当なものであるという自覚があることが，妄想とは異なる点です。

4 恐怖

恐怖とは明確な不安の対象（人，事物，状況）が存在することをいい，恐怖症ではその恐れが強迫的におこります。恐怖神経症の主症状ですが，統合失調症，うつ病などにもみられます🔹。

5 支配観念

強い感情状態のもとで，ある考えにとりつかれて強い信念となり，その人の生活を支配することをいいます。

C 思考内容の障害（妄想）

妄想とは，明らかに誤った思考内容であるにもかかわらず，確信して訂正不能な信念をいいます。確信の程度が弱い場合は念慮とよんだりします（関係念慮，被害念慮など）。

■臨床では■

一次妄想にみる患者の言動例

妄想気分：「なにか変です。とても大変なことがおこっているような気がします」
妄想知覚：「お父さんの位牌を蹴った後から，右足が痛くなって，ときどき全く動かないんです。きっとバチが当たったんです。お父さんはがんだったので僕の右足もがんに違いありません」
妄想着想：「私は神の生まれかわりだ」
妄想追想：「高校2年のころ，隣の席のYさんが笑顔で話しかけたことがあった。あれ以来Yさんはずっと僕のことが好きなんです」

NOTE

■恐怖
対人恐怖：対人的状況に対する恐怖症のことをいい，人前で極度に緊張し身体がこわばるので人と会いたくないと考えます。他にも，人の視線を嫌がる視線恐怖，人に見られて顔が赤くなるのを嫌がる赤面恐怖，自分の身体のにおいで他人を不快にさせているのではと心配する自己臭恐怖などがあります。
不潔恐怖：まわりの物品に触れるとたちまち不潔状態になり，病気が伝染すると考えます。
高所恐怖：高い場所へ登ると転落してしまうと考えます。
尖端恐怖：先の尖った物が目に刺さってしまうと考えます。
乗り物恐怖：乗り物に乗るのが怖いと感じます。

■恐慌
災害，戦争など生命の危険に直面した状況において，集団的に急激におこる恐怖状態を恐慌（パニック）といいます。

■強迫と恐怖の不安回避の違い
強迫症者：儀式的で魔術的な行為で不安を最小にします。
恐怖症者：現実あるいは象徴的に恐れている状況を回避することで不安を最小にします。

妄想は発生の仕方によって、一次妄想と二次妄想とに分けられます。

1 一次妄想（真性妄想）

心理的な動機がなにもなく妄想がおこり、なおかつ妄想の発生動機が本人にも他人にも心理的に了解できないものをいいます。体験様式によって、妄想気分、妄想知覚、妄想着想の3種類に分けられます。

①妄想気分：周囲になんとなく異変がおこっているという不気味な気分、不安、緊迫感が高まり、どうしたらよいかわからない困惑感をいだきます。統合失調症の発症初期にあらわれることが多く、この段階を経て次の妄想知覚、妄想着想へと移行します。

②妄想知覚：知覚された事実に特別の誤った意味が加わり、それが確信されることをいいます。

③妄想着想：特定の知覚がないものの、ある誤った考えが突然にひらめき、それが事実だと確信されることをいいます。また、過去の記憶が突然思いがけない意味をもって思い出されることを**妄想追想**といいます。

2 二次妄想（妄想反応、妄想様観念）

患者の性格や過去の体験、感情状態、周囲の状況などから、妄想の発生方法が心理的に了解できるものをいいます。

①関係妄想：まわりの人の言動やできごとを自分と関係づけて確信することをいいます。多くは悪口や批判など被害的な意味をもつものですが、まれに好意をもたれすぎるといった誇大的なものもあります。

②注察妄想：いつもどこにいても、自分の行動が誰かに観察されていると思い込むことをいいます。

③被害妄想：他者から害を加えられるという被害的内容での妄想の総称です。多くは体感幻覚と結びついて訴えてきます。何者かに迫害されていると感じる**迫害妄想**、食事や薬に毒を入れられたと感じる**被毒妄想**などがあります。

④微小妄想：自分の能力や地位、財産、信用、業績などを過小に評価することをいいます。

⑤罪業妄想：過去のわずかな失敗を重大で取り返しのつかない大罪と考え、深い罪の意識にとらわれてしまうことをいいます。

⑥貧困妄想：財産がなくなり日常生活の維持も困難なほど貧乏になってしまったなどと思いこむことをいいます。

⑦心気妄想：自分の身体は回復の見込みもないほどの重い病気（ほとんどが命にかかわる病気）にかかったと確信します。

⑧虚無妄想：自分が存在しない、生きていないと思い込むことをいいます。

⑨誇大妄想：自分の能力や体力、地位、財産などを過大に評価し、まる

で世界が自分を中心にまわっているかのように思い込んでしまいます。高貴な血統に属するという**血統妄想**，特定の異性が自分に恋愛しているとする**恋愛妄想**，大発明をしたとする**発明妄想**，予言者であるという**宗教妄想**などがあります。

⑩嫉妬妄想：配偶者が浮気をしていると考えることです。
⑪憑依(つきもの)妄想：霊や狐などの動物が自分に乗り移った，自分を操っている，あるいは自分はその化身であると思い込むことです。
⑫好訴妄想：よそから権利侵害を受けていると思い込むことです。そのため執拗に訴えてきます。

３ 意識の障害

ヤスパース Jaspers K. は，意識を「現在の瞬間における精神活動の全体である」と定義しています。意識とは外界や自己の状態を認知し，これらの情報を統合して効果的に用いる能力に関係する精神機能をいいます。意識障害をおこすと，その人の知覚，認知，思考，注意，見当識，記憶が障害され，睡眠・覚醒リズムにも大きく影響します（**表6-1**）。

a 意識混濁

意識水準の低下をいい，程度によって軽度，中等度，高度に分けられます。

b 錯乱（アメンチア）

軽度の意識混濁と思考の散乱，まとまりのない動作，周囲の状況を了解できないなどの失見当識がみられ，表情は困惑を示すのが特徴です。せん妄の前段階として考えられています。男性よりも女性に多く，典型的なものとして生殖精神病にみられますが，中毒性，感染性の全身疾患

NOTE

■意識混濁
(1)明識困難状態：最も軽い意識混濁をいい，注意が散漫で，多幸的や抑うつ的など感情が変化しやすく，刺激を与えて注意を集中させると意識はほぼ清明になります。
(2)昏蒙：一見して明らかにぼんやりしていることがわかります。
(3)傾眠：うとうととして領識はわるいものの，刺激によって容易に覚醒でき簡単な命令にも応じることができます。
(4)嗜眠：強い刺激に対して一時的に覚醒できますが，刺激をやめるとすぐもとの状態に戻ってしまいます。
(5)昏眠あるいは亜昏睡：刺激への反応は多少あるものの，はっきりと覚醒させることはできません。
(6)昏睡：いかなる刺激にも反応せず，対光反射，角膜反射がかろうじて残っている状態をいいます。

表6-1 意識障害の類型

＊**単純な意識障害（意識混濁）**
①軽　度──明識困難状態
②中等度──昏蒙，傾眠，嗜眠
③高　度──昏眠あるいは亜昏睡，昏睡

＊**複雑な意識障害（意識変容）**
①錯乱（アメンチア）
②せん妄
③もうろう状態
④夢幻状態
⑤催眠状態
⑥感覚遮断

にもみられることがあります。

c せん妄

　軽度または中等度の意識混濁に強い失見当識，不安や恐れ，幻覚・妄想を伴い，しばしば徘徊や不穏などの精神運動興奮をきたします。この場合の幻覚では，昆虫などの小動物が群をなしてあらわれるという幻視が多いのですが，幻聴や幻触がみられることもあります。せん妄は，刺激の強い昼間よりも覚醒水準が低下した夜間のほうがおこりやすく，これを**夜間せん妄**といい，老人性精神病に多くみられます。また，日常行っている作業や職業的な動作をするものを**作業せん妄**と呼びます。

　せん妄は，アルコール精神病の離脱状態のほか，鎮痛薬や抗コリン作用のある薬剤による中毒性疾患，脳器質性疾患，熱性疾患，拘禁反応などで出現します。

d もうろう状態

　軽い意識混濁に意識野（視野）が狭くなるのが特徴です。つまり，目前のことは認知できるものの全体としてまとまった判断ができないため，無鉄砲，無反省な行動がおこります。ときには危険な場所を平気で歩き，あとで覚えていないなど，その間の健忘を残します。睡眠中におこるもうろう状態を**夢遊症**と呼びます。てんかん，神経症のヒステリーなどにみられます。

e 夢幻状態

　現実と空想が混在している状態で，まるで夢をみているように活発な視覚的表象の出現をみます。記憶障害が軽度にみられます。

> **NOTE**
> ■せん妄
> アルコール精神病の離脱症状として特有な症状です。
> 飲酒中断2～3日後に出現しはじめ，およそ1週間程度続きます。
> 身体症状として，間欠的な全身の粗大振戦と発熱，発汗，頻脈などの自律神経症状，眼球結膜の充血や眼振などを伴います。
> 精神症状として，意識混濁，興奮，錯覚，幻覚（幻視，幻聴，幻触）などがみられます。この場合の幻視は，昆虫などの小動物が身体をはいずりまわっているように見えるのが特徴です。
> 治療は，全身管理（輸液）や抗不安薬，抗精神病薬などの投与を行います。

4 記憶の障害

　記憶とは，過去に印象づけられた情報や経験が残されていて，のちに必要なときに再び想起する精神機能のことをいい，意識，注意，感情，意欲などとも密接な関係をもっています。

　記憶は次の各機能によって構成されており，互いに関連しあっています。

- 記銘：新しいことを覚え込む機能。
- 保持：記銘した内容を保存する機能。
- 再生：保持された内容を必要に応じ再び取り出して意識する機能。

- 再認：再生されたものが記銘されたものと同一であると認める機能（再生と再認を合わせて追想という）。

古い記憶は比較的よく保存されるのが特徴です。

a 記銘力障害

新しいことを覚える能力が障害された状態のことで，数分前のできごとが記憶されません。記銘が正確かつ迅速に行われるためには，周囲の状況をきちんと認識することがたいせつです。そのためには，十分な注意力と集中力が必要になってきます。意識混濁があれば記銘力も障害されますが，他にも脳器質性疾患や発達遅滞，注意障害があるときには不十分となり，また年齢によっても多少異なってきます。

b 追想障害

1 健忘

過去の限定された期間あるいはできごとに対する追想不能をいいます。

意識障害後に出現することが多く，頭部外傷，脳しんとう，脳炎，てんかん，ヒステリー，症状精神病，器質性精神病などにみられます。

2 作話

記憶のない部分を埋めるように話をつくり上げることで，それは空想的で，しかも経験していないことをまるで経験したかのように確信して話をするのが特徴です。患者は意図的にだます目的をもたず，真実と思って話してきます。

3 既視感（デジャビュー）déjà vu

初めての体験にもかかわらず，以前に見たことがあるように感じられることをいいます。

4 未視感（ジャメビュー）jamais vu

いつも見慣れているものが全く初めて見るかのように体験されることをいいます。

■コルサコフ症候群
（Korsakoff syndrome）
記銘力障害，健忘，作話，失見当識を主徴とする症候群のことです。ただし，これらの症状すべてが必ずしもそろってみられるとは限りません。
アルコール精神病，頭部外傷後遺症，脳炎，脳血管障害などの脳器質性疾患に伴って出現します。

A．おもな精神症状の理解

■臨床では■

ベッドサイドでできる簡単な見当識検査

＊時についてたずねる：現在の月日，時刻，季節，朝・昼・夕のどちらかなど。
＊場所についてたずねる：現在いる場所など。
＊人についてたずねる
・自分自身について：氏名，生年月日，出身地，住所，職業など。
・周囲の人について：面会に訪れた人（家族や友人）が誰であるか，医師や看護師の役割は何かなど。
ただし，これらの検査を行うにあたっては，患者自身が「ばかにされた」「子ども扱いされた」というような不快な印象をいだいてしまうと，協力が得られない場合もあるので，質問の仕方に配慮が必要です。

---

5 見当識の障害

現在の時，場所，人，状況について正しく認知，把握できていることを見当識が正常であるといいます。見当識は，人が生活していくうえで最も基本的な領域であり，知覚，認知，記憶，注意などがうまく機能していなければ，見当識の正常が保てません。見当識の失われた状態のことを失見当識（見当識障害）といい，意識障害と認知症の重要な標識となります。

6 知能の障害

知能とは，種々の課題や状況に対してみずから適切に対応し解決していく能力で，理解力・判断力・推察力・直観力・抽象的思考力などが含まれます。知能障害は精神遅滞と認知症に大別されます。

a 精神遅滞

先天性あるいは早期後天性の脳機能障害のために知能の発育が普通以下にとどまり，生活適応能力が障害されているものをいいます。つまり，知的障害または知恵遅れのことをいい，単に知能だけの問題ではなく，情意面や身体の障害を伴うことが多くみられます。通常，知能指数（IQ）の程度によって，軽度，中等度，重度，最重度の4段階に分類されます。

b 認知症

認知症とは，いったん正常に発達した知能が，脳の器質的障害で正常

NOTE

■精神遅滞
わが国においては，長期にわたり「精神遅滞」と「精神薄弱」が同義語として扱われてきたが，1999（平成11）年4月から「精神薄弱」を「知的障害」という用語に統一して用いるようになりました。

■知能指数のレベル（ICD-10より）

精神遅滞	IQ範囲	精神年齢（知能年齢）
軽度	50〜69	9〜12歳未満
中等度	35〜49	6〜9歳未満
重度	20〜34	3〜6歳未満
最重度	20未満	3歳以下

121

以下に後天的・永続的に低下したものをいいます。作業能率・計算力・判断力の低下に加え，記銘力・理解力の減退，人格水準の低下などもみられます。さらに進行すると，言葉を理解したり話したりすることもできなくなり，身のまわりのことに介助を要するようになります。アルツハイマー病，脳血管性障害，頭部外傷，進行麻痺などが原因で生じます。

7 自我意識の障害

自我意識とは，自分自身をどのように意識しているかということであり，次の4つの面に区別されています。
①能動性の意識：自分が考え，感じ，行動しているという感じ
②単一性の意識：自分という一個の存在であるという感じ
③同一性の意識：自分は以前から同一人であるという感じ
④限界性の意識：自分が外界とは区別されているという感じ

これらは自分自身に対する自己評価ではなく，自我の存在の仕方についての意識をいいます。そのなかでも，離人症，作為体験，多重人格について述べますが，詳細については本節「❷思考の障害，b 思考体験の障害」を参照してください。

a 離人症（離人体験）

自我の能動意識の減弱・喪失のことであり，同時に認知や行為の自己所属感も薄れます。つまり，外界に存在するすべてのものが生気を失って感じられたり，自分の感情や行為，身体感覚などに現実感や能動感が感じられなくなります。「（目の前のものを見ても）なにも感じない，そこにあるような感じがしない，実感がわかない」などと訴えたりします。

b 作為体験（させられ体験）

自我の能動意識の喪失のことで，自分の思考，感情，行為のすべてが他人によって「させられる」と感じる体験のことです。

c 多重人格（解離性同一性障害）

同一性の意識障害であり，異なった2つの人格が交互にあらわれます。多くは一方がヒステリー性もうろう状態であり，その間の記憶は，本来の人格に戻った後は追想できません。2つ以上の人格がある場合を**多重人格**と呼びます。

NOTE

■偽認知症（仮性認知症）
ぼんやりして簡単な計算や単純な話も理解できず，衣服の着脱ができなかったりペンの持ち方も知らないような動作を示します。あたかも認知症のようにみえますが，進行性がなく可逆的で，いつのまにかもとの知能水準に戻るのが特徴です。ヒステリーやうつ病などでみられます。
わざとらしい間違えた答え方をしたり（的はずれ応答），子どもっぽい態度をとったり（小児症）などの偽認知症が目立つことをガンザー症候群 Ganser syndrome といい，拘禁反応時のヒステリー反応としてみられます。

8 感情の障害

感情とは広義には意識の主観的側面をいい、狭義には各感覚と密接に結びついた快感・不快感をいいます。

情動とは歓喜・不安・苦悶・悲観・驚愕・激怒というような一時的で激しい感情の動きをいいます。

気分とは楽しい、寂しい、悲しい、イライラするというような比較的穏やかで持続的な感情の状態をいいます。

情操とは愛情、同情、羞恥心、道義心というように、人間としてもつことを要請される感情をいいます。

a 不安

不安とは漠然とした恐れの感情のことをいい、じっとしていられないような強い苦しみをいだきます。たとえば、個人の保持や生存が脅かされたとき、未知の事柄・状況に直面したときなどに不安が生じるといわれ、そういう意味において人間は誰でも日常生活のなかで体験します。

しかし、そのなかでもごくわずかな事柄で引きおこされ、かつその程度が強く持続的なものを**病的不安**といいます。臨床的に不安と称するものはこの病的不安を指す場合が多く、同時に胸内苦悶、動悸、振戦、発汗、筋緊張亢進、脱力感などの自律神経症状を伴う場合が多くみられます。また、避けることのできない状況との遭遇をあらかじめ心配しておこる不安を**予期不安**といいます。

これらは神経症、とくに神経症性障害の主症状であるほか、統合失調症、うつ病にもみられることがあります。

b 抑うつ気分

気分の沈滞、悲哀、落胆、絶望、自責を指し、正常でも一過性にみられることがあります。表情も精気を欠き、不安、焦燥、罪業感、意欲減退、自責感などを伴うこともしばしばあります。さらにうつ病では、頭重感や身体違和感などの身体症状として表出してくることも多く、希死念慮（自殺念慮、死んでしまいたいと思うこと）をいだいていることも少なくありません。また、1日のなかでも気分が変動しやすく、これを日内変動と呼び、とくに朝方に気分が悪く、午後から夕方にかけて徐々に軽快するのが特徴です（図6-1）。抑うつ気分は、うつ病、統合失調症、中毒性精神病、神経症性障害のほか、糖尿病や心臓疾患などのあらゆる疾患にみられることがあります。

NOTE

■ 不安
不安には軽度のものからパニックといわれ死ぬのではないかと感じられる強烈なもの（パニック障害の症状）まであります。軽い不安はテスト前に勉強に駆り立てるように、注意力を高め集中させる効果があります。

■ 心気症
不安感が不安として自覚されず、身体の不調やささいな身体症状を過度に自覚し、「自分は病気ではないだろうか」などと病的な意味づけをして訴えてくる場合を「心気」あるいは「心気的」と呼びます。統合失調症、うつ病、神経症などさまざまな精神疾患でみられますが、そのうち心気を主体とする神経症を「心気症（心気神経症）」といいます。

■ 焦燥（焦燥感）
じっとしていられないほど落ち着かず、イライラしている状態のこと。神経症性障害、パニック障害、うつ病、アルコール依存症などにみられます。

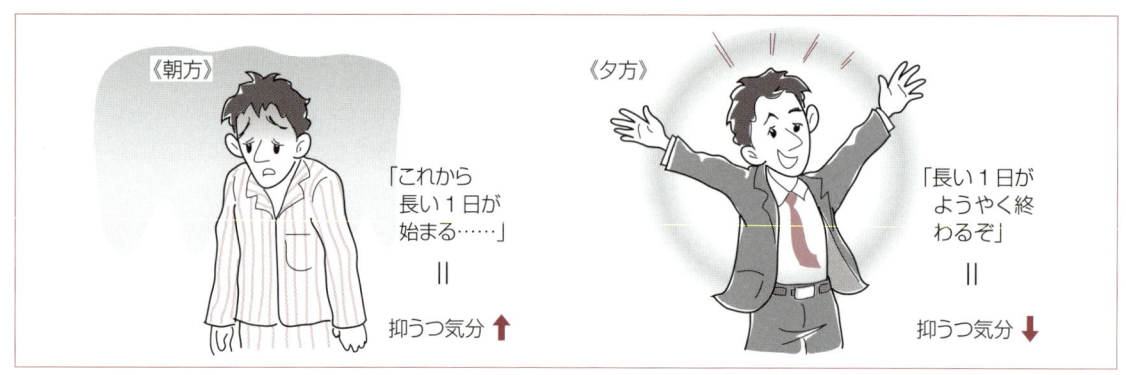

図6-1 抑うつ気分にみる日内変動

c 気分高揚

活力と自信，爽快感にあふれた感じであり，疲労感がなく，短時間の睡眠でも十分と感じる気分をいいます。楽天的な表情もみられます。また，思考や意志発動も促進され，しばしばその抑制から逸脱するあまり，周囲の状況を無視して感情を露出したり行動にうつしたりもします。躁病の基本症状です。

d 多幸（上機嫌）

ニコニコとして屈託のない児戯的爽快さと，物事を苦にしないほど愉快な状態です。一見，気分高揚に似ていますが，行動の促進を引きおこさないことが特徴です。躁状態や脳器質性疾患などにみられます。

e 刺激性

不機嫌でささいなことでも激怒しやすい状態をいいます。疲労時や神経衰弱状態のほか，躁状態，統合失調症，てんかんなどでもみられることがあります。

f 感情失禁（情動失禁）

刺激に対してわきおこる情動をコントロールできず，ささいなことでもすぐに泣いたり笑ったり，怒ったりすることをいいます。脳動脈硬化症によくみられます。

g 感情鈍麻

周囲への関心や感情の疎通性に乏しく，感情表現がない状態をいいます。そのため，ひそめ眉，しかめ顔，尖り口などかたい表情になったりします。統合失調症に特有な症状ですが，脳器質性疾患にもみられます。

h 両価性（アンビバレンス）

ある人に対して愛と憎しみを同時にもつなど，人や物などの同一対象に対して，相反する全く逆の感情が同時に存在することをいい，著明なものは統合失調症に多くみられます。

9 意欲・行動の障害

- 意欲：欲求と意志をあわせたものをいいます。
- 欲求：人を内部から行動にかりたてる力のことをいいます。欲動と欲望に分けられます。
- 欲動：生理的欲求ともいわれ，食欲，性欲，集団欲など，自己の保存と種の保存のための基本的欲求をいいます。
- 欲望：社会的欲求ともいわれ，安全，地位，財産，名誉などを欲することで，文化的・社会的に発達した欲求をいいます。
- 意志：欲求を行動としてあらわすか，抑えるかなど，自己統制して判断するはたらきをいいます。
- 衝動行為：欲求が意志による抑制を受けないで突発的な行動をおこすことをいいます。その行動は動機や目的がはっきりしないことが特徴で，暴行，殺人，窃盗などの問題行動になることもあります。
- 葛藤：欲求と欲求の間，または欲求と意志の間の解決されない争いをいいます。
- 行動：意欲のあらわれのこと。人間的行動を行為といいます。
- 発動性：精神的活動や運動をおこすもととなる力をいいます。

a 精神運動興奮

欲求の全般的な亢進のため多動でじっとしておれず，それらを自分の意志では統率できないことをいいます。躁病性興奮と緊張病性興奮の2種類があります。

1 躁病性興奮

行為心迫（多弁・多動でなにかしないではいられない半面，一応目的をもった行為のこと）があり，はたらきかけも積極的にみられ，かつ他者の影響を受けて注意が誘導されるなど，周囲との接触も保たれます。また気分が爽快であるように，感情と動作との関連もある程度認められます。一方で易刺激性のため怒りっぽく，金銭の浪費や他者への干渉が目立ちます。また，衝動行為や暴力行為，性的または社会的逸脱行為がみられることもしばしばあります。これらは躁病で出現します。

2 緊張病性興奮

急に走りまわったり手足を振り動かしたり，不自然に大声を上げたりなどの運動心迫（目的なく動きまわったり，まとまりのない運動をする）がみられます。気分の爽快性はなく無感動で，周囲との接触も不十分なのが特徴です。つまり，行為の目的や意味が周囲に理解できないほど過度な興奮をいいます。統合失調症の緊張型にみられますが，幻覚や妄想に支配されて出現する場合が多く，常同症，衒奇や衝動行為を伴うこともあります。

b 多動

落ち着きがなく発動性亢進を認めるものの，興奮状態とまではいかないものをいいます。椅子に腰かけていても少しもじっとしていられず，手足を動かしたり頭をかいてみたり，勝手に席を離れたりします。静かにしなければいけない場所や状況でもおしゃべりをしたり歩きまわったり，手いたずらをする，他人の話を聞いていないなどが多動の具体的特徴です。精神遅滞，注意欠陥/多動性障害（ADHD：attention deficit/hyperactivity disorder）などでみられます。

c 精神運動抑制（制止）

精神機能の抑制（集中力がない，考えがまとまらないなどの思考力の低下）と運動機能の抑制（意欲がわかず，億劫で動きたくない，行動も遅く少ないなど）が同時におこる状態，つまり精神活動のテンポがゆっくりになることをいいます。たとえ無理に行動しても，大変な努力がいるため長続きしないのが特徴です。うつ病に特有な症状です。

d 精神運動阻害（途絶）

行動が急に停止し，しばらくしたらまた開始し，これらを繰り返すと

いった状態のことをいいます。会話も同様に，話しかけても反応がなく無関心で，黙っていたかと思えば急に答えたり，また黙ったりします。統合失調症に多くみられます。

e 昏迷

意欲の発動が低下し，外部からの刺激に対して全く反応しなくなる無動状態をいいます。一見，意識障害があるようにもみえますが，意識は清明で外部の状況をよく認識していることが多く，記憶も保たれます。認知症に移行することもありません。緊張病性昏迷，抑うつ性昏迷，ヒステリー性昏迷があります。

f 緊張病症候群

表情，姿勢，動作，行動および態度に，ぎこちなさやかたさなど特有な症状を示すものです。カタレプシー✚，反響動作（反響言語）✚，常同症✚，衒奇症✚，拒絶症✚などがあります。また，これらの症状を示して興奮している場合を緊張病性興奮，昏迷の場合を緊張病性昏迷と呼びます。統合失調症の緊張型にみられます。

g 無為

情意が鈍麻し，周囲への感情的反応や関心が乏しくなり，日常生活のあらゆる面に無関心で積極的なはたらきかけを失った状態をいいます。統合失調症，脳器質性疾患でみられます。

h 自閉

自分の主観的世界に閉じこもり，現実生活から遊離し，周囲との対人的交流も失われることをいいます。統合失調症，自閉症に特徴的にみられます。

NOTE

■ **カタレプシー（強硬症）**
緊張病性昏迷の際にみられる筋緊張の亢進状態のことで，他動的にとらせた姿勢をいつまでも保ち続けることをいいます。重症の場合は，上肢をあげたり首を傾けたりさせるとそのままの姿勢で居続けます。その姿が蝋人形のようなので，蝋屈症とも呼ばれます。

■ **反響動作（反響言語）**
相手の動作や言語を反響的にまねるものです。たとえば，目の前で手をあげれば同じく手をあげ，「どうしましたか」とたずねると「どうしましたか」とおうむ返しのように言ってきます。

■ **常同症**
無意味な動作を機械的に繰り返すもので，同じ動作を繰り返す場合を常同行為，姿勢の場合は常同姿勢，単語や文章を繰り返す場合を常同言語といいます。意識障害，精神遅滞，認知症でもみられることがあります。

■ **衒奇症**
奇妙なわざとらしい身振りや表情，行動をするものです。口を尖らせたり（尖り口），顔をしかめたり（しかめ顔）します。

■ **拒絶症**
周囲からのはたらきかけを受け入れず，反抗的で拒否的態度を示します。たとえば脈拍をとろうとすると手を引っ込めたり，食事をとることを拒否したりします。無言症（緘黙）などもみられます。

B おもな精神状態の理解と看護

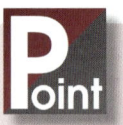

> **Point**
> - 臨床でよくみられる精神状態は，幻覚妄想状態，躁状態，抑うつ状態，せん妄状態，昏迷状態，無為・自閉状態の6つに分けることができます。
> - それぞれの精神状態の特徴，原因，症状を正しく理解したうえで，看護のポイントを把握しましょう。

1 幻覚妄想状態

活発な幻覚（対象なき知覚）と妄想（訂正不能な誤った確信）を主症状とし，それによって日常生活が支配される状態をいいます。ただしこの場合は，意識が清明であることが条件です（意識混濁がある場合は，せん妄になります）。

a 症状

幻覚，妄想

b 原因疾患および状況

1 統合失調症

幻覚妄想状態が出現する代表的な疾患です。幻覚の種類は幻聴が圧倒的に多く，内容も被害的なものが目立ちます。その影響もあってか，妄想も関係妄想，被害妄想，注察妄想などが多くみられます。

2 双極性感情障害（躁うつ病）

双極性感情障害では幻覚よりもむしろ妄想が多くみられます。躁状態では誇大妄想が特有で，うつ状態では罪業妄想，貧困妄想，心気妄想，微小妄想が特有です。

3 心因反応・反応性精神病

心理的に大きな意味をもったできごとに反応して，幻覚妄想状態が出

> **■臨床では■**
>
> 幻覚妄想発言に対して……
>
> 　　肯定すると→他者に同意してもらったということで，幻覚妄想への確信をより強め（深め）てしまいます。
> 　　否定すると→幻覚妄想の内容も含めて自分自身の存在そのものも否定された気分になり，不信感や不安感を強め，混乱させることになります。

現することがあります。たとえば，転職後に職場の人間関係にうまくなじめず「誰かが私の悪口を言っている」などと言って，出社拒否になったりします。他にも離婚や失恋，近親者の死など，ストレスが増大する場面においてみられることもあります。

4 アルコール精神病

アルコール摂取中において，被害妄想的な幻聴が特有であり，妄想では嫉妬妄想が多いのが特徴です（離脱の場合に特徴的にみられる幻視は，せん妄に分類されます）。

5 医薬品による場合

LSDなどの幻覚剤や麻薬によって幻覚妄想が出現しますが，一般臨床で用いる医薬品✚でも出現する場合があります。

6 外因性精神病

意識障害に伴う出現が多くみられます。

C 看護

①状況を観察します（幻覚妄想の内容や変化，発生状況，対人関係や日常生活行動への影響など）。

②受容的・共感的態度で受けとめ，信頼関係の構築に努めます。

- 患者が気持ちや体験を話せるような雰囲気をつくり，患者の気持ちに関心を寄せながら訴えを傾聴することで，安心感を与えます。
- 妄想内容をむやみに聞き出しません。その内容に対して否定や肯定，説得などせず，あくまで中立的な態度を示します（看護師が経験していないことを伝えたり，どうしても否定する場合には，話を最後まで聞いた後に感想という形で伝えてもよいでしょう）。

③安全の確保に努めます。自傷，自殺，暴力行為などの予防のため，静かで落ち着いた保護的な環境を提供します。

④レクリエーションや創作活動へ誘導して健康面を引き出すとともに，現実感が保持できるように支えます（患者の興味・関心のあることに

> **NOTE**
> ✚
> ■幻覚妄想状態が出現しうる医薬品
> 鎮痛薬，降圧薬，強心薬，気管支拡張薬，抗不整脈薬，抗生物質，抗コリン薬，抗パーキンソン薬，抗がん薬，ステロイド薬，など。

目を向けさせるとよい)。
⑤身体的な訴えを体感幻覚と決めつけず,身体の観察・所見をとります。

2 躁状態

思考,意欲,行動面にわたって感情の高揚を制止できない状態をいいます。疲れを知らず,自己中心的な考え方で他人への迷惑を顧みず,そのため周囲の人々とのトラブルへと発展することも多いのが特徴です。症状が軽いものを軽躁状態と呼びます。

a 症状

①感情面:気分は高揚し,ささいなことでもすぐに激怒するなどの易刺激性がみられます。
②思考面:考えが次から次へと盛んにわきおこる思考奔逸を認め,物事の解釈は全般に誇大的となります。それが増長して血統妄想や恋愛妄想などの誇大妄想に発展することもあります。
③意欲・行動面:大声でしゃべり続け(多弁),少しの時間もじっとしていることができないほど落ち着きなく動き回ります(多動)。それでいて疲労感を感じず,朝早くから夜遅くまで不眠不休で活動します。他者に対しては無遠慮なところがみられ,対人的トラブルや器物破損などの粗暴行為もたびたびみられます。食欲や性欲も著しく亢進します。

b 原因疾患および状況

①躁病(単極性),②躁うつ病(双極性),③心因反応,④その他,全身性疾患(内分泌疾患・バセドウ病など)。

c 看護

①よい聞き手となり,病状の把握に努めるとともに,治療的な関係を築きます。患者の要求に対して,可能なものはできるかぎり聞き入れるようにします。
②患者のペースに巻き込まれないよう,一貫した方針のもとで対応し,毅然とした態度で接します。議論,説得は避け,患者との会話では必要最小限のことを簡潔に伝えるように話します。
③不必要な刺激を与えず,静かで落ち着いた環境を調整します。強い興奮や他の患者への迷惑行為が著しい場合は,個室(保護室)への移動

を考慮します。
④身体の状態を観察します(排泄状況のチェック,栄養・水分の補給状況,睡眠状況,外傷の有無など)。
⑤日常生活動作を中心とした身辺の状況を観察し,必要に応じて援助を行います。
⑥レクリエーションに誘導し,エネルギーの発散を試みます。
⑦患者・家族への教育(服薬の必要性,社会資源の活用など)を行います。

③ 抑うつ状態

躁状態とは対照的に,思考,意欲,行動面のすべてにおいて機能低下がみられ,抑うつ感情の影響から自殺企図にいたる場合も少なくありません。

a 症状

①感情面:憂うつ,落胆,絶望などの抑うつ気分を主徴とします。不安,焦燥,自責感を伴うことも多く,それが希死念慮へと発展することも少なくありません。これらの症状は1日のなかでもリズムがあり,とくに朝方に強くあらわれ,午後から夕方にかけて多少なりとも軽快してくるのが特徴です。これを日内変動と呼びます。
②思考面:なにも考えられない,考えが進まないなどの思考制止を認めます。どちらかというと物事をマイナスに解釈してしまいがちとなり,極端になると物事を自分で判断することに心理的苦痛を強く感じてしまうこともあります。罪業妄想や心気妄想,貧困妄想,微小妄想の出現もみられます。
③意欲・行動面:食欲,性欲をはじめ行動意欲のすべては減退します。なにをするにも億劫でなにもする気になれないほど活動性は低下し,動作は緩慢になります(精神運動制止)。そのため日中のほとんどを臥床して過ごすようになります。
④ 身体症状
　・睡眠障害(必発症状):入眠障害,熟眠障害,早朝覚醒など。
　・栄養障害:食欲低下,体重減少など。
　・その他:頭痛,頭重感,肩こり,めまい,全身倦怠感,便秘,下痢,発汗,月経不順など。
⑤まれに,焦燥感から落ち着きがなくなり,一時的に活動性が亢進したり,他者とトラブルをおこすこともあるので注意が必要です。また,発症初期やとくに回復期には自殺企図がみられるので,細心の注意が必要です(図6-2)。

b 原因疾患および状況

①うつ病（単極性），②双極性感情障害（躁うつ病），③反応性うつ病，④抑うつ神経症，⑤統合失調症，⑥てんかん，⑦中毒性精神病，⑧その他，全身性疾患（全身性エリテマトーデス，インフルエンザ，甲状腺機能低下症，パーキンソン病，多発性硬化症，糖尿病，心臓疾患，肝疾患など）。

c 看護

①訴えやつらい気持ちに対して共感的態度を示します。
- 訴えやすい雰囲気をつくります。そのためには訴えを急がせたり決断を早まらせないようにします。
- 叱咤激励は禁物（励まされるとその期待に応えようとするが，応えられない自分自身に対する絶望感が強くなり，かえってうつ感情を強めることになります）。
- 必ず治ることを保証し安心感を与えます。

②全身状態を観察します（栄養状態や排泄状態，睡眠状態など）。

③日常生活行動の援助を行います。
- 食事：食欲不振，拒食に対しては，援助方法を工夫します（必要に応じて，静脈内注射，経管栄養の指示が出される場合もあります）。
- 排泄：便秘（抗うつ薬の副作用）をおこしやすいので，排便状況の観察や水分摂取に努めます。

NOTE ✚

■行動抑制の回復

うつ病の症状には，①不安・焦燥，②憂うつ感，③億劫感があります。症状は①②③の順序で回復していきます。これらの精神症状の改善より行動面の回復が早くなることで回復期の自殺がおこります。不安・焦燥の強いうつ状態の場合も自殺衝動は激しく，注意が必要です。

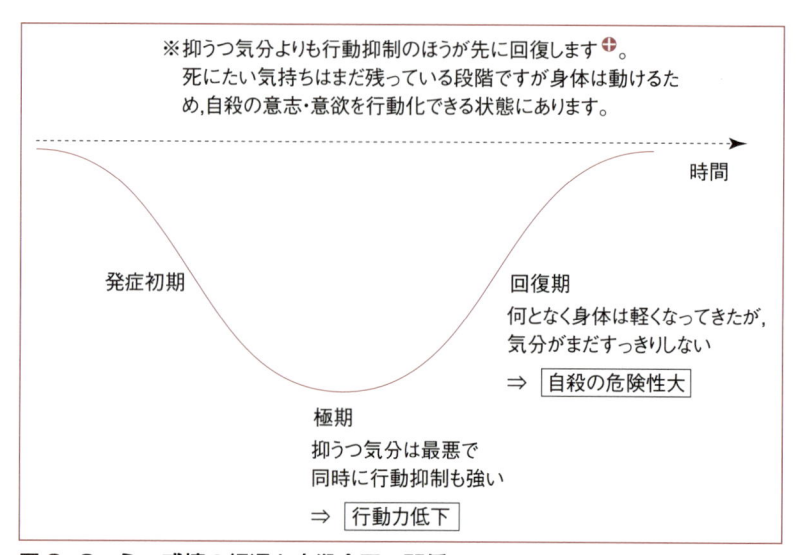

※抑うつ気分よりも行動抑制のほうが先に回復します✚。死にたい気持ちはまだ残っている段階ですが身体は動けるため，自殺の意志・意欲を行動化できる状態にあります。

発症初期

極期
抑うつ気分は最悪で
同時に行動抑制も強い
⇒ 行動力低下

回復期
何となく身体は軽くなってきたが，
気分がまだすっきりしない
⇒ 自殺の危険性大

図6-2 うつ感情の経過と自殺企図の関係

■臨床では■

自殺をほのめかしたら……

「死」や「自殺」についての話題を無理に避けたり，はぐらかしたりしてはいけません。もちろん看護師から根ほり葉ほり聞き出すのではなく，訴えがあるということは患者自身も迷いや不安があって助け船を求めているため，むしろ患者と話し合うことが大切です。そこでは自殺をすることで周囲の人に迷惑がかかることを優しく説明するとよいでしょう。うつ病の性格傾向として，責任感が強く他人へ迷惑がかかることを嫌がる人が多いので，自殺企図を思いとどまるきっかけとなることがあります。

そして現在行っている治療を続けることで，きっとよくなるということを伝え，保証してあげることがよいでしょう。

- 睡眠：早朝覚醒，入眠困難，熟眠困難などの睡眠障害を呈する場合が多いので，良好な睡眠が得られる環境を調整します。
- 清潔：清潔動作に対する意欲や行動が抑制されるため，必要に応じて入浴，清拭，更衣などの介助を行います。

④自殺の予知と防止に努めます。
- 言動など観察を密にして病状の把握に努めるとともに，微妙な変化を見逃しません。ただし，患者に，観察されているという意識を与えないようにします。
- とくに回復期は注意し，危険物の除去などを行います。

⑤患者・家族への教育（服薬の必要性など）を行います。

4 せん妄状態

軽度ないし中等度の意識混濁とともに，精神機能が激しく混乱している状態をいいます。幻覚妄想，錯覚，不安，恐怖，失見当識を生じ，それらは活発で変化しやすいのが特徴です。

a 症状

①感情面：強い不安や恐怖を認めます。
②思考面：思考は滅裂となり，状況の理解，判断もわるく，会話もきちんと成立しません。幻覚や妄想も出現し，とくに幻視はかなりの頻度でみられ，昆虫や小動物を払いのけようとする特徴的なしぐさがみられます。
③意欲・行動面：わけのわからないことを言ったり意味のない行動や精神運動興奮がみられるなど，行動にもまとまりを欠きます。
④その他：軽度から中等度の意識障害がみられ，後に健忘を残します。また，失見当識も必発症状です。

⑤身体症状：不眠，発汗，手指振戦，重症例では発熱など。

b 原因疾患および状況

①中毒性精神病（特にアルコール精神病の離脱症状など）。
②アルツハイマー病。
③拘禁反応（手術前後など）。
④薬物による場合（抗コリン薬，抗てんかん薬など）。
⑤その他，代謝性疾患（肝不全，呼吸不全，心不全，低血糖など）や全身性疾患（脳器質性疾患を含む）など。

c 看護

①原因となる身体状態の変化，薬物の点検を行います。
②安全の確保に留意します。
  - 周囲の危険物を点検・調整します。
  - 軽い興奮がみられる場合は，制止すると逆効果のためそっとしておきます。興奮が強い場合は，事故や他患者とのトラブルの可能性もあるため，静かな個室の使用を考慮します。
  - 夜間せん妄が頻発する場合は，室内の照明を明るくすることで予防できることがあります。
③訴えを否定せず，受け入れて一緒に確かめたり，必要に応じて，時間，場所，現在の状況などを説明して安心感を与えます（訴えを否定することで，かえって興奮や不穏をまねくことがあります）。
④十分な睡眠を促します。環境の調整や睡眠薬を使用する場合もあります。
⑤体力の消耗も考えられるため，栄養・水分の補給を行い，合併症を予防します。
⑥全身状態を観察します。

5 昏迷状態

意欲が極端に低下し無動状態のため，自分の意志をあらわすことができない状態をいいます。意識障害ではなく，その間の意識もはっきりと保たれているため周囲の状況をしっかり記憶しています。

a 症状

①著しい意欲の減退

②自発的行動の消失，無動（無反応）
③興奮

b 原因疾患および状況

①ヒステリー（ヒステリー性昏迷）
②うつ病（うつ病性昏迷）
③統合失調症（緊張病性昏迷）
④症状精神病（感染症，内分泌疾患，代謝障害，膠原病，産褥期精神病など）
⑤器質性精神病

c 看護

①無動状態であっても意識障害ではないため，言動には細心の注意を払います。処置を行う際も安心感を与えるような言葉をかけながら行います。
②一般状態の観察（排泄状況，身体症状の有無など）を行い，合併症を予防します。
③静かで落ち着いた保護的な環境を提供します。
- 周囲の患者からの干渉など，刺激を避けるよう配慮します。
- 突然の興奮や暴力行為，自傷・自殺行為に注意します。

④清潔の保持や栄養の補給など，身の回りの世話を十分に行います。

6 無為・自閉状態

　無為とは，意欲の減退と情意の鈍麻から周囲のできごとに関して無関心となり，積極的なはたらきかけを失ってしまうことをいいます。自閉とは，外界とのかかわりを絶って自分の内的世界に閉じこもり，他者との対人接触を失ってしまうことをいいます。そのため，無為・自閉状態になると積極性や自発性が欠如し，行動も緩慢となり，1日中臥床状態で過ごすようになります。

a 症状

①感情面：感情は鈍麻（感情の平板化）し疎通性が欠如します。表情の変化も少なくなります。
②思考面：周囲の事象に対して無関心となります。ときに活発な幻覚・妄想がみられる場合があります。

③意欲・行動面：意欲の減退から自発行動の欠如または緩慢がみられます。
④その他：日常生活行動全般にわたり自発行動がなくなるため，不潔傾向，臥床傾向になります。他者とのコミュニケーションも希薄となり，ひどくなると自らの積極的な対人接触も失われます。

b 原因疾患および状況

①統合失調症
②うつ病
③脳器質性疾患
④中毒性精神病

c 看護

①患者に関心をもってかかわります。反応がなかったり拒否がみられても決してあきらめず，根気強くかかわることが大切です。
②患者のペースを尊重しながら少しでも興味・関心を示すものがあれば，あせらずその内容を取り入れながら，短時間ずつでもともに行動します。
③屋外でのレクリエーションや活動療法，散歩などへできるかぎり積極的に誘導して，身体を動かす機会をもつとともに，集団にとけこませるようはたらきかけます。
④患者からの訴えがあった場合は，自発性が乏しいにもかかわらずみずから訴えてきたことを認め，さらに患者が自分の思いや考えを表現できるよう支援します。
⑤身体を観察し，合併症を予防します。
⑥食事，排泄，清潔面などへの援助を通して，基本的な日常生活習慣が自立できるようはたらきかけます。
⑦幻覚妄想などの病的体験に基づいた場合は，食事，入浴などの日常生活行動場面を利用して，現実場面に関心を向けるようはたらきかけます。

■臨床では■

無為・自閉状態にある患者への接し方

無為・自閉状態にある患者は，他者から自分がどのようにみられるかということについても関心がなくなるため，看護師は患者に関心をもってかかわります。その際，関心を向けていることを言葉だけでなく，ボディタッチなど非言語的コミュニケーションを通して伝えることも大切になってきます。

●参考文献
1) 大月三郎:精神医学改訂第2版,文光堂,1984.
2) 諏訪 望:最新精神医学—精神科臨床の基本,新改訂版,南江堂,1984.
3) 中尾弘之ほか:現代精神医学,新版,朝倉書店,1986.
4) 大原健士郎ほか編:現代の精神医学改訂第2版,金原出版,1992.
5) 島薗安雄ほか編:精神医学入門と診断法,図説臨床精神医学講座1,メヂカルビュー社,1988.
6) 森 温理,長谷川和夫編:精神科Q&A,金原出版,1986.
7) 高橋昭子:看護・精神科,メモリーノート,廣川書店,1988.
8) 日野原重明総監:精神障害・心身症マニュアル,ナーシング・マニュアル12,学習研究社,1987.
9) 岡崎美智子監:精神看護技術—その手順と根拠,メヂカルフレンド社,1999.
10) 保坂 隆:ナースのためのリエゾン・精神医学へのアプローチ,南山堂,1996.
11) 日本精神科看護技術会監:精神看護学,中央法規出版,2000.
12) 外口玉子ほか:精神疾患患者の看護,系統看護学講座別巻13,医学書院,1993.
13) 末安民生ほか:国試 精神看護学,医学書院,2000.
14) 融 道男ほか監訳:ICD-10精神および行動の障害—臨床記述と診断ガイドライン新訂版,医学書院,2005.
15) 佐藤壹三監:精神障害をもつ人の看護,精神看護学2,新体系看護学33,メヂカルフレンド社,2002.

6章：精神症状・精神状態の把握と看護

C 統合失調症の理解と看護

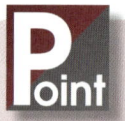

Point

- 統合失調症は精神科入院患者の60％を占め，単純計算をすると一生の間に140人に1人は統合失調症となる可能性があります。
- 統合失調症は，破瓜型，緊張型，妄想型などに分類され，幻覚，妄想，興奮，昏迷などの陽性症状と感情の平板化，自発性の減退などの陰性症状を呈します。
- 脳の生物学的脆弱性を薬物療法でカバーし，コミュニケーションなどの生活技能を向上させることでストレス耐性を強めれば，再発を抑えることも可能となります。
- 急性期のケアは，経過を急性精神病状態，回復期前期，回復期後期に区分して，各時期に対応したケアを工夫することが必要です。
- 急性期のケアは，治療環境，患者の現実志向性を手がかりに，気持ちをくんだかかわりが大切です。
- 慢性期のケアは，地域での生活を目標に陰性症状の改善，生活技能の維持，獲得，自尊感情を高めることをめざします。

1 疾患の理解

a 疫学

わが国での罹患危険率は約0.7％，有病率は人口1,000対2.3であり精神科病院入院者の約60％を占めます。統合失調症の罹患率は，世界のどの地域においてもほぼ同等な値を示すことが大規模な調査で確認されています。

WHO（世界保健機関）は世界の人口の約0.8〜1.0％は重度の精神疾患に罹患していると推測しています。そのなかで統合失調症を含む精神疾患は3.3％です。アルコール依存，薬物依存，うつ病，神経症などを含め軽度の精神疾患は世界人口の10％に及ぶと推計されています。

b 分類

精神疾患の分類は，分類・診断の目的，根拠をどのように考えるかによってさまざまです。精神医学では，一般的に，原因を次の3系統に分けて，精神疾患を分類してきた歴史があります。外因（身体因），心因（環境因），内因です。

NOTE

■罹患危険率
個人が一生の間に病気にかかる危険率。

■有病率
ある集団において特定の時点で生存している特定の疾患患者の人口千人に対する比率。

■罹患率
ある集団において特定の期間（たとえば1年間）に発症した新患者数の人口に対する比率。

外因は、脳、あるいはその他の身体上の原因のことをいいます（脳器質性疾患、症状精神病、薬物、アルコール関連障害）。

心因は、悩み、葛藤、精神的打撃など心理的な負荷が発病に先立ってあり、症状との関係が了解可能な場合には、その原因となっている体験、心理、社会的環境をいいます（神経症）。

内因は、外因、心因のどちらにも分類できず、原因不明ともいえるがなんらかの身体因が考えられ、いずれは証明されるだろうというニュアンスがあります。古典的な分類で内因性精神病とされてきたのは、統合失調症、双極性感情障害（躁うつ病）、非定型精神病などです。

しかし、現在では、この外因、心因、内因という分類法は、精神医学の進歩によって揺らいでいます。精神疾患を単一の原因で説明するには無理があると考えられているのです。

今日では、精神疾患を含む医療全般が生物・心理・社会モデル bio-psycho-social model で理解されるようになってきています。このモデルは、生物的側面・心理的側面・社会的側面から総合的に精神障害にアプローチしていこうとするものです。健康はこれらの要素間のバランス、調和が関係した現象です。健康を回復するためには、身体・心理・社会のどの側面への介入も必要です。したがって各職種がチームとしてかかわることの重要性が、このモデルでは強調されます。

かつて内因性精神病の代表とされていたのが統合失調症です。統合失調症は、主として思春期から30代に発症します。20代前半に発症のピークがあります。特有の思考、自我、感情、意欲・行動の障害があらわれ、慢性に経過することもありますが、社会適応はさまざまです。

ドイツの精神科医クレペリン Kraepelin E. は精神病をおもに経過、予後に注目して早発性痴呆と躁うつ病に分類し二大精神病としました（1899年）。カールバウム Kahlbaum K.L. の緊張病、ヘッカー Hecker E. の破瓜病、妄想痴呆を1つの疾患にまとめたのが早発性痴呆です。

早発性痴呆は「思春期に発症し進行性で、末期には人格荒廃（認知症）に陥る」内因性の精神病とされています。現在の精神医学にまで大きく影響している早発性痴呆の考え方のもつ悲観的、宿命論的な雰囲気には批判もあります。医療者の治療努力からの逃げの口実となったり、患者・家族の希望を奪う根拠となっていることもあるからです。

クレペリンは長期間精神科病院に閉じ込められた患者の観察から、この概念を打ち出したのですが、慢性化や人格荒廃など陰性症状の進展は、閉鎖的な環境がつくりだしたといわれることがあります。疾患本来の症状というより、医原病的なものだとの主張もあるのです。クレペリンの早発性痴呆の概念は、彼の臨床が、長期間、閉鎖的な処遇がなされていた大学病院の慢性患者を対象としていた影響が反映していることは否めません。

表6-2 ブロイラーの基本症状（ブロイラーの4つのA）

①連合弛緩（Assoziationslockerung）：思考のまとまりのなさ
②感情障害（Affektstorung）：感情の鈍麻，敏感さ
③自閉（Autismus）：自分の殻に閉じこもる
④両価性（Ambivalenz）：相反する感情を同じ対象にもつ

c 病名

統合失調症という病名は，2002（平成14）年の日本精神神経学会総会で承認され精神分裂病から統合失調症に変更されました。1993（平成5）年，全国精神障害者家族会連合会（全家連）は，精神病に対する差別と偏見をなくしていく活動の一環として学会に病名変更を要請しました。人間性そのものと不可分に結びついている「精神」が分裂しているという語感を問題としたのです。

精神分裂病の命名者はスイスのブロイラー Bleuler E. です（1911年）。彼は行動と思考や感情の関連がなく断絶していて統合された精神活動が不可能となっているという意味で「精神分裂病（schizo 分裂，phrenia 精神）」と命名しました。

クレペリンの早発性痴呆は，症状のみでなく経過，予後を視野に入れた縦断的な概念（痴呆に陥る）です。それに対し，ブロイラーの統合失調症は，精神症状を横断的にみて（精神の分裂）症状の基礎にある心理的な障害を考えていこうとするものです。早発性痴呆が必ずしも一様な経過をたどらないとの批判から，ブロイラーは統合失調症の多様性を強調しています。

ブロイラーが統合失調症の基本障害と考えたのは，表6-2の4つの障害です。これらはブロイラーの4つのAとして知られています。

d 原因

統合失調症の原因として，遺伝的な要因が一定の役割を果たしていることがわかっています。これまで，信頼のおけるデータが少なく，遺伝因の関与については論議を呼んでいましたが家族研究，統合失調症双生児研究など多くの研究は遺伝因の重要性を示唆しています。しかし，双生児の1人が統合失調症を発症しても同一の遺伝子をもつはずの他方の発症は，研究により幅がありますが30％程度とされています。これは，統合失調症が遺伝因だけで発症するのではないことを示しています。糖尿病や冠状動脈疾患が遺伝因から受ける同程度の影響を統合失調症も受けると考えてよいようです。

NOTE

■病名の変更
2001年には，統合失調症のほかに，スキゾフレーニア，クレペリン・ブロイラー病の3つの名称案が新聞広告などを通じて提案されました。一般からの公募で新名称を募ったのですが，そのなかでもっとも多くの支持を集めたのが「統合失調症」でした。全家連の病名変更要請から約10年の論議を経て病名変更となったのです。その後，法律など行政文書の「精神分裂病」は「統合失調症」に改められています。

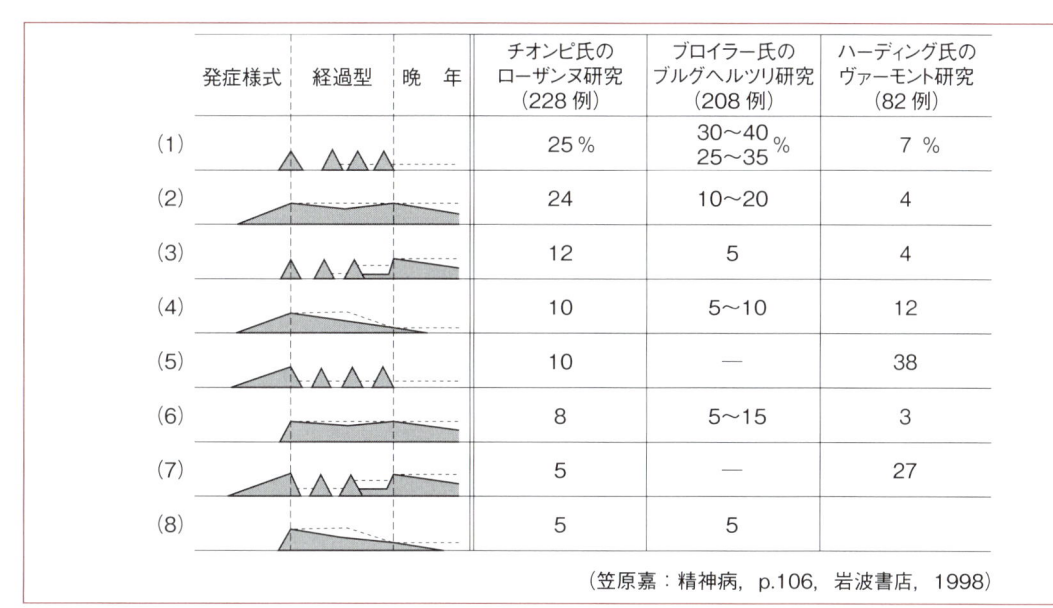

	発症様式	経過型	晩年	チオンピ氏の ローザンヌ研究 （228例）	ブロイラー氏の ブルグヘルツリ研究 （208例）	ハーディング氏の ヴァーモント研究 （82例）
(1)				25 %	30〜40 % 25〜35	7 %
(2)				24	10〜20	4
(3)				12	5	4
(4)				10	5〜10	12
(5)				10	—	38
(6)				8	5〜15	3
(7)				5	—	27
(8)				5	5	

（笠原嘉：精神病, p.106, 岩波書店, 1998）

図6-3 長期経過図

e 予後

長期予後研究によると統合失調症の予後は，通常考えられているより良好です。複数の研究者が，晩年になって回復ないし軽い症状を残すのみの者が50％以上いると報告しています（図6-3）。

f 病型

統合失調症は次のような病型に分けられます。病型は固定したものではなく移行することもあります。病型により経過，病状のあらわれ方が異なります。

1 破瓜(はか)型

平板化した感情，意欲の減退がおもな症状です。滅裂思考，連合弛緩（思考の障害）もあります。幻覚や妄想は持続したものでなく，一時的・断片的ではっきりしないことが多いです。思春期（破瓜期）から25歳ころに緩徐に発症します。内気で孤立しがちな病前性格であるともいわれます。

薬物療法も一定の効果しか期待できず，寛解・増悪を繰り返し，慢性に経過して人格水準もしだいに低下していきます。

2 緊張型

急激に発症し，不安，緊張感が強く，昏迷（自発運動がなくなる），

拒絶，カタレプシー，興奮（まとまりのない激しい行動）を呈します。20代前後に発症する人が多く，薬物療法が奏効し，比較的短期間に病状が改善します。この病型は，先進国では減少傾向といわれています。

3 妄想型

妄想，あるいは幻覚妄想状態が主で，感情の平板化，意欲の減退，緊張症状は目立ちません。多くは30歳以降に発症します。慢性に経過しても人格水準の低下は目立たず，出現する場合も長期間を経た後です。その割には社会適応は必ずしも良好ではありません。

4 単純型

陰性症状（p.144参照）が主体で，家族は疾患と気づかないこともあります。陽性症状（p.144参照）は破瓜型よりもさらに少なく，人格水準の低下も軽度にとどまります。20歳前後に緩徐に発症し，無気力で引きこもった無為な生活を送ることがあります。破瓜型に含めて考えられることが多いのですが，ブロイラーは単純型を第4の類型として付け加えました。

5 残遺型

統合失調症症状が経過していくなかで慢性段階に移行し，陽性症状は目立たなくなり，陰性症状が長期間持続するタイプです。自発性は低下し，周囲に無関心なようにみえますが，回復の可能性もあります。DSM-IVでは妄想型，解体型（ほぼ破瓜型に相当），緊張型，に加えて残遺型を類型化しています。

6 DSM-IVの統合失調症の分類

アメリカ精神医学会の精神疾患の診断基準であるDSM-IVでは，幻覚妄想や滅裂思考，昏迷・興奮，陰性症状などを統合失調症の特徴的症状としています。診断の根拠として症状の持続期間を重視していて，統合失調症と診断するには陽性症状が1か月以上，他の症状が6か月以上存在することが条件となります。6か月以内の症状の持続は統合失調症様障害と分類され，1か月以内だと短期精神病性障害と呼ばれます。

わが国では，薬物療法によく反応し比較的回復の早い一群を，従来から非定型精神病として区別する傾向があります。非定型精神病の急性期は，統合失調症の急性期症状とかわらない症状を示しますが，予後がよく社会適応もわるくありません。短期精神病性障害はこの範疇と考えられています。非定型精神病のなかでも，統合失調症症状と気分障害の傾向も併せもつ場合は，DSM-IVでは失調感情障害とされています。

他の統合失調症症状がみられず，妄想のみを症状とする妄想性障害は，従来診断のパラノイア✚に相当します。

NOTE✚

■パラノイア
妄想症。あるできごとを契機として妄想が生じ，それが体系化し持続します。妄想以外の精神症状は目立ちません。特定のパーソナリティとの関連が指摘されることもあります。

g 関連する精神症状，状態像

統合失調症の症状は次のように整理できます。
①思考障害：妄想気分，妄想知覚，妄想，思路の異常（連合弛緩，滅裂思考，思考途絶），自閉思考（言語新作）
②感情障害：鈍麻と敏感さ，自閉，両価性，疎通性の低下（プレコックス感➕）
③自我障害：自我境界の不鮮明化（思考察知，思考伝播），自我の能動性の低下（させられ体験）

1 自我意識の障害

ドイツの哲学者であり精神病理学者であるヤスパースは，自己の意識体験を自我意識（p.122参照）と呼び，自己を取り巻く世界を対象意識として自我意識と対をなすとしました。彼は，自我意識とその障害を次の4つの形式に整理しています。
①能動性の意識：離人症，作為体験，思考奪取，思考吹入
②単一性の意識：自分が2人いる，憑依など自我の分裂
③同一性の意識：家族否認，過去の自分を別の人間と確信
④外界と他人に対立する自我意識：思考伝播，自己と外界の事物の同一視

われわれは普通，意識しないけれど，私が私として意識されること，自分が自分であるとはこの4つの意識がはたらいています。これらが統合失調症ではうまく機能しなくなると考えられています（カッコ内はそれぞれの機能がうまくはたらかなくなったときの症状）。
①意欲，行動の障害：能動性，自発性の低下（無為）。昏迷，興奮，拒絶，緘黙。独語・空笑，社会的行動の不活発化。
②幻覚：幻聴，思考化声，体感幻覚。幻視はまれ。

2 基本症状・一級症状

ブロイラーは統合失調症の幻覚や妄想といった表面的な症状にとらわれず，心理的な傾向を基本症状（4つのA，p.140）として整理しました。そのためクレペリンの早発性痴呆よりも範囲が広がり，あいまいになったといわれています。ブロイラーの診断基準は，患者の心理をアセスメントしなければならないこともあって，診断する医師の主観に左右されやすい面もあります。

一方，ドイツの精神科医シュナイダー Schneider K. は，精神医学の診断は状態像に基礎をおくべきとする立場から統合失調症の症状を精緻に記述しました。そして，これらの症状がある場合に，統合失調症を想定していいだろうという症状として一級症状を抽出しています（表6-3）

■プレコックス感
オランダの精神科医リュムケが統合失調症の診断に役立つとした，統合失調症患者の面接時に受ける印象。統合失調症患者は，対人接近に障害があるため面接者自身もそれを直感的に感じとって困惑が生じることをいいます。プレコックスは，クレペリンの早発性痴呆 dementia praecox に由来します。

表6-3 シュナイダーの一級症状

①思考化声（自分の考えが聞こえる）
②対話形式の幻聴（2人の声が議論している）
③自分の行為を批評する幻聴
④身体への影響体験（外部から身体に影響が及んでいるという体感幻覚）
⑤思考途絶と思考奪取
⑥思考吹入
⑦思考伝播
⑧奇異な感情（他人から感情が吹きこまれる）
⑨奇異な衝動（他人から抵抗しがたい衝動を吹きこまれる）
⑩させられ体験（行動が他人によって操られている）
⑪了解不能な妄想知覚（ありふれたことが特別な意味をもっているとする確信）

（1946年）。シュナイダーの一級症状は，統合失調症を「控えめ」に示唆する症状リストとされています。統合失調症患者の3/4はこれらの症状をもっていますが，双極性感情障害（躁うつ病）患者の1/4にも認められるという研究もあります。

DSM-Ⅲ以来のアメリカ精神医学会の診断基準は，状態像に基礎をおくというシュナイダーの考え方をとり入れています。

3 陽性症状と陰性症状

イギリスのクロウ Crow T.J. は，最近の脳の器質的な研究，神経伝達物質についての研究などをもとに統合失調症は次の2つのタイプに分けられるとする仮説を提唱しています。クロウは，Ⅰ型からⅡ型への移行はあるがその逆の移行はないと考えています。

①陽性症状を主とするⅠ型：産出された症状。妄想，幻覚，興奮-昏迷，思考障害。薬物療法によく反応します。急性精神病状態の症状。機能的な障害で可逆的。

②陰性症状を主とするⅡ型：正常な精神機能の減少，欠如。感情の平板化，意欲，自発性の減退，会話の貧困，社会的引きこもり。慢性統合失調症「欠陥」状態。器質的障害で不可逆的である可能性が大。

2 治療

a 薬物療法

1 薬物療法の基本

統合失調症の治療では，できるだけ早期に薬物療法を開始して回復に導き，予後を良好に保つことが大切です。その基本は，単剤の経口投与です。

わが国特有といわれる多剤併用療法⊕については，どの薬剤が効いて

いるのかわからなくなり，種類，量がふえ，副作用が増強される傾向にある，エビデンスがない，などの批判があります。抗パーキンソン薬の予防的与薬を含む，漫然とした長期使用も認知機能に影響を与えるとの指摘があり，避けたほうがよいとされています。

持効性の注射薬（デポ剤）は，飲み忘れといったことがなく確実に与薬できることと2週あるいは4週に1回筋肉注射すればよいという簡便さにメリットがあります。不規則な服薬が原因で再発が繰り返される場合には，十分に説明し患者の同意を得て使用することになります。

急性期，慢性期を問わず，非定型抗精神病薬を第一選択薬として処方することが一般的になりつつあります。

2 薬物療法での看護の役割

薬物療法での看護の役割の1つに，副作用のモニターがあります。看護師には，その早期発見のために患者の訴えに注意を払うこと，行動や身体の観察が要請されています。抗精神病薬の副作用には，錐体外路症状（パーキンソン症状，アカシジア），眠気，倦怠感，口渇，内分泌系症状（月経異常，乳汁分泌），循環器系（起立性低血圧，頻脈），けいれん，遅発性ジスキネジア✛，悪性症候群などがあります。

精神症状と区別がつきにくい副作用もあります。錐体外路症状に分類されるアキネジア（無動），アカシジア（静座不能）です。

遅発性ジスキネジアは非可逆性の副作用で，対処方法がほとんどないため注意が必要です。

頻度は少ないのですが重篤な副作用とされるものに，悪性症候群があります。発熱，筋強剛，CPK（クレアチンホスホキナーゼ）の上昇，頻脈，呼吸促迫，意識障害，発汗，白血球増加，ミオグロビン尿などの症状があらわれます。薬物療法の患者は，つねにこの症候群の発生に注意しておかなければなりません。

b 電気けいれん療法

8章B（pp.272-273）参照。

c 作業療法

薬物療法や電気けいれん療法が統合失調症の症状の軽減を焦点とした治療であるのに対し，作業療法では患者の健康な部分にはたらきかけます。あるいは，社会参加が可能となるように環境を調整し，適応をはかるなどリハビリテーションの活動として総合的な援助を行います。

作業療法は，作業という言葉からイメージされる仕事だけでなく日常生活の諸活動から遊び，余暇活動，仲間づくりまで，さまざまな活動を

NOTE

■ **多剤併用療法**
統合失調症の薬物療法は，世界的には単剤での治療が主流ですが，わが国では抗精神病薬を数種類処方することが慣例として行われてきた歴史があります。しかし，非定型抗精神病薬の登場で，2000年ころから単剤化についての論議が活発となり，その流れが定着しつつあります。

■ **遅発性ジスキネジア**
ジスキネジアは，口の周囲を中心とした不随意運動のこと。抗精神病薬を半年以上使用した場合にあらわれることが多いといわれます。患者自身は気づかないこともあります。初期であれば薬剤の変更，減薬などで対処できることもありますが，慢性化すると非可逆で，回復は困難です。

手段として用います。

　安静，休息が必要な急性精神病状態では作業療法は行われません。現実感覚を取り戻し始めるようになると，生活リズムの回復をめざした作業療法が行われます。それ以後は回復過程に応じた作業療法が展開されます。退院が日程に入ってくると退院後の生活をイメージして，それへの適応へ向けて生活技術の習得，社会資源の活用の支援などが目的となります。

d 生活技能訓練（SST）

1 生活技法の学習

　統合失調症の再発は，病的素因や中枢神経機能の脆弱さをもっている人が，ストレス耐性をこえた心理・社会的刺激を受けることで引きおこされます（ストレス−脆弱モデル＋）。抗精神病薬で脆弱さをカバーし，ストレスを感じる事態への対処法を訓練することで，ストレス耐性を高め，再発を予防できると考えられています。対人関係技能を中心とした生活技能の学習を行うことで，ストレス状況への対処能力を高めるのがSST（social skills training）です。

　1994年，SSTは入院生活技能訓練として診療報酬の点数化がなされ，急速に普及しました。SSTは認知行動療法や社会学習理論をベースにしています。リーダー，コリーダーと呼ばれる2,3名の治療者のもとに，小グループで行うのが効果的とされています。

2 SSTの分類

　SSTは次の3つに分類されます（リバーマン Liberman R.P.）。
①基本訓練モデル：自分の考えていること，感じていることを相手に伝えるコミュニケーション技術の訓練が中心になります。
②問題解決技能訓練：生活上の困っている問題を出してもらい，解決方法をグループで検討する。それぞれの解決方法の利点，弱点が検討され，解決法を選択し，リハーサルします。
③自立生活技能訓練モジュール：地域での自立した生活のために必要な服薬自己管理，食生活，身だしなみ，余暇活動などの訓練プログラムが用いられます。

3 SST技法の基本

　「やってみせ（モデリング），やらせてみて（ロールプレイ），誉めてやらねば（ポジティブ・フィードバック）人は動かぬ」。これは，太平洋戦争当時の日本海軍，連合艦隊司令長官山本五十六の言葉として知られていますが，これはSSTの技法の基本をみごとに言いあらわしています。

NOTE

■ストレス−脆弱モデル
統合失調症の発症，再発などの病態を説明するモデル。このモデルでは，精神病状態は，ライフイベントに由来するストレスと脳の生物学的脆弱性の関係で決まるといわれています。

これに，般化 generalization を加えたものが SST の主要な治療技法です。
① モデリング：実際に演じた手本を見てもらう，あるいはビデオを利用する。社会的行動は，模倣学習によって習得されることからこの技法が用いられます。
② ロールプレイ：参加者に役割をふって問題となっている状況をシミュレーションします。
③ ポジティブフィードバック：自己効力感を強化するため，ロールプレイで優れていた点を誉めます。
④ 般化：学習した行動を実際の生活のなかで実行します。宿題として学んだ技能を練習場面以外で試してみることが勧められます。

❸ 疾患の経過と看護

a 入院から退院までの経過と看護

入院の対象になるのは，興奮，昏迷が強い場合，自殺のおそれ，幻覚妄想に支配されトラブルが頻発する場合などです。治療意欲があり，家族などの支えがあれば生活技能，社会性の減退が防げる通院治療が望ましいといえます。

回復過程は次の時期に分けられます。患者の状態がどの時期にあるかを推測しておくことは，どのようなケアが必要とされているかを考えるうえで重要です。

1 発症まで（前駆症状）

① 離人感（体験世界がリアルに感じられない），対人恐怖（他者に圧倒される），心気症（身体のことが過剰に心配になる）などの神経症的症状
② 不安，不眠，悪夢，抑うつ，聴覚，味覚，嗅覚などの過敏
③ 頭痛，下痢，便秘などの身体の不調

このような非特異的な症状が多く，身体の疾患と感じて他科を受診することもあります。それに続いて妄想気分，世界変容感があらわれます。

2 急性精神病状態

「なにかがおこりそう，周囲がなにかしくんでいる，これまでと様子が違う」と述べるなど，妄想気分的な状態から内容の明確な被害妄想に発展していきます。世界は不安に満ちたものとなります。

睡眠状態はしだいに悪化し，全く睡眠のとれない全不眠となりますが，疲れを感じたり，苦痛に思うことはありません。そのうち幻聴が聞こえだし，幻覚妄想などの異常体験に支配された行動がみられることもあります。

症状鎮静のために，必要十分な量の抗精神病薬が使われます。ときには，電気けいれん療法（ECT）が行われることもあります。これらの治療にそった身体管理が必要とされます。抗精神病薬の副作用に注意を払う必要がありますし，ECT後は，もうろう状態での転倒などに注意しなければなりません。

幻覚妄想が弱まり，病状が鎮静してくると家族のこと，職場のことが気になり患者があせりだすことがあります。気分高揚気味になり「もう大丈夫」と退院を要求することもあります。根気よく話を聞き，ゆとりをもてるようにはたらきかける必要があります。

このような訴えは，そう長くは続かず，数日から1週間程度でおさまり，回復前期へ移行していきます。また，ほぼ同時期の急性期の終わりに，ときにみられるのが「おどけ」といわれる現象です。患者は，気分が高揚しているようにみえ，子どもじみた悪ふざけなど退行的な行動をとります。これも一過性でほどなく収束します。

3 回復期前期（回復臨界期）

急性精神病状態が鎮静してくると，睡眠がとれるようになりますが，繰り返し悪夢をみることがあります。また，発熱，便秘，下痢，胸部や腹部の痛み，筋肉痛など身体症状が出現することもあります。急に薬の副作用が強くなる場合もあります。悪夢や身体症状は，聞かれれば話すという感じで積極的に訴えてくることはあまりありません（言語的表現の少ない時期でもあるのです）。このような「身体のゆれ」が確認できれば，ほぼ急性精神病状態は収束したとみていいでしょう。

睡眠過剰で横臥して過ごしていることが多い時期です。疲れやすく活力が低下しています。抑うつ的にみえることもあるので精神病後抑うつと呼ばれることもあります。この時期は，十分な睡眠，休息を保証しなければなりません。急性期で使い果たし消耗した心身にエネルギーを補給しているとも考えられるからです。

作業能力は低く，対人関係も苦痛に感じることが多いので，作業療法への参加，社会生活の再開には慎重を要します。家族は，この状態が永遠に続くかのように思い，あせって患者を鼓舞していろいろな活動に参加させようとする場合もあります。回復過程を順調にたどっている証拠であり，一時的なものであることを説明しておく必要があります。

4 回復期後期

しだいに活力が回復してきて，これまでの過眠傾向から日中起きている時間が長くなります。通常の生活リズムが回復してくるわけです。

病院内のグループ活動に参加し，心理的サポートを受けながら無理なく活動性を高めていくために，患者と共同でリハビリテーションのプランを立てることも必要です。小さなことでも自己決定を重ねていくなか

で自信をもち自我は強化されていきます。

統合失調症を発症する人は幼児期から青年前期にいたるまで，安心して他者と出会い，他者と交流できる力が自分にもあることに自信がもてなかった人だといわれています。入院というグループ体験が有効に生かされれば，他者といることに不安を感じず，自己評価を高める経験とする機会になります。

家族や職場，学校など退院後の生活再開に関係する場と調整しながら，徐々に地域での生活に移行していく時期です。退院へ向けて外泊などが開始されると，現実と直面することになります。社会生活への自信のなさから悲観的になることもありますので，症状再燃，自殺企図に注意しなければなりません。

b 急性期の看護

急性期は現実検討能力が十分ではなく，不安の強い時期であり，看護には次の3点への配慮が重要です。

1 環境

集中ケアのできる個室が望ましいといえます。ナースステーションに隣接し，看護師の庇護下にいる安心感をもてるような空間で，休養，引きこもりが保証されることが必要です。看護師の立ち居振舞いが患者から見えることが，患者の不安の軽減に役立ちます。自分を迫害してくる全世界を相手に，誰も信じられず孤独に1人で戦っているような急性期の患者にとって，いつも傍らにいる看護師の存在は，大きな安心感をもたらしています。

統合失調症急性期は自我境界が減弱していることが多いので閉じられた空間が安心感をもたらすこともあります。シェルターのような空間に意味があります。

回復期後期の段階では，多床室に移り穏やかな対人関係が始まることも活動性を高めていく刺激となります。

2 現実志向性

急性期で幻覚妄想状態にあっても，患者は現実認識を失いきっていません。病的体験に圧倒されているようにみえていても，現実への窓が完全に閉ざされることはないのです。傍らに誰もいないかのように独語を続けている患者でも，声をかけると返事がかえってきます。食事に毒物が入っているという妄想がある患者に食事をすすめると，疑いながらも食べてくれることがあります。

患者は，100パーセント異常体験に浸りきっているのではなく，どこかその世界に疑いをもち現実を志向している側面があると考えてよいよ

うです。急性期には患者の現実志向性を意識したケアが必要とされます。

3 気持ちをくんだかかわり

　病的な体験世界の内容を無理に知ろうとする必要はありませんし，むしろ根掘り葉掘り聞き出そうとするのはすすめられません。患者の意識が病的な世界に向き，そこに固着しがちになるからです。
　「死ね」「おまえはダメな人間だ」などと，自尊感情を傷つけるような内容の幻聴が聞こえ続ける人の苦しさに関心を寄せ，見まもりつつ待つ姿勢が大切です。抗精神病薬が効いてきて，睡眠がとれるようになると興奮，昏迷，幻聴などは改善し，疎通性が回復してきます。

C 退院へ向けての援助

　診療報酬上の病棟類型に精神科急性期治療病棟があります。そこでの新規患者の入院期間の目安は3か月です。入院期間が3か月をこえると診療報酬が下がります。こういった国の政策誘導もあって，新入院患者の在院期間は短縮していく傾向にあります。
　しかし，早すぎる退院は，事故，自殺，再燃による再入院の繰り返し（回転ドア現象⊕）などの問題をおこすこともあります。患者には，その人固有の回復のペースがあります。多くの場合，退院しても，デイケア，外来，訪問看護など場をかえて，治療や看護のかかわりは続きます。治療のどこまでを入院で行うかなどを考慮して退院の時期とタイミングは，決定されなければなりません。
　退院への準備は，入院時の治療契約に始まります。入院治療で可能なこと，限界を明確にしておき，治療方針や目標を入院時に患者，家族，治療者間で明瞭にしておくことは，退院へのスムーズな移行の素地となります。
　服薬中断からの病状再燃で再入院となるケースが多いことから，入院中に服薬継続の自覚をもってもらうことが必要とされます。入院中の服薬自己管理，薬物療法についての情報提供，グループ学習などが試みられています。
　急性期の幻覚妄想などの陽性症状が鎮静化し，外来治療への移行が期待できそうになると，外出や外泊が試みられます。外出・外泊の様子は退院後の生活を想定するのに役立ちます。家族の対応で患者のストレスとなることはなにか，薬の管理は誰が行っているかなど，患者本人，家族双方から外泊中の情報を集めます。問題があれば家族間の調整を考えます。
　退院計画は，アパート単身生活，社会復帰施設，自宅など，いつどこへ帰るかを軸に目標を設定します。そして，活用する社会資源の組み合わせを患者と共同で考えておき，その活用にあたって，入院中に経験しておいたほうがよいことなどを盛り込みます。

NOTE ⊕

■ 回転ドア現象
統合失調症の患者が精神科病院への入退院を繰り返すこと。この現象は，退院しても安定した状態が保てず再発が繰り返されることを意味しています。服薬の継続，家族内の葛藤，地域サポート体制の不備などが関係しておこります。

C. 統合失調症の理解と看護

■臨床では■

統合失調症急性期の看護

　急性期治療病棟に入院した30代の女性患者。激しい幻覚妄想状態で隔離室を使わざるをえませんでした。症状がおさまり，一般病室に移りました。そこでは，ひたすら寝ている状態が続いています。しかし，同室の認知症の患者から便をぬりつけられる，不機嫌な躁状態の患者からは攻撃的な口調で耳障りなことを言われるので，決して心穏やかに過ごせる環境とはいいがたかったのです。

　看護師はみかねて開放病棟への転棟を提案しました。患者も同意しましたので転棟となりましたが，数日前には発熱してすぐに解熱するということもあったので，身体的な揺らぎのおきる臨界期なのかもしれないとぼんやり考えていました。

　転棟翌日，彼女は開放病棟から前日までいた急性期治療病棟（閉鎖病棟）へ戻ることを希望しました。開放病棟は，人の出入りが多く安心して休めないし人間関係がわずらわしいことを理由にあげ，「自由に出入りできるところより鍵のかかっているところのほうが安心」と話しました。連日悪夢が続いていて，その内容は入院の理由となったできごとと関係していることもわかりました。看護記録には，背部を刺されるような奇妙な痛みのことも記載されていました。発熱，悪夢，疼痛。これらは急性精神病状態が終わり，身体感覚が戻ってくるといわれる臨界期現象と看護師には思えました。

　患者の回復は，臨界期に差しかかったところで，まだ閉じられた保護的空間のほうが安心していられると看護師は理解し，昨日までいた部屋へ移ることを了承したのです。

d 慢性期の看護

1 地域の条件しだいで退院可能

　精神科病院ブームといわれ，精神病床が増えつづけた1960年代の収容政策の結果，わが国は実数，人口比ともに世界でも類をみない入院患者をかかえています。

　国の施策，家族の事情，病状の不安定さ，治療抵抗性，などさまざまな影響を受けて入院が長期化します。幻覚妄想状態，昏迷，興奮などの激しい症状の急性期がおさまれば，地域での生活にスムーズに移行できるとは限らないのです。

　病棟と異なる地域生活という環境への適応をめざす退院支援は，新たに患者と出会い直し，患者理解を深めていくプロセスともいえます。

2 陰性症状と病院環境

　統合失調症は，病と障害の共存といわれるように再発し，慢性化する疾患です。慢性化には陰性症状の問題が大きく関係しています。自閉的となり，意欲，活動性に乏しく，日常生活へも関心を払わない状態が陰性症状です。陰性症状は，統合失調症本来の一次的な症状というだけで

なく，閉鎖的病院環境が二次的につくりだしたインスティテューショナリズム✚（施設症）だといわれることもあります。

近年，注目されているのが，抗精神病薬の副作用としての二次的陰性症状です。錐体外路系の副作用であるアキネジア（無動）は，意欲，活動性の低下としてあらわれますから，統合失調症本来の陰性症状と区別するのは困難だといわれます。

非定型抗精神病薬は，陰性症状を改善する効果があるとの研究報告がありますが，これを否定する研究もあるようです。

このように，陰性症状は病気本来の症状というだけでなく治療施設としての病院，治療手段としての薬物も複雑に絡み合った病態として理解しなければならないようです。したがって，その対処は療養環境の見直し，多剤併用療法の検討を含む多様なものとなります。SSTや作業療法，グループ活動，心理教育など，精神科病院でなされている治療活動のめざすことの1つは陰性症状の改善です。

3 慢性期の看護と開放処遇

看護師は長期在院患者をとかく悲観的にみて，諦めの心境に陥りがちです。長期予後の研究では，患者・家族の前向きな期待が，良好な予後と関係していたと報告されています。慢性期の看護で重要なことは，楽観主義や希望ということになります。

いずれは退院し，地域で暮らす患者としてとらえ，地域での生活の準備として入院中にできることはなにかという発想で看護にあたらなければなりません。

開放的な処遇で，社会的な体験が豊富になるようなプログラムも用意される必要があります。

代理行為✚を極力廃止して，生活のあらゆる場面に自己決定の機会が設けられれば，これまで潜在していた能力が顕在化してくることもあります。制限の多い閉鎖病棟ではその環境に見合った能力しか患者はみせていないのです。多くの場面が用意されなければ，患者のもっている力は表現されないし，看護の側にもみえないことに留意すべきです。

変化を見逃さないことも重要です。小さな変化が雪だるま式に大きな変化へと発展することがあります。たとえばなにかをきっかけに長期入院者が退院したいと言い出したときなどです。時を逃さず検討することで，これまで無理だと思われていた患者が意外な力を発揮して，退院にこぎつけることがあります。

患者の変化を見逃さない看護，変化のおきやすい病棟であることを理解することが必要です。そのためには慢性期の看護では，変化が持ち込まれるように管理の枠はゆるやかであるにこしたことはありません。

NOTE

■**インスティテューショナリズム**
社会学者ゴッフマンが，トータル・インスティテューション（全制的施設）で生活をする人々におこる生活態度，精神状態を指して使った用語。全制的施設とは，軍隊，刑務所やかつての精神科病院のように社会から遮断され，画一的な生活を余儀なくされるような施設をいいます。このような環境での生活が長期にわたると心の動きが平板となり，依存退行的な生活態度となります。精神科病院入院患者では，生活技能も退化します。

■**代理行為**
精神科病院には，自由に出入りのできない閉鎖病棟があり，隔離・拘束に代表される行動制限もあるため，病院が患者にかわり金銭管理を行い，看護師が私物や飲食物，タバコなどの管理，買い物の代行などを行うことがあります。

C. 統合失調症の理解と看護

■臨床では■

統合失調症慢性期の看護

　長期入院となってしまったA子さん（30代）は「退院したい」という希望を捨てていませんでした。しかし，家族は退院を渋りました。A子さんは入院当時，法的責任を問われても仕方のないような事件をおこしていたからです。家族はそのことも気にしていたかもしれませんが，電話での話もままならない年老いた母親との2人暮らしになることをもっとも懸念していました。家族に一方的に押しつけるのではないこと，デイケアで支えることを説明しました。そして，別世帯である兄の了解をなんとか取り付けることができました。

　デイケアへ通所するには，時間に合わせ送迎車両の乗降場所で待機していなければなりません。地理がわかり，時計が読めるという生活技能が要求されます。自宅からデイケアへ通う練習をしてわかったことは，A子さんは地理感覚があやしく，時計が読めないということでした。

　臨床心理士に知能検査を行ってもらったところ，IQは病棟での暮らしぶりからは想像できないほど低いことがわかりました。考えてみると確かに精神病棟は時計が読めなくても暮らせるところだとあらためて感じました。IQはなにをあらわしているかという素朴な疑問もわいてきました。

　病棟スタッフが同行して乗降場所を確認してもらい，時計の読み方を教えようとしました。何度か繰り返すうちに地理感覚のほうはなんとかなりました。時計を読むことは，A子さんがあきらめました。看護師は算数の勉強を無理強いしませんでした。そのかわりデイケア車両の到着に合わせて病棟からA子さんの自宅に電話を入れ，家を出る時間であることを知らせました。そのうちA子さんはわれわれの手を煩わせることなくデイケアに通うことができるようになったのです。

　A子さんは時計が読めるようになったのでしょうか。勘で時間を推測しているというしかないというのが受け持ち看護師の返答でした。

4 慢性期の看護と身体看護

　高齢化した患者が増えるにつれ高血圧，糖尿病，脂質異常などの生活習慣病の問題も重要になってきています。その予防，管理は一般の中高年と同様に学習支援，セルフケア支援として考えなければなりません。

　統合失調症患者は，病態からくる身体への関心の薄さ，薬物療法による痛み感受性の低下があり，自覚症状の訴えが遅くなりがちです。身体疾患の発見が遅れないよう，日常のケアで身体面への配慮が必要です。

　長期入院の患者に多い水中毒の問題も深刻です。多飲水による嘔吐，尿失禁からもうろう状態，けいれん発作などのおきる水中毒へ発展していきます。患者自身による飲水制限が不可能で隔離室の使用が始まると，対処は困難です。重症化しないよう，まず予防への取り組みがなされなければなりません。飲水−隔離が悪循環とならないためには，隔離室を使用しないで飲水を制限する工夫✚が必要です。

5 慢性期とリハビリテーション

　精神科リハビリテーションは，患者に人としての尊厳をとりもどさせ，

NOTE

■**隔離室を使用しないで飲水を制限する工夫**

飲水取り締まりゲームとならないためには，患者−看護師関係が信頼のおけるものであり，患者が看護師の話に耳を傾けてくれる関係であることが第一です。信頼関係のうえに立って多飲水の危険を理解してもらう心理教育，飲水の自己コントロールに共同して取り組むことができれば展望がひらけますが，そう容易ではありません。

自己評価を高めるためになされるといっても過言ではありません。たとえば、SSTは、コミュニケーション能力や生活技能の向上を通して、患者の自尊感情を維持向上することに意味があるのです。自尊感情をとりもどした結果として自信をもって対人関係がもてるようになり、地域社会での生活が可能になるのです。

地域での社会復帰施設の建設に反対運動がおきることに象徴されるように精神障害者は、スティグマを負わされています。このスティグマに立ち向かっていくのは、そう容易ではありません。彼らは、病院、地域を問わず、社会の大切な構成員として遇される体験を通してエンパワーされるのです。ですから、人としての尊厳、自尊感情などに配慮しない援助は、リハビリテーションとして無効です。

4 主症状と看護

a 幻覚妄想状態

幻覚はしばしば妄想を伴いますから、幻覚妄想状態とひとくくりにして論じられるのが普通です。幻覚は、対象となる物が存在しないにもかかわらずリアルに知覚体験することをいいます。統合失調症の幻覚は、幻聴がほとんどです。幻視はアルコール依存症の離脱時など器質性精神病でみられます。

妄想は非現実的な考えであり、根拠が薄弱であるにもかかわらず強く確信し、理屈で反論しても訂正不能な思い込みです。統合失調症のみでなく器質性精神病、双極性感情障害（躁うつ病）、中毒性精神病、心因反応などでも妄想をもつことがあります。妄想は理由なしに不合理な考えが確信される一次妄想（真性妄想）と異常体験、感情の変調、性格、状況などとの関連で妄想の発生、内容が了解できる二次妄想に分類されます（6章A、p.117参照）。

b 不安

不安は誰でも体験しますし、精神科領域の多くの疾患に幅広くみられます。

1 不安の一般的特徴

①心配事として感じられる主観的な体験ですから、不安そのものを直接観察できるわけではありません。不安があることをうかがわせる徴候は、生理的変化、行動の変化にあらわれます。
  ・生理的変化：心拍数の増加、発汗、ふるえ、めまい、胸部絞厄感、

　　　　　　口渇，尿意急迫
　・行動の変化：いらだち，落ち着きのなさ
②他者の不安を共感的に感じることで生じる不安もあります。
③不安は，差し迫った危機に対する警戒信号としての意味がある場合もあります。
④不安があると，それを和らげ軽減する行動がとられます（対処行動，防衛機制）。

2 不安の程度と看護（ペプロウによる）

①軽度

知覚野がやや広がります。そのため，不安のない状態より，気づき，注意力，観察力などがアップします。不安を自覚し，その状態などを言葉にできます。

・看護

不安が生み出すエネルギーを有効に使えるよう援助します。

②中等度

知覚野がやや狭まります。そのため，状況を把握する能力が低下します。特定のことに注意を集中することはできますが，全体状況に目配りすることができません。まわりの人が指示すれば，それに従って注意を向けることはできます。

・看護

看護師の不安が患者の不安を増強しないように，看護師は自分自身の不安の程度に自覚することが必要です。患者が不安に気づき，それを説明できるように援助します。「不安ですか」「緊張していますか」とたずねることから始めるとよいでしょう。

③重度

知覚野は大幅に縮小します。そのため，ごく小さな部分に注意が集中し，それ以外のできごとには気づきません。指示する人がいても，その指示に従って注意を向けることができません。特定のできごとといった部分に注意は集中しますから，判断に歪みが生じます。この状態では，自分自身の不安に気づくこともありません。

・看護

このレベルの不安では，いらだったり歩きまわったりすることには触れないようにします。心に浮かんだことを自由に話すことができれば，不安を軽減できることもあります。

④パニック（恐怖，恐慌）

知覚野はさらに縮小し，注意の焦点は細かいことに分散されます。まわりは非現実的な感じがし，思考は筋道だったものにならず，混乱します。困惑した行動もみられます。「ばらばらになった感じ」「死んでしまうかもしれない」「なにがなんだかわからない」などと生きていくこと

への脅威を表現することもあります。パニックによって生み出されたエネルギーが、怒りとして凝集すると、激しく争う、うろうろ歩きまわる、走り出すといった形で発散されることもあります。

• 看護

声かけは、要領よく短い言葉でします。長々と話しても注意力が続かないからです。考えなければ答えられないような質問はしないほうが無難です。うろうろ歩き回っていても制止せず、付き添い見まもります。身体には触れないほうがよいでしょう。

3 統合失調症の不安の特徴

統合失調症患者にみられる不安は、発症初期の世界の終わりが間近にくると確信する世界没落体験、妄想気分などに伴い、その後もさまざまな場面にあらわれます。統合失調症患者は、状況の変化に弱いことが指摘されます。対人関係でも融通がきかず杓子定規な対応をしがちで、新しい環境に慣れにくいのです。退院が話題となるたびに状態悪化を繰り返す患者がいます。アパート単身生活を希望して、退院計画が進行し、アパート探しからはじまり諸準備が整ったところで、患者が不安を訴え退院を渋りはじめるということもあります。

精神科受診そのものが不安を呼びおこしますし、医療スタッフとの出会い、隔離・拘束も不安の要因となることがあります。

病識が出てきたときも、将来への不安が高まります。自殺に注意することが必要です。非定型抗精神病薬による目覚め現象⊕の場合も、同様なことが指摘されています。

C 昏迷状態

1 昏迷の症状

昏迷は声かけに応答がなかったり、拒絶的で臥床したまま動かなかったりする状態をいいます。昏迷は統合失調症緊張型にみられる症状です。意識障害はありませんので回復後に確認すると、そのときのことを記憶しています。昏迷は統合失調症緊張型のみでなく、うつ病、ヒステリーでもみられます。

統合失調症緊張型の緊張病症候群では、昏迷、精神運動興奮が単独あるいは交代であらわれます。典型的な緊張病症候群は近年、まれとなってきています。

2 昏迷状態の患者の看護

昏迷状態の患者の看護で留意しなければならないのは次の点です。
• 水分、食事もとらず、入浴、更衣も行わない、ときには失禁もみら

NOTE

■目覚め現象
従来の薬から非定型抗精神病薬への切りかえによって、認知機能や陽性症状、陰性症状が改善することで、目覚めたかのように自分のおかれた状況が見えてくることで、心理的な危機が引きおこされることがあります。失われた時間を取り戻そうとあせることもありますし、現実への適応に絶望的になり死を選ぶこともあります。

れますから，全面的な日常生活援助が必要です。
- 意思発動はありませんが意識があり，状況は把握していますから，不用意な発言に気をつけ，ケアを行うときは，必ず声をかけます。
- 脱水による発熱，尿閉，便秘などの抗精神病薬の副作用，褥瘡の可能性を考えて皮膚の発赤，水疱に注意します。
- 臥床して動かないかと思っていると突発的な行動に出ることもあります。内面は強い不安や困惑など活発な精神活動があることに注意しておく必要があります。

3 興奮状態

　患者が破壊的な行動を自分でコントロールできないときは，外部からの制限が必要になります。過剰な刺激を処理できないために混乱し暴力的になることもあります。対人的にも空間的にもシンプルな環境を用意して，刺激の低減をはかる必要があります。それ以外にも興奮状態を引きおこす要因はさまざまです。閉鎖的な環境への非自発的な入院は不安や怒りを引きおこし，患者は脅えを隠すため，あるいは自分自身をまもるため攻撃的な行動にでることもあります。また，攻撃性は自己評価の低下をもたらすようなできごとが重なり，被害関係妄想にまで発展することで引きおこされることもあります。

　精神運動興奮状態は意欲の発動が盛んになった状態で，躁病性のものと統合失調症緊張型に伴うものの2種類に分けられます。興奮状態の患者は，身体的な観察を密にして体力の消耗，脱水，清潔などに留意する必要があります。

①躁病性興奮：気分爽快で多弁・多動となります。話題，行動は変転し逸脱行動となることもあります。行動が妨げられるとさらに興奮し攻撃性が強まります。
②緊張病性興奮：不安・緊張があり落ち着かない状態から突然，暴力行為にいたることがあります（衝動行為）。了解できない言動，奇妙でわざとらしい行動があり，幻覚妄想に支配されていることがうかがえます。

d 自傷・自殺企図

1 統合失調症と自殺

　統合失調症の患者の自殺は，うつ病と同程度に多く，全患者の10％に達するという報告もあります。統合失調症の死亡原因の第一位は自殺です。発症5年後から増加するといわれます。

　自殺企図から発症が気づかれることもあります。幻聴，妄想などの病的体験に基づいていると考えらています。

自殺に注意すべき時期は，急性精神病状態で入院した患者の場合，外泊が許可されるほどに回復したころです。現実と自分のおかれた立場とのギャップに気づくことで絶望することがあります。精神病後抑うつの時期も，患者は，悲哀感，罪責感などをもちやすく，希死念慮に注意を払わなければなりません。

発症から数年，10数年が経ち病状も安定していると思える患者も自殺することがあります。なんの前触れも感じさせずに突然決行され，しかも確実な方法を選ぶことが多いので，医療者は，無力感を味わうことになります。薬物療法の導入後，慢性期の自殺が増えているともいわれています。一見，安定しているかにみえる慢性期の患者であっても心の隅に，希死念慮があることもまれではないということを念頭におく必要がありそうです。病状再燃が自殺のベースにあることもあります。

2 自殺の危険の高い統合失調症患者

①男性
②発症から10年以内
③再発を繰り返している
④病識がある
⑤薬への反応がわるい
⑥社会的に孤立し，将来への希望がない
⑦病前とその時点の能力に大きな開きがある
⑧抑うつ状態になることがある

3 入院患者の自殺企図のおこりやすい条件

①時間的な要因：入院後間もない時期，職員の交代時，外泊・外出時，休日
②病院施設の不備
③職員間の連携不足
④自殺予防についての看護マニュアルがない
⑤危険の評価，患者把握の方法が不十分

自殺を防ぐには，注意深い観察が必要なことはいうまでもありません。その徴候が感じられたら，自殺を考えているかどうかについて率直に問いかけます。

e 拒否（拒食・拒薬）

拒絶は統合失調症緊張型であらわれ，理由が明らかでない反抗，緘黙，拒食などの形をとります。以下に拒食と拒薬の看護について考えます。

1 拒食

統合失調症の患者で食事をとろうとしない場合には次のようなことが考えられます。

- 幻聴によって「食べるな」と命令され、それに抗えない。
- 食事に自分を害するような毒物などが入っていると思い込んでいる（被毒妄想）。

とくに食事に関する内容の幻聴、妄想でなくとも幻覚妄想に支配されていると空腹も感じず、食事に集中できないことがあります。この場合、拒否、拒絶とは趣を異にしますから、すすめると量は少なくても食べてくれますが、箸がとまるごとに声をかけて注意を促す必要があります。

幻聴は時間で変化し強弱があります。強く聞こえるときには食べられなくても、弱まったときにかきこむように食べることがあります。また、ある時間間隔ですすめていると、そのうち摂取することもあります。他の患者から離れて、1人で食事できる場面を設定するなど、場所をかえると食べられることがあります。

被毒妄想による拒食のときには、缶入りの清涼飲料などを目の前で開けてあげると飲めることがあります。あるいは、病院食は食べないが、家族の持ってきたものなら食べることもあります。

現実が疑心に満ち、安心していられる世界ではなくなっているのですから、信頼できる看護師との関係が成立することが必要です。食べることに看護師も執着せず、1人の看護師が時間をかけて丁寧にかかわる場面を多くもつことで、安心してもらうことが拒食の解消にもつながります。

人は心配事があったり、体調不良があると食が進みません。食べないから、異常体験による拒食と決めつけるのでなく、心身にわたるアセスメントを行い、食べられない原因を突きとめることがまず必要です。寡黙で自分を表現しない患者の場合には、重大な身体症状についても訴えないことが少なくありません。不食の原因が便秘、イレウスであることをよく経験します。

脱水によって発熱する、栄養状態の極端な悪化の場合には、経管栄養なども考慮しなければならなくなります。医療者が強制的な施行の決意をかためて、患者に経口的に食べるか経管栄養かを選択させると、それを契機に食べだすことがあります。最後の手段であり、好ましいことではありません。

2 拒薬

拒薬は、病状の再燃、再入院のおもな原因です。1回の入院で薬物療法の継続の必要性を理解し、実行する患者は少ないのが現状です。服薬中断から病状再燃、再入院となることを何度か繰り返してはじめて薬の

必要性を理解することになるのです。

拒薬の理由としてまず考えなければならないのは，抗精神病薬の副作用です。頑強な拒薬の背景となっているのが錐体外路症状など不快な過去の副作用体験だったりします。アカシジア，過鎮静，眠気，易疲労感，ろれつがまわらない，体重増加，性機能不全などの副作用が服薬継続に影響を与えるといわれています。

病識の欠如が拒薬の理由の第一にあげられることがあります。しかし，安易に病識の欠如を問題にするべきではありません。病名告知，病気や使用している薬物についての説明が患者に理解できるように丁寧になされているかがまず問われるべきでしょう。医療者が副作用の訴えに十分耳を傾け，対処策を一緒に考えたかどうかも影響します。

精神病であることがその人の自尊心を傷つける可能性があれば，否認の防衛機制がはたらくこともあります。病気であることを認めなければ，服薬しないのも当然でしょう。服薬している間は病気と考え，退院するやいなや「もう病気は治ったから」と服薬をとめてしまうこともあります。ただ，精神病であることを認めない患者が，規則的に服薬している場合もあります。

医療者との信頼関係も服薬に影響します。医師は自分自身を処方するといわれるのは，そのためです。

非自発的な入院では，医療者への不信から服薬を拒否することがあります。病棟が安心していられる所と感じられ，医療者との関係が信頼のおけるものになるにつれ心を開き，服薬に応じるのです。

医療者側に，共同作業（コラボレーション）としての治療✚という意識が必要です。患者は，指示を遵守するだけの受け身的な立場ではないのです。「服薬についてのコンプライアンス（指示の遵守）がわるい」などという表現は，パターナリズム✚の影響です。患者にやみくもに追従を求めるのではなく，共同作業を阻害している要因がなにかを問う必要があります。

治療の主役は患者であり，患者が能動的に治療に参加するのでなければ，入院はともかく，地域で生活しながら規則的な服薬を継続するのは困難です。入院中から，薬についての知識の習得をめざして服薬教育プログラムでの教育を行う病院が増えてきています。

●文献
1）五十嵐透子：一般システム論とバイオ・サイコ・ソーシャルモデル，看護学雑誌，65(7)：666-671，2001．
2）オトゥール AW，ウェルト SR 編（池田明子ほか訳）：ペプロウ看護論―看護実践における対人関係理論，医学書院，1996．
3）トーリー，E フラー（南光進一郎ほか訳）：分裂病がわかる本，p.206，日本評論社，1997．
4）分裂病の治療ガイドライン，精神科治療学，vol15 増刊，p109，星和書店，2000．
5）中井久夫・山口直彦：看護のための精神医学，医学書院，2001．
6）大熊輝雄：現代臨床精神医学改訂第 8 版，金原出版，2000．

NOTE

■共同作業（コラボレーション）としての治療
慢性疾患では，患者は退院するとみずから治療や症状を管理しなければなりません。お任せ医療ではなく共同作業としての医療が強調されるのは，入院時から患者に自己管理の姿勢をもってもらい，主体的に医療に参加してもらうためです。

■パターナリズム
患者は医療専門職に判断を任せ，その意見に従っていればよいとする医療者の考え方です。

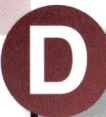

D 気分障害（うつ病・躁病）の理解と看護

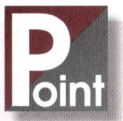

Point
- 気分障害は主として20～50歳代に発症しますが，老年期のうつ病もあります。抑うつ気分と意欲低下が特徴的なうつ状態，気分の高揚と活動性の亢進が特徴的な躁状態がみられます。
- 病状パターンとしては，うつ状態を繰り返す単極性障害（うつ病）と，うつ状態と躁状態が出現する双極性感情障害（躁うつ病）が代表的な障害で，後遺症を残さず治癒する疾患です。
- 原因は，不明で多岐（遺伝的・生理的要因，生育歴，人格など）にわたります。
- 治療は薬物療法のほか，精神療法や心理教育が重要です。

　気分障害（主にうつ病）という病名は，以前に比べよく耳にするようになってきました。みなさんも，うつ病で医療機関を受診しているとか，うつ状態が長く続き，知人から相談を受けたことはないでしょうか。うつ病は，心が風邪をひいた状態とよくいわれます◆。誰もが生活のなかでストレスを感じ落ち込んだり，不安になったりすることはよくあることです。身体的な風邪症状は，初期の段階で休養をとり，栄養を蓄えれば自然に治ってしまいます。しかし，風邪をこじらせると，肺炎になり死にいたることがあるように，心の風邪（うつ病）も，放っておけば，取り返しのつかないことになるのです。

1 気分障害とは

NOTE

■ 心の風邪
実際にうつ病の診断を受けた人にたずねると，心が風邪をひくという表現に異を唱える方も多くみられます。うつ病は風邪のようにすぐに治ることはありません。休息はもちろんのこと，いろいろな人からのサポートやケアが必要になります。そのような意味で，心の風邪とは安易に呼べないという意見もあるのです。
しかし，ここでは気分障害という疾患をより身近にとらえるためにわかりやすい表現としました。

　気分障害は，双極性感情障害（躁うつ病），感情障害とも呼ばれています。19世紀末にドイツで精神科医クレペリンが，単一の病相を示す躁病やうつ病を含めて躁うつ病という概念を導入しました。
　気分障害の基本となる症状は気分の高低で，高い躁状態と低いうつ状態を呈します。躁状態では気分は高揚し，意欲が亢進して多弁，多動となりじっとしていられず手当たりしだいさまざまな行為を行います。思考のまとまりが欠け，内容面では誇大傾向が著明で誇大妄想にいたる例もみられます。うつ状態では気分は沈み，悲哀感，不安感，焦燥感をしばしば伴い，意欲・活動性が低下し，身体が動かなくなることもあります。思考は判断力，決断力が低下し，内容は悲観的になります。
　躁とうつを繰り返すものを双極型，うつだけを繰り返すものを単極型と呼びます。後者の発症頻度がもっとも多く，前者がこれに次ぎ，躁状

態のみを繰り返すものははるかに少なくなります。

症状が重篤なときには，躁状態では他人への迷惑行為の防止などのため，うつ状態では不安・苦痛の軽減，自殺企図の防止のため入院治療を要します。治療は薬物療法を主としますが，支持的精神療法，精神療法（洞察療法），心理教育も重要です。

2 出現の頻度

うつ病に限っていえば，精神科を受診する人の割合は，年々増加していますが，その半数以上は他科（内科・婦人科など）を受診しているといわれています。うつ病の発症率は従来考えられていたよりもはるかに多いといわれています。WHO（世界保健機関）の疫学研究によると，うつ病は人口の3〜5％，わが国でも3〜6％の人が一生の間にかかるといわれています。これは身体の病気に比べても多い数字で，今後ますます増加することが予想されます。

3 発症年齢

双極性感情障害の発症の好発年齢は，20歳代前半と40〜50歳代の2つのピークがあります。成人になっていろいろな役割にうまく適応できずにいる時期と，老いを見つめて空しさと疲れを感じる時期です。また以前は，子どもにはうつ病はないといわれていましたが，現在は子どものうつ病が社会的なトピックスにもなっています。なかでも，児童精神科の外来を訪れる子どもの1/4はうつ状態にあるといわれています。このようなことから，気分障害は全年齢的に発症しうる一般的な病気であるともいえます。

表6-4 うつ病の有病率

日本の場合	
「慢性的な軽度のうつ病」の有病率	3％
一生涯で「慢性的な軽度のうつ病」にかかる率	6％
一生涯でうつ病（軽度も重度も含む）にかかる率	5〜8％
WHOの推計	
うつ病の有病率（全人口）	3〜5％
アメリカの場合	
男性のうつ病有病率	10〜15％
女性のうつ病有病率	10〜25％

（吉川武彦監：徹底図解うつ病—心の正体を知り，確実に治す，法研，p.19，2000．）

4 原因

気分障害の患者には，特徴的な性格傾向がみられるといわれています。また，さまざまな状況因と仮説が考えられています。

a 執着性格

わが国の下田光造（1885-1978）が提唱した性格で，気分障害の患者は几帳面，徹底性，律儀，強い義務責任感，組織への強い忠誠心，高い協調性などの特徴があり，一度おこった感情が長く持続し，その強度を維持し，むしろ増強すると説明されています。

b 循環気質

ドイツのクレッチマー Kretschmer E. によって指摘された性格で，社交的で陽気，ユーモアに富み活動的，物静かで気が弱いなどの特徴があり，環境と共鳴しそれにとけ込む傾向と説明されます。

c メランコリー親和型性格

ドイツのテレンバッハ Tellenbach H. は，うつ病患者の性格についてメランコリー型という概念を提唱しました。その性格の基本に几帳面，勤勉，誠実，良心的，責任感が強いなどの特徴があり，秩序を志向し，対人的配慮を重んじる傾向とまとめられます。

d 心理・社会的要因

気分障害は，さまざまな精神的できごとや身体状態が発症になんらかの影響を与えていると考えられます。このような誘因あるいは状況因としては，たとえば近親者の病気や死，子どもの独立，家庭内不和，転居といった家庭内の問題や，妊娠，出産などの身体的変化，職務異動，転職，定年などの仕事に関するさまざまなできごとがあげられます。職場の昇進のように一見喜ばしいことでも，その人にとっては責任感も仕事量も重荷と感じて，うつ状態となることもあります。

執着性格の人は，疲労するような状況にあっても，それに反して仕事に没頭しがんばり続け，疲労がたまった頂点の段階で突然発症することが考えられます。メランコリー親和型性格の人は，秩序性のある日々の生活が大きく変化するような事態に遭遇すると，なおいっそうその秩序に固執しようとしますが，結局は新たな秩序に適応するしかない状況に

NOTE

■ DSM-Ⅳ 大うつ病性障害メランコリー型の特徴を伴うもの

この類型が従来診断でいう内因性のうつ病にもっとも近いといわれています。
興味や喜び快刺激に反応しない，一時的にでも改善しない抑うつ気分に加え，次の項目のうち3つ以上を満たした場合にこの類型の大うつ病性障害とされます。
1. 午前中に悪化する抑うつ
2. 早朝覚醒
3. 精神運動停止または焦燥
4. 食欲不振または体重減少
5. 不適切な罪責感

■ メランコリー型とタイプAの違い

性格と疾患の関連性はうつ病のみならず，さまざまな分野でいわれてきました。メランコリー型の性格をみると，タイプA行動とよく似ていると感じる人も多いのではないでしょうか。その相違点をもう一度よく考えてみたいと思います。
タイプAは，冠状動脈性心臓疾患を発症させやすい行動パターン・感情の特徴をもつことを1959年，アメリカの医学者フリードマン Friedman M. とローゼンマン Rosenman R.H. が提唱したことに始まります。
タイプAの行動パターンは「たえず時間に追われている」「競争心があり怒りの感情をもつ」「イライラして非寛容である」「上昇志向である」などがあげられます。
反対にメランコリー型は上昇志向，競争心という意味では当てはまりません。ある文献にとてもよい表現が載っていたので紹介します[2]。うつ病の課長さんの言葉だそうです。「私は部長や重役になりたいとは思いません。私のなりたいのは日本一の課長です。」
どうですか？ タイプAとの違いをわかっていただけましたか。

追い込まれて発症すると理解されます。

このように，心理・社会的要因では，本人にとってその状況がどのような意味合いをもつのかといった観点が必要といえます。

e 生物学的要因

1 モノアミン仮説

抗うつ薬は脳の神経伝達物質であるモノアミン（ノルアドレナリン，セロトニン，ドパミン）の神経終末への再取り込みを抑制し，シナプス間隙における濃度を上昇させます。このことから，うつ病患者の脳ではモノアミンによる神経伝達が低下していると考えられます。これをうつ病のモノアミン仮説といいます。

2 細胞内情報伝達系仮説

双極性感情障害に関しては，シナプス間隙のモノアミンよりもシナプス後の細胞内情報伝達系の異常を示唆する研究があります。

3 内分泌障害仮説

うつ病患者の一部に，副腎皮質からのコルチゾール分泌の亢進を認めることがあります。デキサメタゾン（副腎皮質ホルモン）の経口投与後，コルチゾールの分泌抑制が，うつ病患者では十分におこらないことがわかり，これをデキサメタゾン抑制試験陽性であるといいます。また，うつ病患者や，強い悲哀体験をした直後の人は，免疫機能が低下していることが報告されています。この現象をみるとコルチゾール系の異常が関与していると考えられます。

4 生理学的仮説

気分障害では気分の日内変動（p.124参照），病相の周期性，睡眠覚醒リズムの変化などがみられます。とくに睡眠の調整には脳のセロトニンやノルアドレナリンが関与しています。うつ病では，これら神経伝達物質の機能異常のために睡眠障害があらわれます。

5 機能画像所見による仮説

気分障害を対象としたPET（positron emission tomography）やSPECT（single photon emission computed tomography）では，前頭前野背側部，帯状皮質，基底核の脳血流量の異常が多くの報告で確認されています。前頭前野の所見は重要で，うつ病患者の注意力の低下や作業能力の低下に関係していると考えられています。

5 症状

気分障害は，気分と意欲の障害を基本とする障害で，うつ状態と躁状態という2つの状態がみられます。多くはうつ状態あるいは躁状態の病相期を繰り返し，病相期の間は正常な状態に戻るといった特徴があります。症状は，①感情，②意欲，③思考，④身体の側面から考えることができます（表6-5）。

a うつ病

1 感情

気分は落ち込み，憂うつ，悲哀，不安，感動できない，なにをしてもおもしろくない，絶望感が生じるなどの抑うつ気分が訴えられます。生き生きした感情の動きがみられず，劣等感にさいなまされ，悲観的，自責的になります。これらの感情の障害が基本症状としてよくあらわれます。抑うつ気分は朝がもっともひどく，午後から夕方になると軽快します（日内変動）。

2 意欲

意欲が低下し，動作が緩慢になる精神運動抑制がみられます。ふるまいに活気がなく，口数が少なく，話も遅くなり，思考が停滞し，考えが浮かんでこなくなります。ふだんの仕事や学業などはもちろんのこと，朝起きて顔を洗うとか，朝刊を読むとか，あたりまえの日常行動ができなくなります。患者はよく「からだが錆ついてしまった」とか「めんどう」「億劫」ということを表現します。後でまた述べますが，自殺念慮・自殺企図とも密接に関与しています。

3 思考

思考過程の異常として，考えが浮かんでこない思考制止が認められます。「考えが浮かばない」「考えがまとまらない」「頭が悪くなった」と訴え，思考の流動性も低下し繰り返し同じささいなことを考えることもあります。「自分がすべていけないんだ」という自責感が強くなり，「自

> **NOTE**
>
> ■うつ病のさまざまな種類
> うつ病の発症にはさまざまな誘因があり，ライフイベントによって名前が付けられているものもあります。
> **引っ越しうつ病**：家の転居などに伴います。引っ越しは喜ばしいものであると同時に，引っ越し前の慣れ親しんだ空間を喪失するという行為になります。女性に多く，愛する対象の喪失からうつ病になると考えられます。
> **荷下ろしうつ病**：退職や子育てが一段落したとき，またはなにか重大な問題が解決したときなどにおこります。役割の喪失が非常に強いときにおこると考えられます。
> **転勤うつ病**：転勤などに伴う，ふだんと違う人間関係がストレスを生むと考えられます。男性に多く，慣れ親しんだ人間関係の喪失と考えられます。
> **昇進うつ病**：昇進は大変喜ばしいことと考えられますが，その分責任が重くなり，その重責に耐えられなくなることが考えられます。男性に多くみられます。
> **根こそぎうつ病**：生活の基盤や精神的な支えなどを一気に喪失したときに発症します。昔，ナチス時代に迫害されたユダヤ人などに多くみられたようです。災害後など愛する人・物などの喪失によって病気が引きおこされます。
> このように人のさまざまなライフイベントによって，うつ病との関連があることがわかったことと思います。

表6-5 躁病とうつ病の症状の違い

	感情	思考	意欲	身体	その他
躁病	気分爽快 高揚	観念奔逸 誇大妄想	脱抑制 逸脱行為	下痢，過食，不眠，頻尿 性欲亢進	多弁，多動，病識がない 自尊心の高揚
うつ病	抑うつ気分 悲哀感	思考制止 微小妄想	意欲減退	便秘，不眠，食欲不振 体重減少，性欲減退	気分の日内変動，病識あり 無気力，無感動

分はダメな人間だ」などと自己評価の低下や劣等感が出現したりします。

「罪を犯した」「取り返しのつかないことをした」「警察に捕まる」と言った罪業妄想,「がんになってしまった」「もうあまり生きられない」「不治の病にかかり治らない」といった心気妄想,「お金がない」「家のローンが返せない」「破産してしまった」などの貧困妄想の3つをうつ病の三大妄想とよび,これらを併せて微小妄想とよばれます。

うつ病は原則として,知能の障害がありません。しかし,思考制止や意欲の減退が認知症状と間違われることがあります。これを仮性認知症といいます。

4 身体症状

ほぼすべてに睡眠障害が認められます。なかなか寝つけない入眠困難や,眠りが浅くて途中で起きると眠れないという熟眠障害,あるいは早朝覚醒など,いろいろなタイプの睡眠障害が認められます。ほかに倦怠感,頭痛,頭重感,食欲低下,性欲減退,月経異常も頻度が高く出現する症状です。

b 躁病

1 感情

気分は爽快感にあふれ,楽天的に物事をとらえる傾向があります。また,ささいなことで興奮するといった易刺激性も認められます。食欲も性欲も亢進し,疲れ知らずにしゃべりまくり,動きまわることがあります。

2 意欲

多弁,多動になり行動もすばやくなります。じっとすることができずに手当たりしだい,さまざまな行動をとる行為心迫がしばしばみられ,ひどくなると躁病性興奮となります。金銭面や性的側面でも過剰な行動をとり,社会的な逸脱行動が問題になります。

3 思考

思考過程が早くなり,次々と考えが浮かぶ観念奔逸や注意を保てず注意が次々へと移っていく注意転導性の亢進,高揚した自我感情に基づいて自己評価が上昇し自己万能感が出現します。内容面では誇大傾向が著明で,誇大妄想にいたる例もみられます。患者の願望が反映されており,統合失調症でみられるような妄想とは異なります。

4 身体症状

睡眠欲求が減少し，入眠は比較的よいが数時間で覚醒してしまうことが多くみられます。重度になるとほとんど一睡もしなくなりますが，患者は睡眠障害を苦痛に感じません。食欲，性欲の亢進もみられます。

6 病型

うつ病相のみを1回，あるいは数回繰り返す単極性障害，躁病相とうつ病を繰り返す双極性感情障害，慢性的に軽度のうつ状態が持続する気分変調症などに分けられます。また，年代による病態や原因の相違もあります。

a 病相期による分類

1 単極性障害

大うつ病ともいわれ，おもに30〜50歳代に発症し，さまざまな生活上のできごとを契機として発症します。病相期は1回のこともありますが2回，3回と再発することもあります。抗うつ薬が著効することが多いです。

2 双極性感情障害

おもに20〜30歳代に発症し，病前性格としては循環気質，執着性格によくみられます。多くは炭酸リチウムなどの気分調整薬の効果があります。

3 気分変調症

軽度の抑うつ状態が持続し，気分の晴れるときがきわめて少ないです。不全感がありますが日常生活はなんとかこなしていけます。抑うつ神経症や，抑うつ性人格障害と共通する部分も多くみられます。抗うつ薬はあまり効果がなく，環境調整や精神療法が必要となります。

4 その他

躁病相のみ呈するものを単極性躁病と呼ぶこともありますが，まれな疾患です。

NOTE

■双極性感情障害の分類
ICD-10では双極性感情障害ですが，DSM-Ⅳでは双極性障害としており，Ⅰ型とⅡ型に分けてとらえます。
双極Ⅰ型障害：うつと躁病エピソードを繰り返します。
双極Ⅱ型障害：うつと軽躁病エピソードを繰り返します。

b 年代による病態と発病の契機

1 思春期・青年期

　近年，新聞などでも小学生のうつ病が大きなトピックスになっています。最近の複雑な社会を反映してか，幼児のうちから心の病気になってしまうケースが増えつつあります。原因として考えられることは，親子関係，学校関係，友達関係などの心因がほとんどを占めており，かわいがってくれた身近な人の死や体験などがきっかけになることもあるようです。思春期になると精神的な抑うつ感に加えて，身体的な症状として腹痛や頭痛などがあらわれることも多くなります。多感な時期とも重なって，挫折感，劣等感，悲哀，寂しさの感情が病態の基礎にあることが多いです。たとえば，異性との関係性のもつれから生まれる，怒りや回想，寂寥感後に抑うつ感情に支配されることがあります。また，これからの人生への期待と可能性を大きくいだきつつ，反対に自分に対する無能感や絶望感を強くいだいてしまう感情（アンビバレントな感情）を体験するのもこの時期の特徴ともいえましょう。

2 成人期

　学校を卒業して社会に飛び出す時期であり，これまでの環境とは違います。仕事による拘束時間の発生，また社会的な自覚や自責によってストレスの増強が予想されます。この時期のおもな原因として男性は仕事に関連する職場のストレス，女性では人間関係のストレスといわれています。その他，婚姻関係に伴う家での役割変化，子どもの病気や成長の遅れ，父母の健康とみずからの生活の不安，子育ての不安，仕事と子育ての両立，姑との折り合いなど多岐にわたります。しなければならないことはたくさんあるのに，根気や集中力が続かず，出社拒否や引きこもりになることもあります。

3 中年期・壮年期

　人生の円熟期に入るこの時期は，社会的にも評価を得て仕事も家庭も充実している年代といえましょう。しかし，身体の不調も多くなってくる時期になります。そこへ仕事や人間関係や仕事のトラブルなどが発生すると抑うつ的になることがよくあります。男性では，仕事と付き合い，転勤，昇進，両親との死別，女性では子どもの巣立ち，引っ越し，家庭と仕事の両立，夫と姑との関係が契機となりやすいです。また，経済的な問題，身体的な問題から自殺者が多いのもこの時期です。

4 初老期・老年期

子育てから解放され第二の人生の出発点ともいえる時期ですが、自分の将来に対する不安と漠然とした焦燥感が生じ、落ち着かない状態になることもあります。リストラなど仕事の悩みや定年による生活の激変、身近な人の死などが契機となることがあります。不安・焦燥感が強くじっとしていられない初老期うつ病や、ぼんやりとして動きがみられず周囲に無関心で認知症に間違えられる老年期うつ病などもあります。

7 診断

精神障害は、1つの要因で発症することは少なく、多くのいくつかの要因が重なって発症することが多いと考えられています。従来その分類を、内因性・心因性・外因性としてきました。しかし、近年ではWHOのICD-10分類、アメリカ精神医学会のDSM-Ⅳ分類のように操作的に分類する傾向となっています。

a ICD-10分類

ICD-10の気分障害（感情障害）はF3カテゴリーで、
- 躁病エピソード
- 双極性感情障害（躁うつ病）
- うつ病エピソード
- 反復性うつ病性障害
- 持続性気分（感情）障害
- 他の気分（感情）障害
- 特定不能の気分（感情）障害

で構成されています。

代表的なうつ病エピソードと、躁病エピソードの診断基準の概要は**表6-6**の通りです。

b DSM-Ⅴ分類

DSM-Ⅴの抑うつ障害群では、まず診断のために気分エピソードを特定します。それは、
- 大うつ病エピソード
- 躁病エピソード
- 混合性エピソード
- 軽躁病エピソード

表6-6 ICD-10におけるうつ病エピソード・躁病エピソードの診断基準の概要

うつ病エピソード
A. エピソードは少なくても2週間以上持続
B. 次の3項の症状のうち少なくても2項があること
　①異常で著明な抑うつ気分が2週間以上続く
　②興味や喜びの喪失
　③活力の減退か疲労感の増加
C. 次に示す症状に合わせて，B項との合計が少なくても4項目以上あること
　①自信喪失，自尊心の喪失
　②自責感や罪悪感
　③死や自殺についての繰り返しおこる考え，自殺的な行為
　④思考力や集中力の低下
　⑤焦燥あるいは遅滞を伴う精神運動性の変化
　⑥睡眠障害
　⑦体重変化を伴う食欲の変化

躁病エピソード
A. 明らかに異常に高揚した，誇大的あるいは易刺激的な気分が1週間以上持続していること
B. 次のうち，少なくとも3項（気分が易刺激的なだけであれば4項）が存在し，日常の仕事に重大な支障をきたしている
　①活動性の亢進や落ち着きのなさ
　②多弁
　③観念奔逸
　④正常な社会的抑制の欠如
　⑤睡眠欲求の減少
　⑥肥大した自尊心や誇大性
　⑦行動や計画の転導性や絶え間のない変化
　⑧向こうみずな，むちゃな行動，その危険性をみずからは認めようとしない
　⑨著明な性的活力の亢進や性的無分別さ

文献3）より抜粋し作成

の4つのエピソードから構成されています。大うつ病エピソード，躁病エピソードの診断基準の概要は**表6-7**の通りです。

8 うつ病の治療

　うつ病の治療には，決まった原則があります。それを説明しましょう。
①気分障害は病気であるということの説明を患者・家族に説明します。
　精神の病気はまだ偏見も多く，たとえば，患者の気分が憂うつになるのはその人の気持ちが弱いからだなどといわれてしまいがちです。しかし，気分障害はれっきとした病気で，その人の力だけではどうにもならないのです。まず，うつ病であることを説明し，治療によって回復することを伝えなければなりません。
②治療には休養が絶対条件です。
　多くは薬物療法から開始されますが，それだけでは病気はよくなりません。まわりの人の援助によって十分休養することが必要です。
③治療には，ある程度の期間が必要であることを説明します。

D. 気分障害（うつ病・躁病）の理解と看護

表6-7　DSM-Vにおけるうつ病エピソード，躁病エピソードの診断基準の概要

うつ病エピソード

A. 以下の症状のうち，5つ以上（①か②は必ず含む）が2週間以上持続
　①抑うつ気分
　②興味，喜びの減退
　③体重や食欲の減少，増加
　④不眠または睡眠過多
　⑤精神運動性の焦燥または制止
　⑥易疲労性，または気力の減退
　⑦無価値観，または過剰不適切な罪悪感
　⑧思考力や集中力の減退，または決断困難
　⑨死についての反復思考，反復的な自殺念慮，自殺企図または自殺の計画

躁病エピソード

A. 1週間以上（入院治療が必要な場合はいかなる期間でもよい）持続する高揚，開放的，易怒的な気分
B. 以下の症状のうち3つ以上（気分が単にいらだたしい場合は4つ）
　①自尊心の肥大，または誇大
　②睡眠欲求の減少
　③多弁
　④観念奔逸
　⑤注意散漫
　⑥目標志向性の活動の増加，または精神運動性の焦燥
　⑦快楽的活動に熱中する

文献4）より抜粋し作成

　回復に要する期間は，1か月単位ではなく半年から1年くらい要することを説明します。抗うつ薬はすぐに効くわけではないこと，調子がよくなってもすぐに服薬中断をしないことなどを説明し，ゆっくり確実に治していくことが大切であることを伝えます。また，回復過程は一進一退を繰り返し緩やかであることも重要な情報です。

④自殺をしないと約束してもらう。

　気分障害でうつ状態になると，生きていること自体がつらくなることがあります。そのようなとき，患者は自殺という究極の選択を選ぶこともあります。しかし，自殺は自分の本当の気持ちではなく，病気がそのように思わせているということを自覚することも大切です。患者の周囲の人もつねに関心をもち，なにかいつもと違うと思うようなときは主治医に連絡し，自殺しない約束をすることもあります。

⑤重要決定を後延ばしにさせます。

　うつ状態に陥ると思考力や判断力が著しく低下します。このような状態のときに結婚，離婚，就職，転職，退職などの重要決定はできないといってよいでしょう。後で後悔しないためにも，重大な決定は避けるべきです。

　以上のようなことを原則に患者に接する必要があります。

　うつ病の治療法には，大きく分けて5つの療法があります。それは，休息，薬物療法，環境の調整，精神療法，そして身体療法です。

a 休息

うつ病と診断されれば，医師は薬の処方とともに，必ず「ゆっくり休みましょう」と話すでしょう。それほどまでに，うつ病には休息が必要になってきます。前述したように，この病気はまじめな人がストレスや，ある重圧に耐えきれなくなり，発症してしまうことが多いようです。その病気の原因となっているストレスから遠ざかることが，一番よいわけです。しかし，だいたいの人が「仕事をそんなに休めないよ……」「わたしが休んだら誰が家事をするの……」ということが多く，なかなか休養・入院までふみきれないことが多いようです。そのようなときに，病気を治すにあたり，なにが一番大切なのかを患者と一緒に考える姿勢も必要でしょう。あなたの病気はうつ病であって，治療によって必ず治癒することを患者・家族に説明します。そうすれば，患者は安心し，家族もフォローアップができるでしょう。いずれにしても，患者が「しっかり治療してよくならなければ。今は休息をしっかりとろう」と思うように導くことが大切です。

重症のうつ病や，自殺の危険性が高いと判断される場合には，入院治療を原則とします。それについても患者・家族に伝えなければなりません。

b 薬物療法

1 うつ病

基本は抗うつ薬の投与です。抗うつ薬には，①三環系抗うつ薬，四環系抗うつ薬，②選択的セロトニン再取り込み阻害薬（SSRI），③セロトニン・ノルアドレナリン再取り込み阻害薬（SNRI），④その他の種類があります（表6-8）。

①特徴

三環系抗うつ薬は，うつ症状によい作用がありますが，抗コリン作用による副作用が強いという特徴があります。四環系抗うつ薬は，三環系抗うつ薬と比較して抗コリン作用が弱く，高齢者や抗コリン作用により症状が悪化する疾患（緑内障や前立腺肥大）を合併した人にも使いやすい特徴があります。SSRIやSNRIはシナプス終末におけるセロトニンやノルアドレナリンの再取り込みを選択的に阻害し，他の受容体にはほとんど結合しないため，抗コリン性の作用がないという特徴があります。また，いずれの抗うつ薬も即効性はなく，内服開始後1〜2週間で効果があらわれます。したがって，この間のケアが重要になってきます。

②作用

抑うつ気分や思考・行動抑制の改善です。

表6-8 抗うつ薬の種類

分類	一般名	商品名
三環系抗うつ薬	イミプラミン塩酸塩 クロミプラミン塩酸塩 トリミプラミンマレイン酸塩 アミトリプチリン塩酸塩 ノルトリプチリン塩酸塩 ロフェプラミン塩酸塩 アモキサピン ドスレピン塩酸塩	トフラニール，イミドール，クリテミンなど アナフラニール スルモンチール トリプタノール，ミケトリン，ラントロン，アデプレスなど ノリトレン アンプリット アモキサン プロチアデン
四環系抗うつ薬	マプロチリン ミアンセリン塩酸塩 セチプチリンマレイン酸塩	ルジオミールなど テトラミド テシプール
SSRI	フルボキサミンマレイン酸塩 パロキセチン塩酸塩水和物 セルトラリン	デプロメール，ルボックスなど パキシル ジェイゾロフト
SNRI	ミルナシプラン塩酸塩	トレドミン
NaSSA	ミルタザピン	リフレックス，レメロン
その他	トラゾドン スルピリド塩酸塩	デジレル，レスリン ドグマチール，アビリット，ミラドール，オンペランなど

③副作用

抗コリン作用➕（手足のしびれ，口渇，便秘，発汗，鼻づまり，目のかすみ，動悸，浮腫，排尿困難）があります。

④禁忌

前立腺肥大，緑内障や心筋梗塞回復期の患者は病状を悪化させてしまうことがあるため，使用できません。また，妊娠中や授乳期の女性も服用できません。

2 躁病

炭酸リチウムがもっとも多く用いられますが，過剰な投与によって中毒症状がおこるので，血中濃度をモニターしながら使用します。また，その他の気分安定薬として，抗てんかん薬のカルバマゼピン，バルプロ酸ナトリウムが用いられます。

①特徴

抗躁効果，抗うつ効果に加えて，躁，うつ両方の予防効果も認められます。急性期の激しい状態の際は，抗躁薬のみで対応するのは不十分です。その場合は鎮静効果の強いフェノチアジン系やブチロフェノン系の抗精神病薬を併用することがあります。抗うつ薬と同様に効果には1～2週間の期間を要します。

②作用

躁状態の改善，興奮状態の改善（抗精神病薬による）がみられます。

③副作用

炭酸リチウムの中毒症状（眠気，意識障害，振戦，興奮，けいれん，

NOTE ➕

■抗コリン作用

コリンとは，神経伝達物質のアセチルコリンの材料となる物質の1つです。コリンそのものには，血圧降下作用や，胃酸分泌作用などがあります。抗コリン作用は，このはたらきを抑制したりするので，動悸や便秘がおきたりします。

表6-9 抗躁薬の種類

分類	一般名	商品名
抗躁薬	炭酸リチウム カルバマゼピン バルプロ酸ナトリウム	リーマス テグレトール デパケン，バレリン

不整脈の出現など）

　炭酸リチウムは有効血中濃度と副作用発現域の幅が非常に狭い（0.8～1.2 mEq/L）ので注意しなければいけません。

④禁忌

　心不全，腎不全，妊娠中の患者は服用できません。

c 環境の調整

　誰もが自分のリラックスできる空間や時間というものをもっていると思います。自分自身がリラックスできる方法をみつけ，ストレスを軽減することを自然に行っている人もいます。しかし，気分障害の人は，仕事や子育てなどの要因により，そのストレスを軽減しにくい状態にあります。一昔前の社会を考えると，男性は会社，女性は家庭，子どもは学校，高齢者は居場所という精神保健学上の問題がクローズアップされていました。しかし，現在では一概にその問題だけをとらえることはできないでしょう。個人個人がいろいろな問題を複雑にもっているのです。心の居場所は何処にあるのでしょうか。それは一番身近な存在である家族と考えることができます。このように家族療法的な介入も必要になってきます。

d 精神療法

　支持的な精神療法が主となりますが，一番重要なのは，患者の話を共感的姿勢で聞き，その苦痛を察し，理解し，受容していく努力が基本となります。精神療法の種類を次に述べます。

1 支持的精神療法

　患者と医療者の信頼関係を築くことが基本です。病気や治療について，また予後の説明を丁寧に行います。治療の段階に応じて生活上の注意点などを細かく説明します。

2 認知療法

　患者との会話を通じて，なぜ気分障害（おもにうつ病）になってしまったのか，そのストレス源を考えていく療法です。どうしてネガティブな考えになってしまったのか，それをかえるためにはどうしたらよいのか

D. 気分障害（うつ病・躁病）の理解と看護

を医療者とともに考えていく療法です。

3 芸術療法

絵画や粘土などを用いて自分を表現し，言葉以外のもので自分の思いを表現してみます。それによって自己洞察を行い，自分の内面を知ろうとするものです。

4 音楽療法

音楽を治療の援助手段として用います。鑑賞・演奏などを通して情緒の安定と自己表現を目標とします。

5 集団療法

集団場面での精神療法をいいます。広義には，作業療法，レクリエーション療法，自助グループなども含まれます。

e 身体療法

1 修正型電気けいれん療法
（mECT：modified electroconvulsive therapy）

薬物療法に抵抗性のある患者や，不安感や焦燥感がとくに強い患者に対して修正型電気けいれん療法を行います。この治療を行う前には，必ず全身状態のチェックを行わなければなりません（脳神経系や心肺機能）。手術室で麻酔科医の管理のもと全身麻酔をかけ，筋弛緩薬を投与し頭部に短い通電をおこします。頭痛，記憶障害などの副作用が生じる場合があり，患者には十分な説明と同意が必要です。

2 高照度光療法

季節性感情障害SAD➕の患者に対して行われます。2,500〜3,000ルクスの光を早朝，あるいは夕方の2時間，顔面に照射します。

f その他の治療

1 運動療法

運動することによってストレスを解放し，抑うつ的な気分を軽減させようとするものです。

2 自律訓練法

自分の身体に順番に自己暗示をかけ，自分の言葉どおりのことを実際

NOTE

■季節性感情障害 SAD：seasonal affective disorders
特定の季節（秋〜冬にかけてが多い）にうつ症状を繰り返します。日照時間に関係があるといわれています。

■臨床では■

ECTで本当によくなるんですか？

　筆者が精神科に勤めて半年くらいしたころ，重症のうつ病患者が入院してきました。40代半ばくらいの男性の患者でした。初めての入院で，既往歴もありません。入院時はセルフケアの低下があり，発語すらなく，すぐに抗うつ薬の内服が始まりました。しかし，2週間たっても3週間たっても状態はよくならず，体重も減少して経管栄養で食事を摂取するまでに悪化したのです。

　主治医はECTを選択決定しました。その前日，まだまだ経験の浅い筆者は主治医に「本当によくなるんですか？」と，疑心暗鬼で何回も聞いた覚えがあります。主治医は「まだ，お若いし，心肺機能や脳波など異常がないし，なにしろ本人がつらそうだから，ECTをやろう。きっとよくなるよ！」と話しました。翌日から週2回，3週にわたって治療が始まりました。

　ECT第1日目の夜から変化がおこりました。経管栄養をしていると，自分の手を口にもっていき，なにか食べたいとジェスチャーしているのでした。喉に詰まらないものをほんの少しだけ，口の中に入れると咀嚼の動作をしています。その後治療を重ね，劇的によくなっていったのを目の当たりにして本当に驚いたことを覚えています。患者は，もとの体重に戻り2か月後に元気に退院していきました。

にイメージしてみます。そうして自律神経系の興奮をしずめ，心身をリラックスさせようとするものです。

　以上のように気分障害の精神療法には，さまざまなものがあります。その患者にあった療法をみつけ，休養や薬物療法とともに行うことが大切です。

9 気分障害の看護

a 気分障害に共通する看護

①治療的な関係を築くことが大切です。訴えだけに頼らず，病状を適切に把握します。うつ状態の患者のつらい気持ちを理解すること，また躁状態の患者にはペースに巻き込まれないで毅然とした態度で接することが必要になります。

②再発しやすい病気であることを患者に十分説明し，患者教育を行わなければいけません。

③薬物療法は非常に大切です。その治療法を理解し，決して途中で服薬を中断することのないように，教育・指導を行っていきます。

④表面的な行動に目を奪われず，患者の核心となる問題を見逃さず，再発の予防に努めます。

⑤患者・家族教育を行います。具体的には，服薬継続の必要性を説明したり，家族に患者の闘病生活での協力を求めたりします。また，環境

の調整や社会資源の活用などについても説明します。

b うつ状態の患者への看護

①無理に励ましたり，行動を促したりしないようにします。
②セルフケア障害を観察します。
- 空気・水・食物：食事量，体重，食べ物の味
- 排泄：便秘，月経異常
- 個人衛生：身だしなみ，身のまわりの整理整頓
- 活動と休息：睡眠障害（入眠困難，早朝覚醒，睡眠過多），活動性の低下
- 孤独と付き合い：人との付き合い方
- 安全と安寧：自殺の危険性

③午前中より午後のほうが活動的になる日内変動があるので，その状況に合わせた介入を行います。
④自殺を予防します。うつ状態では発症直後と回復期にとくに注意する必要があります。看護としては，身辺の生活を援助しながら，危険物の除去に努めます。症状が重症なときなどは，保護室での観察も必要になります。また，患者に自殺は絶対にしないと約束することも行います。
⑤重大な決定事項（退職，離婚など）はそのときに決めないで延期させることも必要です。
⑥病気を説明し，必ず改善することを保証します。
⑦調子が戻ったからといって薬をすぐにやめず，半年〜1年は継続することを指導します。

c 躁状態の患者への看護

①不必要な刺激を与えず，静かで安心・安全な環境を整えます。
②日常生活行動の枠組みを設定し，患者が自主的にまもれるように支援します。
③患者に命令的・威圧的にならないように心がけ，議論・説得は避けましょう。
④一貫した対応，毅然とした態度で患者に接し，患者のペースに巻き込まれないように援助しましょう。
⑤セルフケア障害を観察します。
　食事：患者の活動性が亢進し，エネルギーを必要としていますが，落ち着いて摂取できないという状態もあります。食事量や体重増減などに注意しながら観察していく必要があります。
　睡眠：活動性の亢進により，睡眠時間が不足します。睡眠状態を観察

します。

付き合い：他人への過干渉でトラブルになっていないか，観察します。

10 自殺予防

気分障害について学習してきましたが，希死念慮や自殺企図などの用語が頻繁に使われています。自殺はめずらしいものではありません。ことに，うつ病と自殺の関連性は非常に強く，うつ病の看護を考えるうえで，忘れてはなりません。

a 自殺の疫学

わが国の自殺者数は，1998（平成10）年から3万人をこえています。2003（平成15）年には自殺者数が3万4千人に及び，過去最高の自殺死亡者数を記録しました。人口10万人あたりの自殺死亡率は，交通事故による死亡率の約5倍となっています。また自殺の死亡者数の半数近くはうつ病によるものと考えらえています（表6-10）。

諸外国に比べて非常に高い自殺率は問題であり，国は2006（平成18）年「自殺対策基本法」を制定し，同年「自殺予防総合対策センター」が発足しました。その後2016（平成28）年自殺対策基本法が改定され，同センターは「自殺総合対策推進センター」と改組されました。大きな枠組みの国，ではなく地域に根差して自殺対策を推進するような動きになっています。

b 自殺の危険因子と希死念慮の把握

自殺の危険因子として，自殺企図歴，援助組織の欠如（未婚，離婚，

表6-10　年次別自殺者数の推移

	自殺者（人）		
	総数	男	女
1998（平成10）年	32,863	23,013	9,850
2003（平成15）年	34,427	24,963	9,464
2008（平成20）年	32,249	22,831	9,418
2011（平成23）年	30,651	20,955	9,696
2012（平成24）年	27,858	19,273	8,585
2013（平成25）年	27,283	18,787	8,496
2014（平成26）年	25,427	17,386	8,041
2015（平成27）年	24,025	16,681	7,344
2016（平成28）年	21,897	15,121	6,776

（警察庁生活安全局生活安全企画課：平成28年中における自殺の状況，p16, 2017.）

死別など），近親者の死，知人・有名人の自殺などによる喪失体験，経済的な損失などが考えられます。これらの因子が重なると，自殺の危険率が高まります。また，身辺を整理する，周囲の人に会い別れを告げる，死に強い関心を示すなどという行動は，自殺の危険性が非常に高いといえます。

C 自殺予防の看護

①共感的な関係づくりを行います。
- アンビバレントな感情，表情，言動に関心を寄せることが大切です。
- 否定的言動を受容し，受けとめたことを伝えます。
- 死なないでほしいという，こちらの気持ちを伝えます。
- 自尊心を傷つけない対応をとります。

②見まもる看護を行います。
- 危険なものを身のまわりに置かない（ひも類，刃物，薬物など）ようにします。
- 睡眠薬を指示どおりに服用できるように援助します。
- 怒りの感情をなんらかの方法で，表出できるようにします。
- 対人関係のなかでの否定的感情なども表出できるようにします。

③まわりの人たちでサポートをしていきます。

　患者が不安などを示したとき，医師，看護師，家族などみんなで考えていけるようなサポート形成をしましょう。

●引用文献
1）吉川武彦監：徹底図解うつ病―心の正体を知り，確実に治す．法研，p19，2000．
2）中井久夫，山口直彦：看護のための精神医学第2版．医学書院，pp162-163，2004．
3）中根允文，岡崎祐士，藤原妙子訳：ICD-10 精神および行動の障害―DCR 研究用診断基準．医学書院，1994．
4）高橋三郎，大野　裕，染矢俊幸訳：DSM-5 精神疾患の診断・統計マニュアル．医学書院，p124，pp160-161，2014．
5）警察庁生活安全局生活安全企画課：平成20年中における自殺の概要資料．2009．

●参考文献
1）野村総一郎，樋口輝彦編：標準精神医学第2版．医学書院，2001．
2）森　則夫，櫻庭　繁，瀧川　薫編：生物学的アプローチによる精神科ケア．南江堂，2001．
3）松下正明，白石洋子監：エクセルナース11［精神科編］．メディカルレビュー社，2004．
4）日野原重明，井村裕夫監：精神疾患．看護のための最新医学講座12，中山書店，2002．
5）サドック BJ，サドック VA 編（井上令一，四宮滋子監訳）：カプラン臨床精神医学テキスト―DSM-Ⅳ-TR 診断基準の臨床への展開第2版．メディカル・サイエンス・インターナショナル，2004．
6）野嶋佐由美，南　裕子監：ナースによる心のケアハンドブック―現象の理解と介入方法．照林社，2000．
7）太田保之，上野武治編：学生のための精神医学．医歯薬出版，2002．
8）根岸敬矩，土澤健一：保健・医療・福祉系学生のための臨床精神医学．医学出版社，2003．

E 神経症性障害，身体表現性障害の理解と看護

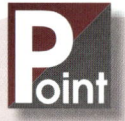

Point
- 神経症性障害，身体表現性障害は，基本的に，精神的な問題が生じたとき，それに対処しきれなくなって，身体，および心に症状があらわれるものをいいます。
- 神経症性障害には，不安障害，強迫性障害，恐怖症性不安障害などがあります。
- 身体表現性障害には患者も気づいていない精神的な原因によって，器質的には問題がないのに，四肢麻痺，失声など身体症状が出現することがあります。その場合，まわりがその症状に振りまわされないのが看護のポイントです。
- 解離性障害とは強いストレスなどにより防衛機制の1つとして，記憶や人格の統合性が一時的に失われた状態をいいます。
- 心身症は，精神的ストレスなどの心因が原因で身体の病気を生じるものをいいます。身体的な疾患を改善しつつ，根底にある心理的問題を解決していくことが大切です。

　神経症性障害とは心因性の精神障害です。私たちは心の葛藤や環境にさまざまな問題が生じたとき，健康であればその状況を乗りこえる対処方法をもっているのですが，葛藤に対処しきれないと心が不安定な状況になります。それは不安となり，さまざまな防衛反応によって心身両面の症状としてあらわれるのです。しかし，通常の検査所見では器質的原因は認められないというのが，この病気の特徴です⊕。

1 不安障害

　神経症性障害の基本症状である不安が症状としてあらわれたものです。現実には危険に脅かされているわけでもないのに，強い不安が生じます。健康なら日常生活が不安に満ちあふれている，ということはないのですが，不安障害はささいなことに対し過度な心配をしてしまうのです。不安は急に生じることも，あるいは持続的にみられることもあります。

　症状の多くは，不安で眠れないという不眠，集中できない，自律神経機能の亢進つまり動悸（心悸亢進），息苦しさ（過換気症候群），めまい，冷や汗など身体的症状を生じ，これらの症状によってさらに不安が強まる，という悪循環に陥ります。このような発作をパニック発作あるいは不安発作といいます。また，一度この発作に襲われると，同様の状況を想像しただけで「また同じ症状がおきるのではないか」と予測してしま

い不安になる（予期不安）のが特徴です。不安障害は，このように不安が発作的に生じるパニック障害と，持続的に生じる全般性不安障害の2つに分けられます。

なお，ここでの不安は漠然とした対象のない恐怖です。この点で特定のものに恐怖感をもつ恐怖症性不安障害とは区別されます。

a 全般性不安障害

身辺のさまざまなことが漠然と不安になり，日常生活が緊張と不安で落ち着かない状態が，少なくとも6か月以上続く場合をいいます。つまりパニック発作を伴わない慢性の不安障害といえるでしょう。夜眠れないといった不眠のほか，動悸，息切れ，めまい，発汗など自律神経症状を訴えるため，自律神経失調症と診断されている人も少なくありません。

1 不安障害の看護

まず，身体疾患がないことを確認することが大切です。検査データなどをしっかりみましょう。ときに，死の恐怖に襲われることもあり，患者はとても不安です。決して死んでしまうことはないと，患者にとって命を脅かすようなものではないということを保証して安心感を与えます。

症状が落ち着いている状況で，根底にある不安などを振り返り，自分で対処できるようにかかわっていきます（自律訓練法，森田療法など）。

補助的に薬を用い，つらい状況が長く続く不安の増強を防ぎます。看護師は，どのようなときに薬を飲むとよいのかを患者とともに考え，対処行動を獲得させていくことも大切です。

b パニック障害

わが国の人口の約2％がかかっているといわれており，100人に1～2人はみられる身近な病気といえるでしょう。経過は数か月から数年間で個人差があります。多くみられるのが，満員電車の中で急に心臓がとまるくらいの息苦しさを感じ，救急車で運ばれるというような状況です。しかし検査を受けても器質的異常（心臓疾患など）がみつからず，状態が落ち着けば帰宅する，ということになります。特別な状況という限定されたものがなく，繰り返しこのような重篤なパニック発作がおきるのですが，医学的には異常なく，まわりもその状態を理解しにくく，しかし本人にとっては「本当に死ぬかも知れない」と思うほどの苦痛と不安をかかえています。それがまた「いつどこであんな状態になるのだろう」という不安を助長させ（予期不安），さらに不安が強まり，電車に乗れない，1人で外出できないという外出恐怖を伴い，日常生活に支障をき

NOTE

■疫学
厚生労働省の2005年患者数推計によると「神経症性障害，ストレス関連障害および身体表現性障害」の患者総数は5万5600人，そのうち入院患者が5400人，外来通院患者が5万200人となっています。このことからも，とても身近な病気でかつ外来治療が中心となる疾患といえます。基本的に命にかかわる重篤な病気ではなく，また患者は病気の自覚があるのですが，そのつらさは周囲にはなかなか理解されないことも多く，人によっては長期治療が必要となることもあります。

たします。

現在，考えられる原因としては，脳内神経伝達物質のバランスの乱れによるものとされ，不安のコントロールとともにそのバランスを調整するために，抗うつ薬による薬物療法が中心となっています。また，薬物療法で症状が落ち着いたら，パニック発作がおきる状況に徐々に慣れていく，という認知行動療法も用いられます。

1 パニック障害の看護

発作がおきたときは，必ず数分でおさまり，決して死ぬものではないことを伝え，少しでも落ち着いてもらいます。患者の不安を助長しかねないので，まわりがこの不安に巻き込まれないようにします。

症状は患者にとってはつらく深刻な問題なのですが，器質的異常がないためまわりの理解が得られにくくなります。相手の気持ちをくみとりながら理解を示し，共感的，支持的にかかわることで精神的安心感がもてるようにします。

同じ病気をもつ人とのグループ（セルフヘルプグループ）は有効に作用することが多いです。患者は「なぜ自分だけがこんな病気に……」と思っていたりします。同じつらさをもっている人は，互いの症状も理解しやすく，自分の病気をよく知ることにもつながり，また共感され，安心感がもてる場にもなります。

患者を取り巻く周囲の人，たとえば家族や職場の人などに，この病気に関する知識や情報を提供し，理解を促すことも患者の回復に重要な環境調整といえます。

症状が落ち着いたら，発症するきっかけはなんだろうか，どうしてそのような症状がおきるのかという内的葛藤の気づきを促し，その問題にどのように取り組んでいけばよいのかをみずから考えられるように接します。

症状がおきるきっかけはなにか，不安な状況がおきる"前触れ"✚を振り返り，その対処方法の幅を広げていくようにかかわります。

薬は内服してから数日後より効きはじめます。病気は必ず治ることを保証し，薬の効果を患者も自覚・認識できるよう接します。なお，抗うつ薬を使用することが多いため，口渇や便秘などの副作用にも注意します。

NOTE ✚
■前触れ
具合が悪くなる前に自分で認識する身体的・精神的予兆。

2 強迫性障害

ある観念や行為が，自分では不合理でばかばかしいとわかっているのに，自分の意思に反してあらわれ反復して考えてしまう強迫観念や，反復して行ってしまう強迫行為と，それを自分の意思で抑えようとしても

抑えられず，逆に抑えようとするほど強い不安が生じる強迫症状を主とするものです。

家の鍵を閉めて外出したにもかかわらず，鍵を閉め忘れたのではないか，という考え（強迫観念）がおこり，帰宅して確認しないと気がすまなくなる（強迫行為）ようなことです。この強迫観念の内容は，普通の人でもときに体験するようなものから，まったくなぜそんなことが考えつくのだろう，というような理解しづらいものなどさまざまです。

この病気の問題は「自分でもばかばかしいと思っているのに，やってしまう。そして生活に支障をきたしてしまう」というところにあります。このような例を確認強迫といいますが，他にも，手を洗わずにいられない洗浄強迫などがあります。

原因は，基本的には心理的な影響によるものですが，その人の生育歴にも特徴がみられるといわれています。たとえば厳格な親や強迫的な親に育てられたことにより，型にはめられた生活・行動パターンが身につき融通がきかないため，さまざまなことに対処行動がとれなくなってしまった結果，自立したいのに自立できず親に対する内的な葛藤などから，強迫行為が増悪することがあります。

1 強迫性障害の看護

まわりが強迫行為について話題にすると，かえって強迫症状が強まったりします。また，無理にとめると不安が助長されることがあります。

まわりの状況に溶け込めないほど強迫行為にのめり込んだり，周囲から奇異な目で見られることで対人関係が障害されたり，また患者は孤独感をもっていたりします。対人関係の状況や患者の苦痛を観察します。

強迫行為が日常生活にどの程度支障をきたしているか，強迫行為の程度やそれが継続される時間などを観察し，患者にも目に見える形で症状の軽減が感じられるようにかかわります。

❸ 恐怖症性不安障害：恐怖の対象がある不安障害

強迫観念がある特定の物や，ある場面・状況に向けられたものをいいます。実際には，それが自分になにかの危険を及ぼすわけではないと理屈ではわかっているのに，ある物，ある状況に強い恐怖心をいだくのです。さまざまなことにかかわる場所で，1人ではいられない広場恐怖（外出恐怖），特定の物を怖がる単一恐怖，あるいは注目されるような場面で恐怖を感じる社会恐怖があります。

広場恐怖は，雑踏のなかに1人でいられない，電車や車などの乗り物に1人で乗れないという状況です。

単一恐怖のなかには，高い場所を怖がる高所恐怖，清潔面に異常に執

着する不潔恐怖，動物を必要以上に怖がる動物恐怖，先端の細いものを怖がる尖端恐怖などがあります。

社会恐怖は，社会不安障害（SAD : social anxiety disorder）ともいわれ，人前で話したり，食事をしたりするなど，人前での行動に恥ずかしさを感じます。そのような場面に出ると身体がこわばったり，動悸がしたり頭のなかが真っ白になるなどし，身体の疲れ，不眠などが生じ，学校や仕事に行けなくなるなどの弊害がでてきます。いままでは「緊張しやすい性格の問題」として，治療の対象にされなかったこともあります。しかし，最近では10代の発症が多いという研究もされています。

このような不安障害では恐怖となる対象を避けようとする行動によって，日常生活にさまざまな支障が生じるのが特徴です。不潔恐怖の患者が，1日に何回も何時間も手を洗う（洗浄強迫）といった強迫行動を行い，他のことに意識が向けられず，入浴をずっとしないなど，不合理なこともおきてくるのです。

1 恐怖症の看護・治療

症状がおきる場面や，物を避けるというのも1つの方法です。しかし，大切なのは，その不安から逃げようとするのではなく，失敗を繰り返しながらも場面や局面に慣れていくことです。それには患者が自分自身の価値観をかえていけるかが重要です。本当に治りたいのかという意思を確かめ，ゆっくり話を聞く時間，気持ちを整理する時間をとり，あたたかく見まもりながら，後押ししていくことが必要でしょう。

感情に関係する脳内神経伝達物質セロトニンの調節のため，薬物療法としてはSSRIの投与が有効です。

4 身体表現性障害

身体的に問題がおこった場合，その本質的原因が精神的ストレスなど心因的であったり，あるいは本来器質的な病気ではないのに身体的な症状が出現したりします。患者自身が気づいていない精神的な原因によって，身体機能に障害がおきるのです。四肢麻痺，感覚脱失，けいれん，失声，盲，聾など転換性症状があります。運動・知覚障害を主とするものを従来の診断では転換型ヒステリーと呼んでいました。心の防衛機制が病的にはたらいた結果といえるでしょう。

症状はやや大げさな感じで，神経系障害はないのにロボットのような歩き方をするなど，一種独特の不自然さをもっています。生理学的・解剖学的に理解しえない状況がおきることがしばしばです。たとえば知覚神経系に問題があれば手の橈骨側の知覚がないという現象は理解できますが，その神経の分布と関係なく指先のみの感覚がない（知覚脱失）な

どの症状がみられます。

しかし，患者は心の内的葛藤から逃避し，これらの症状によって要求を代償的に満足させた状態になっているのです。そのため，一見重篤な障害をもっているにもかかわらず，これについて悩むことがなく，多くは逆に無関心な態度をみせる，「満ち足りた無関心」と呼ばれる状態を示します。

a 心身症

精神的なストレスなどの心因によって生じる身体の病気です。人間は，危機的な状況になると内分泌系や自律神経系が，危険に対応できるように反応します。呼吸数が増え酸素をいっぱい吸い込み，心臓がドキドキして身体全体に血液を運び，汗をかいたり血圧が上がったりして，一時的にその危険を回避しようと対処するのです。このようなストレス状態が長く続いた結果おきるのが心身症です。本態性高血圧，狭心症，気管支喘息，自律神経失調症，片頭痛，過換気症候群，神経性食思不振症，アトピー性皮膚炎，円形脱毛症などがあげられます。これらからわかるように，心身症は病気ではなく病態です（表6-11）。また，狭心症がすべて心身症かといえばそうではないのがおわかりでしょう。なかには心理的要因で引きおこされる，あるいは症状が悪化するものもある，というように考えます。

まず，現在生じている身体的な問題を改善しつつ，心理的な問題が根底にないかを査定していくことが大切です。患者を取り巻く環境，人間関係など，さまざまな側面から判断していくことが必要といえます。

病気の発症やその病態の背景に心理的要因が推測されるものの，それ自体は身体の病気ですから，治療も内科的なアプローチをしつつ，精神的にサポート，分析していきます。そして，生活パターンの修正を含めた自己の対処行動を修正していきます。

心理的な原因として環境もありますが，個人的なその人の性格傾向も

表6-11 心身症に関連する病気

循環器系	本態性高血圧，不整脈，虚血性心疾患（狭心症・急性心筋梗塞）など
呼吸器系	気管支喘息，過換気症候群
消化器系	胃潰瘍，十二指腸潰瘍，過敏性大腸炎，慢性胃炎，慢性肝炎，クローン病など
内分泌系	甲状腺機能亢進症，神経性食思不振症，神経性過食症，糖尿病
神経系	片頭痛，緊張性頭痛，慢性疼痛，自律神経失調症
感覚器系	眼精疲労，眼瞼けいれん，メニエール病，突発性難聴，突発性舌痛症，円形脱毛症，アトピー性皮膚炎など
その他	夜驚症，夜尿症，関節リウマチ，月経困難症，月経異常，更年期障害による症状

問題とされます。不安が強かったり，感情の豊かさに欠ける，さまざまなことに過敏に反応してしまうなど繊細な神経をもっている人，アレキシサイミア（失感情症）🞧，タイプA行動パターン🞧の人が心身症になりやすいといわれています。

1 心身症の看護

患者の生育歴，いままでどのような環境で育ったか，いろいろな困難にどのように対処してきたかなど，個人的背景をしっかりとらえていきます。まずは身体におきている疾患を治療することが先決です。

b 心気神経症（心気症）

器質的な異常がないのに，ささいな身体の不調にとらわれ，身体的な病気にかかっているという考えに強く固執してしまいます。最近やせてきたのでがんではないかなど，身体の変化に敏感になり重篤な病気を疑ってしまいます。しかし，その場では納得することができるため妄想ではありません。訴えの内容は，頭痛，めまい，胃痛，胸痛，しびれ感，口の中の違和感など，実にさまざまです。口の中の違和感の訴えはわりと多く，歯科受診を繰り返す，ということもしばしばです。病院に行って診察し，検査を受け「問題ない」といわれても「そんなことはない」と，執拗に検査や治療を求めたり，いろいろな病院を受診して同じことを繰り返すという，いわゆるドクターショッピングを行うのも特徴といえるでしょう。一般に患者は自尊心が高く，自分の訴えや不安が受けとめられないと人を信頼できなくなったり，交流をもたなくなったりしますので，対人関係の問題にも気をつけて観察します。

1 身体表現性障害の看護

まわりが患者に振りまわされないようにします。冷静に要点だけを押さえて話しましょう。てんかんや脳炎など器質的疾患がないかきちんと把握しておくべきです。

このほか，身体表現性障害には医学的に説明できない数多くの身体愁訴を示す身体化障害や，持続性身体表現性疼痛障害といって，やはり医学的には説明できない疼痛（心因性疼痛）を症状にもつ人もいます。

5 解離性障害（転換性障害）

解離とは，喜怒哀楽のような比較的急激におきる感情の強いはたらきにより，意識や人格の統合性が一時的に失われた状態をいいます。器質的な病気はないのに患者自身が気づいていない精神的な原因によって，

NOTE

■アレキシサイミア（失感情症），アレキシシミア

アメリカの精神科医であるシフネオスSifneos P.E.によって，1967年に提唱されました。特徴として，感情が貧困で自分の気持ちを言語化できないので，話題も少なく話の内容も発展しないのです。そのため対人関係も深まりにくい人といえます。また，リラックスしたり気分転換をすることが不得意です。しかし，現実の課題には熱心に取り組みます。このような人は心身症に特異な特徴であるともいわれています。

■タイプA行動パターン

フリードマンによって提唱された，人間の行動パターンの1つで，心臓疾患になりやすいタイプともいわれています。いつも時間に追われて，いくつかのことを同時にこなそうとしたり，野心家でいつも競争的になっている人。またじっと待つことが苦手で，ちょっとしたことに敵意を感じたりするようなタイプの人です。自分におきた危機的，あるいはストレス状態に対する対処行動をきちんと行えば，自分の生活にとって，また社会的になんの問題もありません。

> **■臨床では■**
>
> **解離性ヒステリーと診断された例**
>
> 　自宅や会社で意識を失い倒れてしまう20代の若い男性が精神科に入院しました。発作をまねく器質的疾患が認められず，診断をつけるための入院です。入院した翌日早朝，廊下で倒れているのを看護師がみつけました。しかし倒れる大きな音は誰も聞いていません。脈拍も正常，しかし呼名しても反応がないのです。
>
> 　頭部に腫脹はなく，CTをとっても問題はありませんでした。よく聞いてみると自宅でも会社でも"倒れている"のは発見されても"倒れたところ"は誰も見ていません。
>
> 　その後本人が会社を休職できることになりよく話してみると，会社での失敗でまわりの目が冷たくなったり，家でも悩みを家族にうちあけられない環境であったことがわかりました。
>
> 　そのようななかで，病棟で仲間ができ，さまざまな療法に参加。一方1人暮らしを始めることが決まると発作がいつの間にかなくなっていました。

防衛機制が病的にはたらき精神的障害（意識混濁，多重人格，記憶脱失）などの症状がみられます。記憶障害を主とするものを解離性ヒステリーといいます。

１ 解離性昏迷

外見上は意識障害とかわらないのですが，解離性昏迷状態にある人の手を顔の上に落とすと，手は顔を避けたり，足の裏をくすぐると，足が動きます。つまり意識がないようにみえますが，精神活動のすべてが停止しているわけではない状態です。ですから，昏迷の状況での周囲の会話などは患者に聞こえており，昏迷から覚めたとき，「私が動けなかったとき看護師さん，こう言ったでしょう！」と言われることもあります。

２ 解離性健忘

自分の名前，住所，家族，職業のことなど生活史にかかわることが思い出せない場合を全生活史健忘といわれます。いわゆる記憶喪失です。

３ 解離性遁走（心因性遁走）

突然本来の生活の場からいなくなり，また過去の記憶を失ってしまうものです。数日ないし数か月行方不明になって，その間のことが思い出せないような状況です。

４ 多重人格障害

２つ以上の人格状態が存在し，それぞれの人格が行動を支配します。健忘が伴うので，別の人格になっているときにおきたさまざまなできごとや言動を覚えていません。

6 その他

a 離人・現実感喪失症候群

　自分の心や身体が自分のものではないように感じられるもので，自分自身を第三者的に眺めているような感覚をもちます。「自分が自分でない感じがする」とか，あるいはその言葉どおり「離人感がする」と訴える人もいます。

1 離人・現実感喪失症候群の看護

　まわりが理解しにくい状態で，本人は孤独感を味わいがちです。理屈で対応せず，支持的にかかわります。

●参考文献
- ナーシングカレッジ，12：64-67，1997．
- 水島　裕編：今日の治療薬 2009，南江堂，2009．
- 野村総一郎・樋口輝彦編：標準精神医学第3版，医学書院，2005．
- 外口玉子ほか著：精神疾患患者の看護，系統看護学講座第9版，医学書院，1993．
- 末安民生ほか：国試精神看護学，医学書院，2000．
- 朝日新聞，2007.9.3（社会不安障害）．
- 髙橋三郎ほか訳：DSM-Ⅳ-TR 精神疾患の分類と診断の手引，改訂版，医学書院，2003．
- 融　道男ほか監訳：ICD-10 精神および行動の障害―臨床記述と診断ガイドライン，新訂版，医学書院，2007．

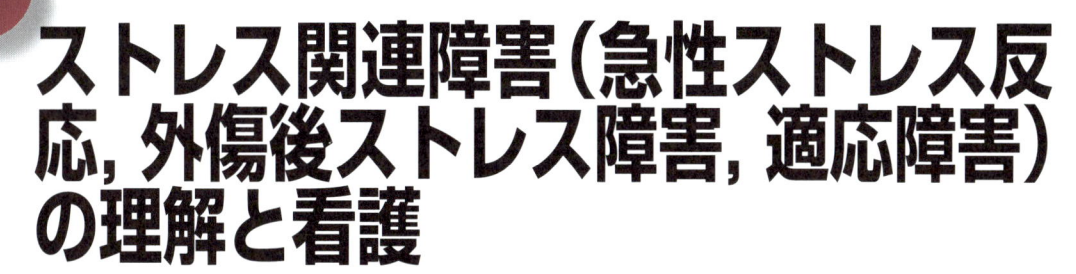

6章：精神症状・精神状態の把握と看護

F ストレス関連障害（急性ストレス反応，外傷後ストレス障害，適応障害）の理解と看護

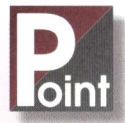

Point
- ストレスによって発症しますが，急性ストレス反応と外傷後ストレス障害はストレスの強大さ，適応障害では個体のストレス耐性の弱さがおもな発症要因となっています。
- 急性ストレス反応と外傷後ストレス障害は解離症状があらわれます。
- 適応障害では抑うつと不安を中心とする症状があらわれます。
- 予後は一般的に良好であり，支持的精神療法や環境調整を行い，状況に応じて向精神薬を投与します。

1 ストレス関連障害とは

ある特別なできごとや，環境の変化の後で抑うつ感や不安感，焦燥，錯乱などの精神症状が出現してくるものです。これは環境の影響を受けながら，症状が変化し一定期間が経つと消失します。従来このような障害を「心因反応」と呼んでいました。たとえば，大災害，交通事故，傷害事件などの非日常的な身体侵襲や自分の間近で体験した生命危機によっておこりうるものです。

適応障害は，通常の日常生活で生じる心理社会的ストレスを原因として症状があらわれるものです。

2 急性ストレス反応

明らかな精神障害を認めない個人が，例外的に強い身体的・精神的ストレス（自然災害，事故，他の犯罪の犠牲になるなど，みずからが体験したり，他人が体験するのを目撃したりする）への反応であり，その直後ないし数分以内に出現し，数時間～数日以内に回復します。

症状は，意識野の狭窄，注意の狭小化，刺激を理解することができない，失見当識を伴った眩惑（げんわく）がみられます。その後，抑うつ，不安，激越発作，逃避反応や遁走などのいわゆる解離症状✛があらわれます。ストレスが除かれれば，速やかに数時間以内で症状が消失し，除去されない場合でも通常1～2日で症状は軽減しはじめます。

治療は支持的精神療法を中心として，解離症状の重症度によって，向

NOTE
■ 解離症状
自我同一性の障害によってあらわれる症状です。極度な不安にさらされ，圧倒されると患者は心理的防衛機能をはたらかせ，無意識に外部との接触ができない状態に自分をおきます。そうすれば，自分自身が適応不能にはなりません。その間の記憶を消すことによって自分自身をまもるわけです。

> **■臨床では■**
>
> **ストレスの力って大きい……！**
>
> あるとき，50代の男性が入院してきました。意識はありますが，反応が鈍くなにをするのも動作が緩慢でした。嚥下をするのもゆっくりなので，薬を飲むのも10分以上，ご飯を食べるのも1時間以上と非常に時間がかかりました。表情も乏しく，自分がいまどんなことを思っているのかさえ話せずにいました。患者の奥さんからエピソードを聞くと，仲良くしていた実弟が亡くなり，仕事のストレスが過度にかかり，そのうえ娘さんが暴漢に襲われるということが3か月以内に続けてあったそうです。患者はただ「つらい……つらい……」しか話してくれませんでした。
>
> 患者に対して支持的にかかわり，傾聴・共感をもつことによって患者は日に日によくなり，3か月ほどで笑顔をとりもどし退院していきました。患者の言葉でいまでも忘れられないのが「つらいときに，ただそばにいてくれるだけでいいんだよ……」精神科看護の奥深さを感じた瞬間でした。

精神薬の投与を行います。

3 外傷後ストレス障害（PTSD：posttraumatic stress disorder）

自然災害，激しい事故や拷問や他の犯罪の犠牲になるなど，驚異的な体験に対する遅延した反応です。外傷後数週〜数か月以内に（6か月をこえることはまれ）発症し，経過は動揺性ですが予後はほぼ良好です。外傷体験後，夢および覚醒時にも外傷が生き生きと再体験されてしまう再体験症状（フラッシュバック）が症状として有名です。また，その体験を追想させる状況を避ける，麻痺，睡眠障害，集中困難などの症状もあらわれます。何事にも必要以上に警戒するなどの過覚醒も生じます。わが国においては，阪神・淡路大震災後の外傷後ストレス障害が注目されるようになりました。

治療は，外傷の性質を理解したうえで，安全な環境を提供し，支持的精神療法を行っていきます。また，向精神薬を適宜用います。

4 適応障害

適応障害とは，ストレスフルな状況に順応する時期に発生する苦悩状態です。一過性の短期反応症状を基本として，症状は時間とともに自然治癒に向かいます。急性ストレス反応や外傷後ストレス障害などに比べて，個人の要因つまり素質やストレスに対する脆弱性の要因が強いとされます。ストレス因として，死別，分離体験，移住などのストレスの大きい生活上の変化が考えられます。

症状は，抑うつ気分，不安，心配などのいわゆる情緒障害が中心で，

日常生活に影響を与えます。ストレスの発生や生活の変化から1か月以内に出現し，症状の持続は6か月以内です。

治療として，抑うつ気分や不安に対しては，抗うつ薬や抗不安薬を投与します。またこの障害の特性が個人のストレスの脆弱性にあることから，ストレス耐性をいかに補うかが重要になってきます。これらのことから，精神療法を用い環境を調整することが大切です。

5 ストレス関連障害の看護

観察として，抑うつ症状・意欲や活動性の低下，孤独感，睡眠障害，自己評価の低さ，不安や恐怖の状態などを観察し，その程度をとらえる必要があります。また，コミュニケーションの変調の程度も観察していきます。一つひとつの症状を理解することによって，患者のサポートがよりしやすくなります。

再体験症状（フラッシュバック）と呼ばれる生々しい感覚が，よみがえることもあり，患者にとっては非常につらく恐怖感や不安感を訴えることが多くみられます。そのために患者がいまの自分の気持ちを素直に表現できる環境の配慮が必要になります。

患者に支持的にかかわることはもちろんですが，つねに患者への共感の姿勢と，傾聴の態度を忘れてはいけません。

急性ストレスや心的外傷のエピソードを話題にすることがありますが，改善がみられる場合と症状の悪化がみられる場合があります。その反応は予測がつけがたく非常に難しいアプローチになります。つねに主治医，コメディカルの人々と対応方法などについて情報交換を行う必要があるでしょう。

●参考文献
1）野村総一郎・樋口輝彦編：標準精神医学第3版，医学書院，2004.
2）根岸敬矩・土澤健一編：保険・医療・福祉系学生のための臨床精神医学，医学出版社，2003.
3）太田保之・上野武治編：学生のための精神医学，医歯薬出版，2002.
4）安西信雄・青木民子編：精神疾患の治療と看護，南江堂，2003.

G 物質関連障害（アルコール，薬物）の理解と看護

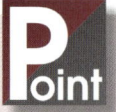

Point

- 精神作用物質は中枢神経にはたらき，精神状態を変化させる作用があります。
- 精神作用物質による精神障害は，乱用・依存・中毒に分けられます。
- 乱用は身体的，社会的障害や苦痛を引きおこす不適切な物質使用様式です。
- 依存は，精神依存，身体依存，耐性の変化より成り立ちます。
- 中毒は摂取を中止した後，比較的長期に神経・精神症状が持続することです。このなかには，フラッシュバックなどが含まれます。
- 治療は薬物療法（抗精神病薬の投与）などが行われます。精神療法としては，集団療法，自助グループへの参加などがあります。
- 物質関連障害の代表的なものとして，アルコール使用障害と薬物使用障害があります。

1 精神作用物質の理解

a 乱用

薬物乱用または物質乱用は，社会的許容範囲をこえて，その物質を反復して摂取してしまうことをいいます。それは逸脱した用量や用法であったり，その使用が社会的に好ましいものでなかったりする行為を意味します。なお，DSM-Ⅴ（アメリカ精神医学会：精神疾患の診断・統計マニュアル）では，それらの行為を，①重要な役割義務の放棄，②身体的危険のあるうえでの使用，③反復的に法的な問題が繰り返される，④社会的または対人関係の問題が持続的・反復的に繰り返される状態，と定義づけられています。

b 依存

WHOでは，依存の定義を「生体と薬物の相互作用から生ずる精神的あるいは精神・身体的状態であって，薬物の精神効果を経験するために，また，ときには禁断による不快を避けるために，薬物を持続的あるいは周期的に摂取する強迫性を特徴とする行動面その他にみられる反応である」と定義づけられています。もう少しわかりやすくいうと，自分の意思で嗜癖的習慣➕となっているもので急性中毒作用を求め，繰り返しこ

NOTE

■嗜癖的習慣（アディクション）
嗜癖ってなんだろうと考えてみたときに，ただ単なる癖ではありません。精神的にも身体的にも，また社会的にも悪いと理解しながらも身についてしまった習慣のことです。人間としての利害関係がわからなくなってしまっている状態ともいえますね。ですから，ここで論じている，アルコール使用障害，薬物使用障害，タバコ使用障害，ギャンブル障害なども広義の嗜癖に入ります。

れを摂取・体験しようとしていく状態であるといえます。依存は、精神依存、身体依存に分けられます。

1 精神依存

物質を摂取したときにもたらす快楽のため、また中断したときに発生する不快感を避けるために、その物質を周期的あるいは持続的に摂取しようとする欲望をいいます。離脱症状（禁断症状）の不快感を避けるための欲望を二次的精神依存といいます。

2 身体依存

身体機能を保つために、一定量以上の物質摂取が必要になっている状態のことです。離脱症状はこの状態で物質の中止あるいは減量を行うと出現します。

3 耐性

薬物を常用していると、しだいに効果が弱まってきます。そのため以前と同じ効果を得ようとして摂取量をさらに増す状態をいいます。

c 中毒

有害物質によって引きおこされた、危険な精神的身体的変化のことです。中毒は急性中毒と慢性中毒に分類できます。

1 急性中毒

物質の摂取によって生体にもたらされる危険な精神的身体的変化のことです。物質が体内から消退するのに伴い症状も消失します。急性中毒症状が消失した後、心理的ストレスや疲労などの非特異的な刺激によって、同じ急性中毒症状が一過性に再現する現象をフラッシュバックといいます。

2 慢性中毒

依存により反復摂取した物質の慢性毒性によって引きおこされた病態に限って用いられます。精神病状態、人格変化、認知症などの病態があらわれます。

d 依存性薬物の分類

WHOは精神依存、身体依存（離脱症状）、耐性形成の面から依存性薬物を分類しています。これらのうち、身体依存があるものは、モルヒネ型とアルコール-バルビツール酸型の2つと考えられています（表6-12）。

表6-12 依存性薬物の分類

依存の型	精神依存	身体依存	耐性	薬物
モルヒネ型	+++	+++	+++	モルヒネ塩酸塩,ヘロイン,コデイン酸塩水和物,複方オキシコドン,アヘンアルカロイド塩酸塩
アルコール-バルビツール酸型	++	+++	++	アルコール,バルビツール酸系薬物,睡眠薬,鎮痛薬,抗不安薬
コカイン型	+++	−	−	コカイン塩酸塩
大麻型	++	−	−	マリファナ,ハシシュ
アンフェタミン型	+++	−	++	メタンフェタミン塩酸塩
幻覚剤型	+	−	++	LSD-25,プシロシビン,メスカリン
有機溶剤型	++	−	++	シンナー,接着剤

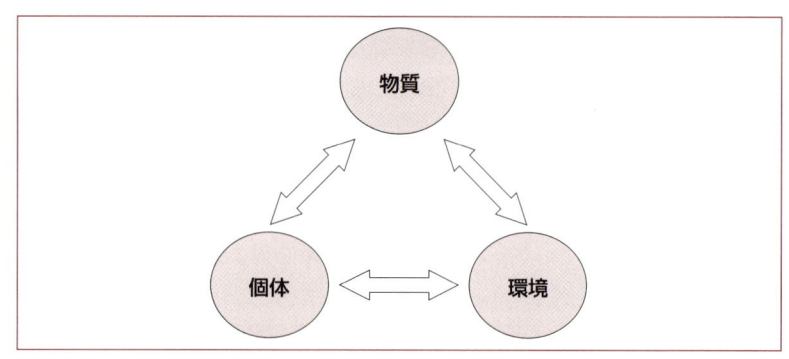

図6-4 物質依存の成因

e 物質依存の成因

物質依存の成因には,物質・個体・環境の3つがかかわっています(図6-4)。

1 物質の性質

もたらす快感が大きく,不快な副作用がない物質は一次的精神依存を生じやすくなります。また,耐性形成が強い物質は,身体依存を生じやすく,離脱症状を避けるために生じる二次的精神依存もおきやすいといえます。

2 個体側の要因

個体側の要因として,依存に陥りやすい性格があります。性格の特性として,依存的,受動的,逃避的,自己顕示が強く非内省的な性格,対人緊張が強く小心で過敏な性格といわれています。また,人格障害の合併症の有無,アルコール依存では素因の関連性が示唆されています。

3 環境要因

依存の成立契機として，①医原性（治療のための薬物使用から始まるもの），②自発性（みずから薬物を求めていくもの），③流行性（流行性に多数の人におこるもの），④風土性（特定の国，地域に土着のもの），⑤世界的規模でおこるものに分けられます。その他，家庭環境（夫婦間の不仲，葛藤，両親の放任），社会的環境などが深くかかわっています。

2 アルコールによる精神・行動障害

わが国のアルコールの大量摂取人口は，年々増加しています。また，アルコール関連疾患により治療を受けている者が約2万人いますが，医療機関を受診していないアルコール依存者が非常に多いと予測されます。

a 急性アルコール中毒

ビンダー Binder H. は急性アルコール中毒を次のように分類しています。

1 単純酩酊

飲んだアルコールの量に比例して酔うという生理的反応です。短時間に多量に飲用した場合は，昏睡から死にいたることもあります。春になると大学生などの新人歓迎会などで，一気飲みのために死者が出て，ニュースになることがあります。過度の飲み過ぎには十分注意しなければなりません。

2 複雑酩酊

アルコール飲用によっておこる興奮が著しく，その強度と持続が単純酩酊とは量的に異なるものをいいます。

3 病的酩酊

単純酩酊とは質的に異なるものをいいます。少量のアルコールでも急激にもうろう状態やせん妄状態を示し，周囲からみても理解不能の興奮や行為がみられます。後で自分の行動をまったく記憶していない（健忘）ことがあります。社会的問題をおこすこともあり，注意を要します。

b アルコール依存

毎日，日本酒にして3合～4合のアルコールを10年以上飲み続けると依存症になりやすいといわれています。わが国のアルコール依存患者は軽症者も含めて約240万人と推定されています。以前は大半が中年期の男性でしたが，近年は若年層から高齢層まで広がり，また女性の増加もみられます。

1 アルコール依存の症状

- 飲酒に対して強い欲求があり，アルコールを飲まないと落ち着きがなくイライラする症状があらわれます（精神依存）。
- 飲酒量が増えていきます（耐性）。
- 断酒をすると，多量の発汗，頻脈，手指振戦，強度の不眠，悪心・嘔吐，下痢，けいれん発作などの身体症状や幻覚やせん妄などの離脱症状が出現します（身体依存）。

2 関連する身体疾患

アルコール性肝障害（脂肪肝，肝炎，肝硬変），糖尿病，高血圧，膵臓障害，胃腸障害，大脳萎縮などがあります。進行すれば認知症にいたることもあります。

3 離脱症状

アルコールの身体依存が成立している時期に，禁酒したり，身体疾患のために飲めなくなったりした場合，離脱症状がおこります。離脱後2日以内に発生する小離脱（早期離脱症候群）と3～4日後に発生する大離脱（後期離脱症候群）に分けられます（表6-13）。

c アルコール精神病

アルコール依存や乱用によって発症する急性あるいは慢性の器質性精神障害です。

表6-13 アルコール依存の離脱症状

臨床像	小離脱（早期離脱症候群）	大離脱（後期離脱症候群）
症状または徴候	軽い焦燥，不安，不穏，振戦，食欲不振，不眠	過度の興奮，失見当識，意識障害，幻覚
最終飲酒後発現までの時間	0～48時間	48～72（24～150）時間
症状のピーク	24～36時間	72～96時間
重症度	軽度	重度（生命の危険あり）

1 振戦せん妄

アルコール中断後2〜5日以内におきる場合が多くみられます。一般的には不眠が続いた後、夕方から夜間にかけて手指振戦、不眠、不安などの症状がおこります。症状は、上肢や下肢の粗大な振戦をはじめとして、自律神経症状（発汗、頻脈、発熱など）がおきます。

意識は混濁し、幻視、特に虫や小動物が群がって動くのが見え、それらの動物を追いはらおうとしたり、逃げようとするなどの行動がみられます。職業上の動作を繰り返すことも多く、たとえば職業が大工であれば金づちを打つ行為がみられたりします（職業せん妄・作業せん妄）。

2 アルコール幻覚症

断酒した直後、過度の飲酒に引き続いてあらわれる意識清明下での幻聴と、著しい不安を主症状とするものです。断酒によって数日〜数週間で症状は消失します。

3 アルコール性嫉妬妄想

配偶者に対する嫉妬妄想が主で、浮気をしたといって責め立て、ときに暴力をふるうことがあります。幻覚、人格崩壊などはみられません。

4 アルコール性コルサコフ精神病

多くは振戦せん妄に引き続き症状があらわれます。記銘力障害、健忘、見当識障害、作話からなる健忘症候群（コルサコフ症候群）が持続的にあらわれるものです。意識障害はなく感情は初期では上機嫌で、しだいに不機嫌、抑うつ、興奮など気分不安定になります。

5 ウェルニッケ脳症

急激にせん妄、発熱、眼筋麻痺、けいれん発作などがあらわれ、死亡するか、コルサコフ精神病に移行するもっとも重篤な疾患といわれてきました。この疾患は、アルコール特有のものではなくビタミンB_1欠乏を主因とすることがわかってきました。最近ではビタミンB_1投与でおこりにくくなって、まれなものとなっています。

d 治療

1 急性アルコール中毒の治療

単純酩酊の昏睡期には身体治療を行います。複雑酩酊、病的酩酊の興奮に関しては、ハロペリドールの投与を行います。

NOTE

■イネイブラー

アルコール依存症で用いられる用語の1つにイネイブラー enabler があります。enable とは「物事をできるようにする。可能にする」という意味です。アルコール依存症では、飲酒を継続させてしまう人、助長させてしまう人という意味があります。このイネイブラー、多くは夫に対し厳しくできない妻という立場に多いようです。

2 アルコール離脱の治療

まず禁酒が行われますが，しばしば重篤な離脱症状が出現するので入院治療が必要となります。静かな病室で患者への刺激を避け，安静にさせたうえで補液などを行います。振戦せん妄の治療には，ジアゼパム，ハロペリドールを投与します。

3 アルコール精神病の治療

アルコール幻覚症やアルコール性嫉妬妄想に対しては，抗精神病薬が投与されます。

4 慢性期の治療

断酒の継続が第一です。しかし，困難な場合が多く，ジスルフィラム，シアナミドなどの抗酒薬を使用することが多いです。また，個人精神療法，集団精神療法，家族療法，環境調整を行います。断酒会やアルコーホーリックスアノニマス（AA：alcoholics anonymous）などの組織への参加も促します。

3 精神作用物質による精神・行動障害

近年，わが国では覚醒剤の使用は減少傾向となっていますが，依然として全違法薬物使用の8割を占めており，覚醒剤がわが国の薬物問題の中心的課題である状況が継続しています。青少年についても，覚醒剤の使用は減少傾向にありますが，大麻，MDMA⊕など合成麻薬の使用については，未成年者および20歳代の若年層が6〜7割を占めており，青少年を中心に乱用されている状況がうかがわれます。それらの理由として，薬物乱用に対する罪悪感が希薄で，やせるための目的や，ファッション感覚で使用するという異常な現象もおきています。

a 覚醒剤依存

アンフェタミンとメタンフェタミン塩酸塩は覚醒剤と呼ばれる精神刺激薬です。覚醒剤依存は精神依存がみられても身体依存はおこらないこと，強い耐性が形成されることが特徴になります。

1 症状

覚醒剤を内服，注射すると，精神運動興奮，多幸，眠気・疲労感の回復，高揚気分，性欲亢進，食欲減退，体重減少などの症状があらわれます。しかし，この薬効は数時間で切れ，強い脱力感，眠気，倦怠感など

NOTE

■MDMAについて

MDMA（メチレンジオキシメタンフェタミン）は，興奮作用と幻覚作用を併せもつ錠剤型の合成麻薬で，エクスタシーなどとも呼ばれ，検挙人員・押収量が増加しています。乱用すると，混乱，抑うつ，不安，睡眠障害などの症状が出現します。また，脱水，高血圧，心臓や肝臓の機能不全を生じます

の症状があらわれるため，再び覚醒剤を使用してしまいます。この状態を覚醒剤依存といいます（強い精神依存）。

長期に常用すると，過敏で易怒的，被害的な幻聴や妄想，興奮・暴行に走りやすくなります。この状態は覚醒剤精神病と呼ばれ，統合失調症と似た症状を呈します。

依存から脱して，覚醒剤を使用していないのに，他の薬物など（アルコール）を用いたときに，同じ異常体験が出現することがあります。これをフラッシュバックと呼び，逆耐性現象（反応過敏化現象，履歴現象）によるものと考えられています。

2 治療

覚醒剤を絶つことがもっとも大切です。幻覚・妄想に関しては抗精神病薬を用いますが，長期間にわたり幻覚・妄想が残存することもあります。

b 麻薬依存

モルヒネ，ヘロイン，コデインなどへの依存です。また，合成のメサドン，ペンタゾシンなどの依存も含まれます。麻薬依存の特徴は，きわめて強い精神依存，敏速な身体依存（連用2週間），著しい耐性形成です。

離脱症状として，全身倦怠感，発汗，動悸，嘔吐，振戦，疼痛，不眠，不安などが激しくみられます。このため，離脱が非常に困難となります。麻薬依存を防止するため，わが国をはじめ諸外国では厳しい規制措置がとられています。

c 有機溶剤依存

ベンゼン，トルエン，シンナーなどの依存です。使用時の事故や犯罪も多くみられます。神経毒性をもち，長期使用により脳の器質的変化をおこします。

発揚感や刺激性が強まったりするときがあります。夢幻様状態や幻覚が生じる場合もあります。大量の吸引で意識障害を呈し，ときに死亡することもあり，長期の吸引では脳実質に変化をきたす危険があります。精神的には，無為，無気力となり，抑制欠如や衝動性が高まるといった感情障害，さらには人格変化をきたしやすくなります。

4 看護

1 離脱期の看護

●離脱症状の観察

　身体症状：意識障害，手指振戦，発汗，不眠，発熱，動悸，頻脈，血圧上昇など

　精神症状：幻覚，妄想，イライラ感，錯覚，衝動性，攻撃性など

●アルコール関連身体疾患の観察

　アルコール性肝障害，黄疸，腹水，不整脈，消化管出血など

　患者自身の安全と事故防止に配慮します。

2 離脱期後の看護

(1) 治療への動機づけや入院していることの意味を考える→病気であるという認識をもちます。

(2) できるだけ早くにARP（アルコールリハビリテーションプログラム）に導入していきます。

(3) 退院に向け，家族も一緒にアルコール依存症の自助グループなどをすすめます。

●参考文献

1) 高橋三郎・大野　裕・染矢俊幸訳：DSM-Ⅳ-TR 精神疾患の診断・統計マニュアル新訂版，医学書院，pp345-357，2004.
2) 野村総一郎・樋口輝彦編：標準精神医学第3版，医学書院，2004.
3) 根岸敬矩・土澤健一編：保険・医療・福祉系学生のための臨床精神医学，医学出版社，2003.
4) 太田保之・上野武治編：学生のための精神医学，医歯薬出版，2002.
5) 佐藤壱三監：精神障害をもつ人の看護，精神看護学2，メヂカルフレンド社，2002.

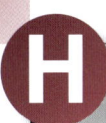

H 認知症の理解と看護

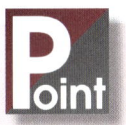

Point

- 脳が障害されたことにより，記憶・理解・言語などの知的能力が，継続的・持続的に低下を示す状態を認知症といいます。
- 血管性認知症・アルツハイマー型認知症・その他の認知症（ピック病，クロイツフェルト-ヤコブ病，HIV疾患型認知症など）に大別されます。
- 現在一番多いのはアルツハイマー型認知症，次いで血管性認知症です。両者で認知症全体の約80％を占めます。

1 認知症とは

いったん発達し，獲得された記憶・理解・言語などの知的能力が，後天的に脳がなんらかの原因で障害されたことにより，継続的・持続的に低下を示す状態をいいます。随伴症状として，幻覚・妄想などの精神症状や，摂食・排泄の障害という身体症状も生じてきます➕。

通常，初老期（50〜65歳），老年期（65歳以上）に初めて発症するものをいいます。

a 認知症の症状

- 新しいことが覚えられない**記銘障害**。
- 現在の状況を把握し，適切に行動できない**失見当識**。
- 通常は食べないようなものを食べてしまう**異食**。
- 排泄をきちんと自分でコントロールし，始末できない**失禁**。
- 他人からみるとわけもなく動きまわる**徘徊**，とくに夜間の軽い意識障害を伴う**夜間せん妄**。
- 患者は昔亡くなった人と話しているような，他の人が見たら１人でなにをしているのだろうと思えるような**異常行動**。
- 実際はそうでなくても，みんなが自分をいじめていると思ってしまう，あるいは物が盗まれた，というような**妄想**。
- ささいなことに対して感情の変化が激しくなってしまう**情動失禁**。
- 激しい口調，暴力などを伴う**攻撃性**。

しかし，具体的な症状やその経過は，認知症の種類によって違います。

> **NOTE ➕**
> ■認知症があらわれる脳以外の病気・原因
> 甲状腺機能低下症，慢性心不全，ビタミンB₁₂欠乏症，脳腫瘍，薬の副作用など。

1 血管性認知症

●原因・疫学など

　脳の血流が障害され，その付近の神経細胞に栄養が行きとどかなくなり，細胞がうまく機能しなくなる，あるいは死んでしまうことで認知症が生じます。高血圧，脂質異常症，心疾患などの影響による，脳梗塞，くも膜下出血などが直接の原因として考えられます。この認知症は急速に発症することが特徴の1つで，多くは55～65歳に発症します。

　原因は脳血管障害ですが，環境の変化によるストレスなど，心理的要因でさらに悪化することがあります。部分的に記憶が障害されるなど，まだら認知症がみられますが，日常生活は比較的保たれ，人格，その人らしさ，人柄は長く保たれるといえます。

●症状

① 初期：頭重感，頭痛，肩こり，めまい，のぼせ，耳鳴，不眠，疲労しやすい（易疲労），物忘れ，軽度知能低下，イライラ，怒りっぽい，など。脳血管疾患の初期症状を想像するとよいでしょう。
② 中期：新しいことが覚えられない（記銘力障害），昔のことは覚えているが最近のことを長く記憶していられない（記憶力障害），自分からなにかをしようという意気込みが減退する（自発性減退），情動失禁，豊かな感情表現がみられない（感情の平板化），抑うつ⊕，罪業妄想，被害妄想，嫉妬妄想，夜間せん妄，錯乱。日常生活の判断，病状の自覚は比較的あります。
③ 後期：脳梗塞，脳出血などの再発の可能性も否定できない時期。認知症がさらに進むと，失語・失認・失行（巣症状⊕）が出現します。

2 アルツハイマー型認知症

●原因・疫学など

　アルツハイマー型認知症は，その発症年齢によって大きく2つに分けられます。64歳以下に発症するものを早発性アルツハイマー型認知症（若年性アルツハイマー型認知症）といい，65歳以降に発症するものを晩年性アルツハイマー型認知症といいます。

　大脳皮質全体の萎縮によりアルツハイマー型認知症がおこります。脳でβアミロイドタンパク⊕という物質の病的な増加が原因に関係しているといわれています。

　初老期，老年期に多くみられ，症状は進行の一途をたどります。

　現在のところ，原因，予防法もわかっていませんが，症状の進行を遅らせる，という効果を期待してアルツハイマー型認知症治療薬が投与されています。

　女性に多くみられ，ホルモンのバランスが崩れることが原因の1つとも考えられています。

■うつ症状と認知症症状の判別
うつ症状と認知症症状は同じような症状を示すことがあるので混同しがちです。
似ている症状：集中困難，妄想，不安，意欲低下，周囲への無関心。
認知症特有の症状：病的物忘れ，見当識障害，人格変化，失認（見慣れていたものがわからなくなる），失語（言葉が出てこない，うつ病の寡言〔人とあまり話さない，交流しないといった状況〕と混同しやすい），異常行動（徘徊，異食，失禁）。症状が変動しやすいのが特徴です。

■巣症状
高度な精神活動を行う大脳皮質の一部が限局して破壊されて生じる，身体・精神機能の障害です。
具体的症状としては失語（話せない），失行（理解できない行動），失認（認知ができない）などがみられます。

■アルツハイマー型認知症の発症要因
最近，通常の脳では酵素によって分解される，脳のなかで合成されるタンパク質の一種βアミロイドタンパクが，なんらかの原因で分解できなかったり，進まなかったりするためにβアミロイドタンパクが蓄積されアルツハイマー病を発症すると考えらえています。しかし，βアミロイドタンパクがどのような役割を果たしているのかは，まだはっきりとわかっていませんが，脳の免疫細胞「ミクログリア」のはたらきで，βアミロイドの沈着が阻止できるのではないかという研究が進められています。薬剤の研究とともに，近い将来，アルツハイマー型認知症の原因や，治療法が明らかになるかもしれません。

表6-14 DSM-Ⅳによる認知症の診断カテゴリー

アルツハイマー型認知症	血管性認知症(以前は多発梗塞性認知症)
A. 多彩な認知欠損の発現で,それは以下の両方により明らかにされる。 (1) 記憶障害(新しい情報を学習したり,以前に学習した情報を想起する能力の障害) (2) 以下の認知障害の1つ(またはそれ以上) 　(a) 失語(言語の障害) 　(b) 失行(運動能力がそこなわれていないにもかかわらず動作を遂行する能力の障害) 　(c) 失認(感覚機能がそこなわれていないにもかかわらず対象を認識または同定できないこと) 　(d) 実行機能(すなわち,計画をたてる,組織化する,順序立てる,抽象化する)の障害 B. 基準A1およびA2の認知欠損は,そのおのおのが,社会的または職業的機能の著しい障害を引きおこし,病前の機能水準からの著しい低下を示す。 C. 経過は,緩やかな発症と持続的な認知の低下により特徴づけられる。 D. 基準A1およびA2の認知欠損は,以下のいずれによるものでもない。 (1) 記憶や認知に進行性の欠損を引きおこす他の中枢神経系疾患(例:脳血管疾患,パーキンソン病,ハンチントン病,硬膜下血腫,正常圧水頭症,脳腫瘍) (2) 認知症を引きおこすことが知られている全身性疾患(例:甲状腺機能低下症,ビタミンB₁₂または葉酸欠乏症,ニコチン酸欠乏症,高カルシウム血症,神経梅毒,HIV感染症) (3) 物質誘発性の疾患 E. その欠損はせん妄の経過中にのみあらわれるものではない。 F. その障害は他のⅠ軸の疾患(例:大うつ病性障害,統合失調症)ではうまく説明されない。	A. 多彩な認知欠損の発現で,それは以下の両方により明らかにされる。 (1) 記憶障害(新しい情報を学習したり,以前に学習した情報を想起する能力の障害) (2) 以下の認知障害の1つ(またはそれ以上) 　(a) 失語(言語の障害) 　(b) 失行(運動機能がそこなわれていないにもかかわらず動作を遂行する能力の障害) 　(c) 失認(感覚機能がそこなわれていないにもかかわらず対象を認識または同定できないこと) 　(d) 実行機能(すなわち,計画を立てる,組織化する,順序立てる,抽象化する)の障害 B. 基準A1およびA2の認知欠損は,そのおのおのが,社会的または職業的機能の著しい障害を引きおこし,病前の機能水準からの著しい低下を示す。 C. 局在性神経徴候や症状(例:深部腱反射の亢進,足底進展性反応,偽性球麻痺,歩行異常,一肢の筋力低下),または臨床検査の証拠がその障害に病因的関連を有すると判断される脳血管性疾患(例:皮膚や皮質下白質を含む多発性梗塞)を示す。 D. その欠損はせん妄の経過中にのみあらわれるものではない。

(高橋三郎,大野 裕,染矢俊幸訳:DSM-Ⅳ-TR 精神疾患の分類と診断の手引新訂版,pp.76-78,医学書院,2003より抜粋)

症状は徐々に発症し,長い経過をたどります。日常生活に少しずつ支障をきたし,しだいにその人らしさが失われていきます。

いままでとなんとなく違う,たとえば「最近忘れっぽくなったな」「怒りっぽくなったな」という感覚が,その病気の始まりとなることもあります。それは,単なるど忘れ,という状態ではなく,昔のことは覚えているのについ先ほどまでしていたこと自体を忘れてしまう,とか,異常なほどの攻撃性,逆に落ち込み,などがある状態で,生活に支障をきたす状態をいいます。

●症状

①初期:記銘・記憶力障害,見当識障害,巣症状,人格変化。
②中期:言語理解がわるい,迂遠思考(まわりくどく,話が目的に到達しにくい),判断力低下,不穏状態,徘徊,夜間幻覚,反復行動,多食。
③後期:無為,高度認知症,全身拘縮。

3 若年認知症(若年性認知症)

若年認知症とは18〜64歳の若年期から初老期にかけて生じる認知症

で，女性よりも男性のほうが2倍くらい多いといわれています。

●原因

アルツハイマー型認知症，ピック病，小さな梗塞が多発する多発性脳梗塞（血管性認知症）が3大原因といわれ，このほかレビー小体型認知症や頭部外傷に起因するもの，またアルコール長期多飲による脳細胞萎縮によるものがあげられます。しかし，若年性認知症の多くはピック病ではないかといわれています。

●症状

大事な仕事の約束を忘れる，同じことを繰り返すなどの物忘れ，料理の段取りが悪い，同じ料理ばかりつくるなどの家事能力の低下，いままでやっていた趣味にうち込めなくなったり，基本的な日常生活に意欲がみられない意欲・自発性の低下，まわりからみても性格がかわって攻撃的になった，あるいは易怒性などの性格の変化は，早期発見のポイントとなるでしょう。

●疫学

正確な患者数は把握されていませんが，患者数は現在10万人前後ではないかと予測されています。

●治療

日常生活に対する対策が必要ですが，年齢が若いためうつ病と誤診されたり，早期発見に結びつかない例もあります。

働き盛り，あるいは子育て中の年齢に発症するため，家族や親の介護など，社会的・家族的役割が重要な時期といえます。そのため患者や家族への精神的・経済的負担が大きいといえます。特に患者は，自分がおかしくなっているという認識をもちやすく，漠然とした不安をいだいていることがほとんどです。また，配偶者や子どもへの精神的負担も大きく，患者，配偶者や子どもなど家族への精神的サポートが重要になります。

若年認知症でも，40歳以上であれば介護保険の「特定疾患」として給付対象になります。介護保険が適用されなくても，精神科デイケア，重度認知症者デイケア，認知症疾患療養病棟などの医療施設が利用できる場合があります。高齢者の認知症は広く知られ受け入れ施設が増えていますが，若年性認知症はあまり知られていないため公的支援が十分とはいえません。

今後，患者や家族を支援するセルフヘルプグループの充実も求められています。

4 ピック病

●原因・疫学など

アルツハイマー型認知症は脳全体が萎縮しますが，ピック病は，前頭葉と側頭葉という限局された範囲での脳萎縮が原因で，認知症症状を

NOTE

■前頭側頭型認知症

1994年に提唱された概念で，前頭葉，側頭葉を中心に変性がみられる認知症の総称。ピック病もこの概念に含まれます。

おこします。発症は50歳前後で、アルツハイマー型認知症とともに代表的な初老期認知症といえます。生存期間は10年以内と考えられます。

3大症状として認知症、性格変化、言語機能障害があげられます。発症後早いうちから、衝動的になったり、身のまわりに全く関心を示さない無頓着さがあったりと、その人らしさが失われていきます。

アルツハイマー型認知症の主症状が「記憶の障害」であるのに対し、ピック病は同じことを同じ時間に、毎日繰り返すなど「行動の障害」が特徴といえます。

●症状
①初期：人格変化、適当で熱心さがみられない態度、反社会的逸脱行動（窃盗、虚言）、知能低下。
②中期：無関心、自発性減退、滞続言語（何度聞いても同じ言葉を繰り返す）、保続症⊕、見当識障害、記憶力減退。
③後期：無為、筋拘縮、身体衰弱。

5 クロイツフェルト-ヤコブ病

●原因・疫学など

プリオンというタンパクによる、感染性の認知症疾患です。潜伏期間は長いのですが、発症後は、進行が非常に速いのが特徴です⊕。脳萎縮が急速に進行していきます。発症後の生存年数は2年以内のことが多く、半年～1年と短いこともこの病気の特徴です。一般に中年から初老期以降に発症します。

●経過
①初期：物忘れ、すぐに物事を判断できない。
②中期～後期：運動麻痺など、すべての神経が侵される。

6 レビー小体型認知症

比較的新しい疾患概念です。欧米ではアルツハイマー型認知症についで2番目に多いといわれています。この病気のもとはパーキンソン病で、レビー小体という物質が脳のなかに蓄積することにより発症します。具体的には、パーキンソン病で侵される中脳の黒質などのほかに、大脳皮質にもびまん性に多数の蓄積がみられます。

初老期や老年期に発症しますが、まれに30代や40代にもみられ、女性の2倍、男性に多くみられる病気です。おもな症状は、緩やかに進行する認知症症状と、手指振戦、筋固縮、前屈姿勢などのパーキンソン症状です。全経過は7～8年といえます。

7 HIV（ヒト免疫不全ウイルス）疾患型認知症

●症状・検査

エイズ（AIDS、後天性免疫不全症候群）認知症ともいい、HIVにより

NOTE

■保続症
質問に応じた言葉・行動が、その後の質問の内容にかかわらず繰り返される状態です。
「年齢は？」とたずねると患者は「60歳」とこたえます。「では、お名前は？」と質問すると、また「60歳」とかえってきます。

■進行の防止
現在研究が進み血栓予防薬を感染後の早い段階で投与すると、原因のプリオンの増殖を抑えられるのではないか、とも考えられています。

生じる認知症です。認知症症状とともに神経症状を伴います。検査は，認知症の検査とともに，脳脊髄液の検査を行い，HIVに感染しているかどうかの確認が必要です。

●経過
①初期：物忘れ，考えがなかなかまとまらない，意欲低下。
②中期：手足の振戦，歩行障害，言葉がうまくしゃべれないなどの神経症状が出現。
③後期：四肢麻痺，けいれん発作。

2 検査

a 知能の検査

認知症のスクリーニング検査としてよく行われます。
- MMSE（Mini-Mental State Examination）
- HDS-R（改訂版長谷川式簡易知能評価スケール）。

b 画像診断

- CT，MRI，PET，SPECT。
- 頭蓋内の疾患，感染の有無がわかる検査：脳脊髄液検査。
- 脳の萎縮状況や梗塞部位がわかる検査：MRI，CT。
- 脳内の血流状況を画像で見ることができる検査：PET。
- 脳の血流量を計測する検査：SPECT。

MRIやCTなどの検査装置は，閉塞感があるので恐怖を感じ，じっとしていられないこともあります。安心できるよう，優しい言葉で検査を説明し，落ち着いて受けられるようにします。

NOTE

■アルツハイマー型認知症の予測
発症を予測する診断として，PET（陽電子放射断層撮影）が有効という最近の調査報告があります。脳が活発に活動しているときにはブドウ糖が消費されます。PETが記憶の中枢である海馬におけるブドウ糖の消費率で脳の活動状況を判断し，アルツハイマー型認知症を予測し，今後の予防につながるのではないかと，研究が進められています。

3 治療

認知症を確実に治す有効治療法は，いまのところみつかっていません。さまざまな治療法を総合的に行い，その進行を緩やかにする，あるいは症状が進んでいくなかでもより質の高い生活が送れるようにしていくのが，現在の状況といえましょう。

a 薬物療法

脳循環改善薬，脳代謝賦活薬，降圧薬，睡眠薬，抗不安薬，抗凝血薬

などが，状況に応じて使用されます。

たとえば，血管性認知症では脳の血流をよくするための薬，高血圧を抑え梗塞をおこさないようにする薬が使われます。また，アルツハイマー型認知症では，軽度〜中等度まではアルツハイマー型認知症薬（ドネペジル塩酸塩，製品名：アリセプト）が投与され，症状の進行を遅らせるよう対処します。なお，クロイツフェルト-ヤコブ病は感染の早い段階で，脳内に血栓予防薬を投与することで症状の改善がみられることがわかっています。

どの認知症においても，身体の負担を減らすため睡眠を確保することが重要ですから，よく休めるように睡眠薬を使用することがあります。

さらに記憶障害により，さまざまなことに対し不安を生じることが多いため，不安を軽減する目的で抗不安薬なども使用しますので覚えておきましょう。

薬物療法で重要なことは，高齢者の薬物服用では，使用量により傾眠，せん妄，脱力をおこしやすいので，用量，使用法に十分注意することです。

b リハビリテーション療法

回想療法，学習療法，作業療法，運動療法，音楽療法，絵画療法など。

1 回想療法

心理的アプローチの1つです。それまでの人生を振り返り語ることで，情動機能を回復させ発語の機会を増やし，他者への関心，交流を広げ，認知症状の改善をはかることができます。

2 学習療法

簡単な読み書き，計算を反復することで，脳が活性化され，症状改善に役立つと考えられます。毎日少しずつでもよいので，簡単な文章を声に出して読む，簡単な計算をすることで認知症予防にも役立つとされています。

NOTE

■改訂版長谷川式簡易知能評価スケール（HDS-R）
1 お歳はいくつですか？（2年までの誤差は正解）
2 今日は何年の何月何日ですか？ 何曜日ですか？（年月日，曜日が正解でそれぞれ1点ずつ）
3 私たちがいまいるところはどこですか？（自発的に出れば2点，5秒おいて家ですか？ 病院ですか？ 施設ですか？ のなかから正しい選択をすれば1点）
4 これから言う3つの言葉を言ってみてください。あとでまた聞きますのでよく覚えておいてください。（以下の系列のいずれか1つで，採用した系列に〇印をつけておく）
　1：a) 桜　b) 猫　c) 電車
　2：a) 梅　b) 犬　c) 自動車
5 100から7を順番に引いてください。（100-7は？ それからまた7を引くと？ と質問する。最初の答えが不正解の場合，打ち切る）
6 私がこれから言う数字を逆から言ってください。（6-8-2，3-5-2-9を逆に言ってもらう，3桁逆唱に失敗したら打ち切る）
7 先ほど覚えてもらった言葉をもう一度言ってみてください。（自発的に回答があれば各2点，もし回答がない場合，以下のヒントを与え，正解であれば1点）
　a) 植物　b) 動物　c) 乗り物
8 これから5つの品物を見せます。それを隠しますのでなにがあったか言ってください。（時計，鍵，タバコ，ペン，硬貨など必ず相互に無関係なもの）
9 知っている野菜の名前をできるだけ多く言ってください。（答えた野菜の名前を右欄に記入する。途中でつまり，約10秒間待っても答えない場合にはそこで打ち切る）。0〜5＝0点，6＝1点，7＝2点，8＝3点，9＝4点，10＝5点

HDS-Rは9項目の質問で構成されており，最高得点は30点で，21点以上を非認知症，20点以下を認知症の疑いありとしている。HDS-Rの目的は認知症が疑われるかどうかをスクリーニングすることで，この採点法は明記されているが，この点数から重症度を分類しようとすることに対して開発者は注意を促しています。

④ 看護

1 わかりやすい言葉，受容的・支持的かかわり，患者を尊重した態度で接する

理屈で対応するのは，理解力などを考えると適切とはいえません。理解したり，理屈を受けとめる判断力に障害があるため，繰り返し伝えたり，時間をおいたりして，混乱をまねかないようにすることが大切です。

2 適切な刺激を与える

デイケア，各種リハビリテーション療法などに参加し，いまある健康な部分や可能性をできるだけ維持しましょう。またカレンダーや時計を置くなど，今日がいつであるか，現在何時であるかの見当識の刺激や，テレビを観るなど，五感の刺激も有効です。

3 頻繁に接する

見知らぬ人には警戒心をもちます。新しい記憶は残りにくいのですが，感情は残っています。日々コミュニケーションをとり，身近な存在になることが大切です。また，家族，社会とのつながりが途絶えないようにしていきましょう。

4 急激に環境を変化させない

環境への適応は難しく，急激な変化，不快な刺激は，心身の疲労・精神・身体的ストレスとなります。認知症を進行させる原因ともなりますので，環境の変化，不意のスケジュールの変更などで無用の混乱を避けましょう。

5 患者の自信，自尊心を大切にする

認知症は患者自身が「私はダメだ」と思いがちになる傾向があります。最近は認知症のグループホームに学童保育所などを併設し，子どもと作業（料理や竹馬づくりなど）を通してかかわることで，子どもの手本になる機会をもち，自信や自尊心を再獲得することの効果が認められています。できていることを誉める，できていると患者に伝えていくことが大切です。

患者ができる範囲で役割をもつことが，生きがいや意欲につながります。

6 セルフケアレベルを適切に把握し，必要時に援助する

患者が腐ったもの，古くなった食物を大事に持っていることがあります。食中毒の危険性もありますので注意しましょう。また，排泄，清潔，睡眠状態などを自分で保つことが困難になりますので，きちんと状況を

把握していくことが大切です。

　認知症の場合，セルフケアレベルを上げるよりも，現在のレベルをどのように維持するか，という視点に立ってケアを行っていきましょう。

7 セルフケアレベルのアセスメントのポイント

①空気・水・食物：箸のもち方が理解できず使えないことはないか。脱水をおこしていないか，栄養状態はどうか。変なものを口にしていないか。

②排泄：排泄する一連の作業ができるか（トイレに行く，ズボンを脱ぐ，座る，拭くなど）。トイレの場所がわかるか。尿失禁，便失禁はないか。それによる精神的な落ち込みはないか。

③個人衛生：自分で，気候に合わせた，また時間・場所・目的（TPO）に合わせた服を選べなくなるので，一緒に選びます。入浴しようとみずから行う意欲，意識がなくなっていくので，必要に応じ促していきます。下着は取りかえているか。尿パットなどを使用する場合，きちんと取りかえているか。爪はきれいか（便で遊ぶことがあり，爪についたゴミはなにを触ったか，なにをしていたかの判断材料になる）。においはどうか。

④活動・休息：自分の部屋がどこかわからず，混乱していないか。夜間せん妄がないか。昼夜逆転していないか。

⑤孤独・付き合い：昔のことは覚えているが，つい最近行ったことを覚えていないので，それによるトラブルはないか。言葉で自分の気持ちをうまく表現しにくくなるので，それによるいらだち，混乱がないか。

⑥安全・安寧：いつもの場所，配置をかえると混乱するので，食事をする場所，生活の拠点などの変化による混乱はないか。薬の副作用はないか（ふらつき，眠気の遷延の防止）。

⑦薬による身体異常の早期発見：薬物の代謝・排泄機能が低下しているため通常の薬の量が非常に効き過ぎたり，また緩慢になっていることで効かなかったりということがあります。患者は身体的異常をうまく表現することが難しいので，異常の早期発見に努めます。

⑧家族への援助：介護者自身が負担になり，虐待するという社会的問題もおきています。介護を受ける側，受けられる側どちらにとってもマイナスの感情しか生まれません。家族会を紹介し自分の大変さ，つらさを話せる場を確保したり，介護者自身も目的や楽しみをもつことなどを勧め，家族へのフォローを行います。

●参考文献
1）精神保健福祉研究会監：我が国の精神保健福祉平成13年度版，太陽美術，2002．
2）西村　健監：痴呆性老人の心理と対応，ワールドプランニング，1995．
3）ケイトリンH・グラハムN・ワーナーJ（朝田　隆監訳）：痴呆症のすべてに答える，医学書院，1999．
4）太田保之・上野武治編：学生のための精神医学，医歯薬出版，2002．

5）中井久夫・山口直彦：看護のための精神医学，医学書院，2001．
6）精神保健福祉士養成セミナー編集委員会編：精神医学，改訂精神保健福祉養成セミナー，へるす出版，2000．
7）井上　泰：学生のための疾病論—人間が病気になるということ，医学書院，2001．
8）山下　格：精神医学ハンドブック—医学・保健・福祉の基礎知識第3版，日本評論社，2000．

6章：精神症状・精神状態の把握と看護

I 小児期の精神障害の理解と看護

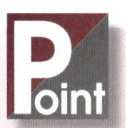

Point
- 小児は成長発達が著しく変化していく存在です。小児の精神障害者を理解する場合は，身体的心理的発達の過程にあることを重視して，小児の視点に立ったかかわりが必要です。
- 精神障害の分類は，1．精神遅滞，2．発達障害，3．神経症圏の障害，4．行動障害，5．精神病性障害に分けられます。この項で述べる小児期の精神障害は，WHOの診断基準であるICD-10と，アメリカ精神医学会のDSM-Ⅳを参考にしています⊕。
- 小児は家族のなかで成長発達を続けていることから，親子の問題や家庭内の問題が表面化することもまれではありません。小児の看護にあたっては，保護者の気持ちを十分に受けとめ，ともに問題解決にあたっていくことが大切です。

1 精神遅滞

以前は行政用語として精神薄弱と呼ばれていました。最近は知的障害という用語を用いるようになっていますが，精神医学では精神遅滞という診断名を用いています。知的機能の障害が発達期（おおむね18歳まで）にあらわれ，通常の社会生活への適応が困難を生じている状態をいいます。一般的には，知能指数（IQ）を基準に使い，70未満が精神遅滞と判定されます。他の疾患に合併して生じる⊕ことも多いです。症状の程度により軽度，中等度，重度，最重度の4つに分類されています。2005（平成17）年4月に「発達障害者支援法」が施行されましたが，この法の発達障害の定義に精神遅滞は含まれていません。

1 疫学と病因

約100人に1人の頻度で発生し，男女比は1.5対1と男子に多発します。原因は出生前のフェニルケトン尿症などの先天代謝異常，ダウン症候群に代表される染色体異常，胎児期の風疹に代表されるウイルス感染などがあげられます。また，出産時外傷や出生時仮死による無酸素症など周産期になんらかの原因があるもの，出生後には，脳炎や髄膜炎など細菌やウイルス感染，その他環境によるものがあります。軽度の精神遅滞は，原因が明らかでないものも少なくありません。

NOTE
⊕
■ICD-10とDSM-Ⅳの分類
ICD-10の分類は，「F7；精神遅滞」「F8；心理的発達の障害」「F90-98；小児期および青年期に通常発症する行動および情緒の障害」です。DSM-Ⅳでは，「1．通常，幼児期，小児期または青年期に初めて診断される障害」としてカテゴリー化されています。

■合併しやすい疾患・障害
てんかん，気分障害，注意欠陥/多動性障害（ADHD），自閉症，学習障害，内因性精神病，脳性運動障害などがあります。

211

2 分類

精神遅滞の程度を知能指数によって分類すると次のようになります。

軽度精神遅滞　　　　IQ50〜69
中等度精神遅滞　　　IQ35〜49
重度精神遅滞　　　　IQ20〜34
最重度精神遅滞　　　IQ20未満

軽度精神遅滞は，学齢期前に社会的行動や意思伝達技能の発達がみられ，小学校高学年程度の学業水準に達することができます。身のまわりのこと（摂食，洗面，排泄など）と家庭内の技能は完全に自立してできます。適切な援助により社会的自立も可能です。

中等度精神遅滞は，学齢期前に意思伝達の方法を学習することが可能ですが，学業レベルは小学校低学年程度にとどまります。大人になると，注意深く構成された課題で，熟練した監督のもとでなら，単純で実際的な仕事をできるのがふつうです。社会生活に適応できますが，十分な配慮が必要です。

重度精神遅滞は，成人期に達しても幼児期の学業水準にとどまり，顕著な運動障害やほかの合併する欠陥がある場合がほとんどで，十分な配慮のもとで単純な作業ができるようになることが期待されます。

最重度精神遅滞は，幼稚園以下の学業水準にとどまり，要求や指示を理解したり，応じたりする能力がきわめて低く，動けないかあるいは動くことが著しく限られている場合がほとんどです。基本的ニーズのセルフケア能力がほとんどなく，常時援助と介護が必要です。

3 治療

現在，精神遅滞のための医学的に確立した治療法はなく，適切な発達刺激を与えて，学習能力，社会的適応能力，生活や作業能力の向上あるいは精神的安定をめざす療育や教育的トレーニングがおもな治療となっています。対症療法的に薬物療法も行われています。

就学先は，普通学級，特殊学級および養護学校などがあります。図6-5は，2006年5月1日現在の障害種別特殊学級在籍児童生徒数ですが，精神遅滞者は小学校の特殊学級で4万2085人，中学校で2万1153人在籍しており，他障害と比べて高い在籍者数をあらわしています。また，図6-6は年度ごとの養護学校在学者数の推移ですが，ここでも精神遅滞者は他障害に比べて圧倒的に高い数値を示し年々増加しています。このように，精神遅滞関係は，特殊学級，養護学校ともに他の障害に比べて児童生徒数が多く，増加傾向も顕著になっています。

地域の教育相談所では，子どもの発達水準に応じて家族（親）に適切な就学先を推薦しています。

NOTE

■ 知能指数（IQ）
年齢相応の知的能力を100として算定される指数。知的能力を年齢で換算したもの（精神年齢）を，実際の年齢（生活年齢）で割り，比率（％）であらわします。たとえば，IQ70とは，10歳の子どもの場合に7歳程度の知的能力をもっていることを示します。
知能指数＝
　　精神年齢／生活年齢×100

■ 教育相談所
教育相談所は，各都道府県や市町村に設置され，就学や教育に関すること，家庭養育に関すること，障害に関すること（視覚障害，聴覚障害，言語障害，知的障害，自閉症，注意欠陥/多動性障害，肢体不自由，病虚弱，重複障害），社会性に関すること，精神保健に関することなどを支援しています。提供可能な援助は，相談・観察・検査で，対象者は，保護者，子ども，教職員などです。

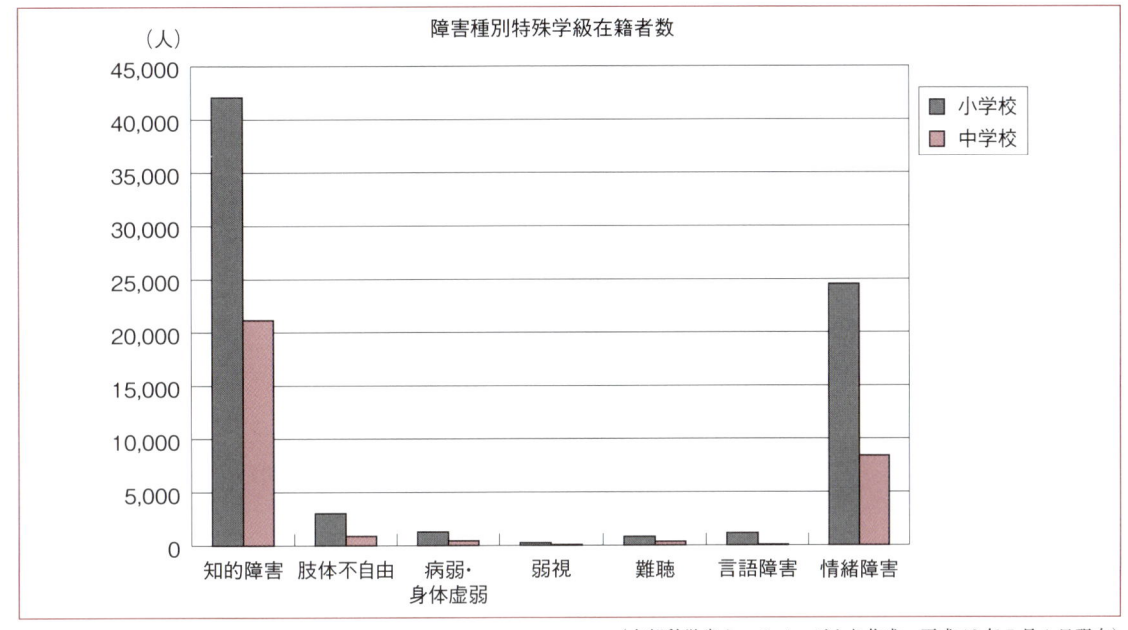

I. 小児期の精神障害の理解と看護

図6-5 障害種別特殊学級在籍児童生徒数(人)

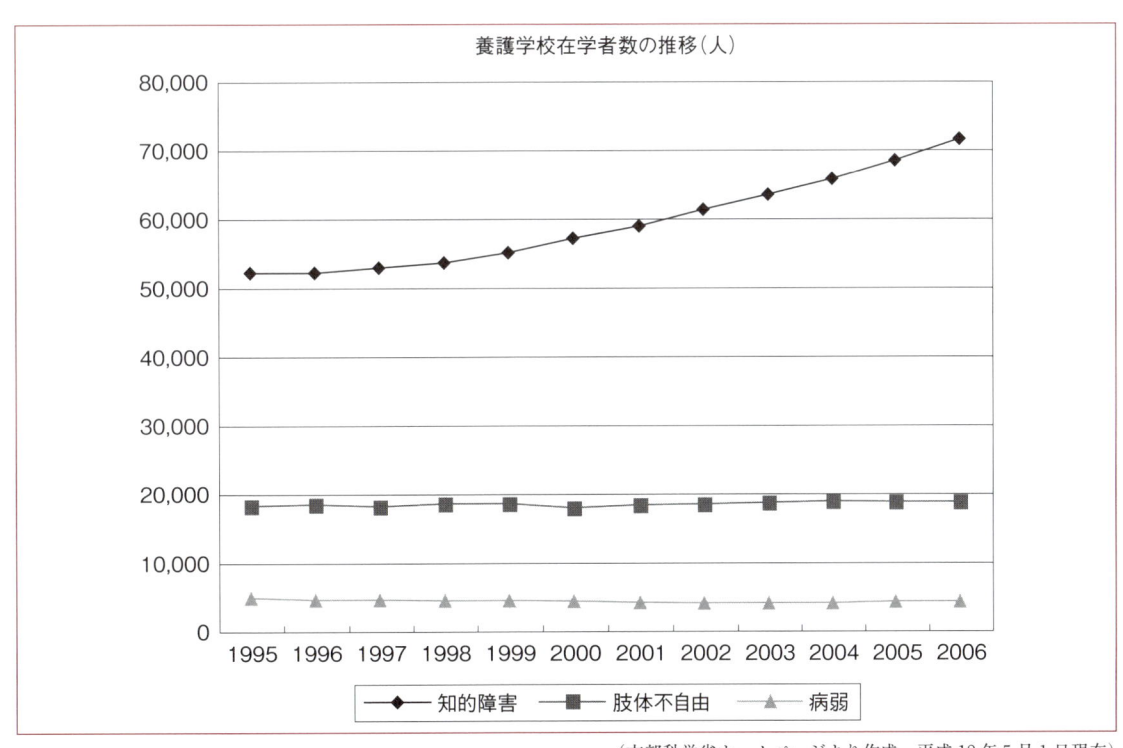

(文部科学省ホームページより作成，平成18年5月1日現在)

図6-6 養護学校在学者数の推移(人)

(文部科学省ホームページより作成，平成18年5月1日現在)

2 発達障害

　時間経過に伴って，その身体的・精神的機能が成熟していく過程を発達といいます。発達障害とは，先天的あるいは後天的に，なんらかの原因で発達に遅れや異常があらわれる状態像を指します。ここでいう発達障害とは精神発達の障害を指します。

a 自閉症

　1943年アメリカの児童精神科医カナー Kanner L. により，情緒接触の自閉的障害として最初に記述され，翌年，早期幼児自閉症と名づけられた発達障害です。

　自閉症は，脳の機能障害による発達障害であり，①対人関係の発達の障害，②コミュニケーション能力，とくに言語能力の発達の障害，③行動や興味，活動が限定され，常同的で反復的な様式という3つの特徴が3歳以前に明らかになることが診断基準です。

1 疫学

　男児に多く，男女比は約4：1です。約1,000人に1人程度と報告されています。原因は，胎児期の脳形成過程の早期に始まる脳の機能障害に基づいた発達障害と考えられています。

2 症状

　視線が合わない，発達水準に応じた仲間関係をつくることが苦手，相手のしぐさや表情，感情を理解することが苦手などの対人関係の障害があげられます。コミュニケーション能力の障害として，言語が乏しく理解がない，コミュニケーションのための言語をうまく利用することが苦手で会話が成立しない，おうむ返しのような常同的で反復的な言語の使用などの特徴があります。常同的で反復的な活動様式の特徴として，関心の幅が狭く，反応が常同的で，特定の物に過度に興味をもちこだわる，常同的・反復的な奇異な運動，手順，物の位置などにこだわり，変化があると混乱するなどの特徴があります。

　その他，目の端で物を見る，光の点滅を見入るなどの視角の特徴，ある音を嫌い耳をふさぐ，ある音のみに反応するなどの聴覚過敏，抽象的に物事を考えたり，概念の把握が苦手などの特徴がみられます。また，読みの困難やその他学業上の問題を随伴し，半数以上に中等度・重度精神遅滞を合併します。

I. 小児期の精神障害の理解と看護

3 治療

　自閉症の治療は，早期に発見し，その結果を親にフィードバックし，そのうえで発達支援のために個々の発達障害を個別的に多面的に評価し，総合的に構造化された療育プログラム🔸をできるだけ早く開始する必要があるといわれています。療育プログラムは，義務教育の開始とともに，おおむね18歳までの12年間行われる治療教育に引き継がれます。

　発達支援の立場から，医療が関与する治療は限られており，不適応状態に陥っている場合に，あくまでも対症療法として薬物療法が適応されます。自傷行為や興奮が強い場合は抗精神病薬，不安や抑うつ状態には抗不安薬，不眠の場合は睡眠薬が使われます。

　攻撃的行動や自傷行為，過剰なこだわり行動などで一時的に入院する場合は，鎮静をはかり，行動療法的に行動変容を目的とした治療を行う場合があります。悪循環が改善されたら，速やかに本来の療育や治療教育の場へ戻すことが大切です。

4 入院治療における看護

　家族の情報や日常生活場面の観察を行い，個別的な障害の特徴を理解したうえで対応します。どの発達期にあるのかを考慮しながら，認知や認識の個別的なスタイルや興味，関心，性格などを把握して接する必要があります。精神遅滞を合併している場合が多いため，知的レベルの把握も大切です。

　生活上の規則やわかりやすい指示は，混乱を避けるために有効であり，カンファレンスを活用して話し合い，スタッフが統一した態度でかかわります。生活習慣の確立をはかるには，声かけ・身振りによる指導が有効であり，繰り返し根気強く行います。

　問題としがちな行動は，思いを行動で表現している場合があるため，普段から気持ちをうまく表現できるように支持的にかかわります。そのような行動が発生した場合は，原因となる刺激を遠ざけ，パニック状態など他の行動が出現した場合は，危険を避けるために個室使用も考えます。

　薬物療法では，向精神薬の副作用に注意します。便秘や尿閉など自律神経的なもの，錐体外路症状，循環器系など副作用はさまざまですが，患児（者）が自覚症状を言葉で的確に表現できないことから，細心の注意をしながら観察する必要があります。

　また，自閉症児（者）をケアする家族は，さまざまなサポートを必要としています。家族の話を傾聴し，関係職者と連携して支援することが求められます🔸。

NOTE

■ **療育プログラム**
就学前の療育機関等において作成されるプログラムで，指導員，保育士，臨床心理士，聴能・言語訓練士，医師などさまざまな分野の専門家が携わって作成されます。最近では個別の療育目標を立てて，個別療育プログラムを実施できる機関が増加しています。
わが国で普及しつつある療育プログラムにTEACCH(Treatment and Education of Autistic and related Communication handicapped CHildren)があります。米国のショプラーSchopler Eらが開発したもので，成人になっても障害が持続することを予測して，早期から療育に取り組み，子どもの適応能力を向上させることを目標とする一方，自閉症児（者）がその子（人）らしく生きることができるように，社会も自然な形で受け入れるように変化しなければならないという側面をもっています。

■ **自閉症・発達障害支援センター**
自閉症・発達障害支援センターが国の事業にもとづいて，2002年度から都道府県に配置されました。自閉症の人たちの地域での支援窓口として相談，療育，就労支援などの事業を展開しています。自閉症についての理解や支援に関する普及・啓発・研修なども行っています。障害がある本人や家族のほか，学校などの関係機関，関係施設も利用できます。

b アスペルガー症候群

　オーストリアの小児科医アスペルガー Asperger H. が，1944 年に自閉的精神病質として報告し，1980 年代になると世界的に注目されるようになりました。

　言語的な発達が良好である点で自閉症と区別されます。しかし，軽度とはいえコミュニケーション様式の障害は存在しており，他者の気持ちを察し共感するという能力に乏しく，情緒的な交流をもつことが困難です。そのほか，対人関係の発達の障害，行動，興味および活動の限定された常同的で反復的な様式という 2 つの特徴は自閉症と共通しています。知的水準の低下はみられないのが一般的で，周囲は就学まで気づかないこともまれではありません。約 200 〜 500 人に 1 人程度と報告され，約 8：1 と圧倒的に男子に多い障害です。

3 チック障害，トゥレット障害，選択性緘黙

a チック障害，トゥレット障害

　チックとは，急速で反復性に生じ，非律動的で常同的な限局した筋群の運動あるいは発声です。男児に多く，18 歳未満に発症します。運動性チックには，肩をすくめる，まばたき，しかめ顔など，音声チックには咳ばらい，鼻すすりなどがあります。多くは成人期の初めまでには症状が消失，軽快します。運動と音声が同時期におこり，音声チックが多様で爆発的，ひわいな言葉を用いることもあるトゥレット障害は，慢性化する傾向があります。

　原因として，常染色体優性遺伝が推測されており，家族に同様の症状がみられることが多いようです。脳の機能的異常が考えられ，精神的なストレスが発症の原因になり，過度に周囲が注目を続けるとさらにチック症状が強くなる傾向があります。おもな対応は，原因であるストレスを軽減することと支持的な心理療法です。重症例やトゥレット障害では薬物療法を併用します。

b 選択性緘黙

　話す技能や能力をもちながら，ある特定の社会状況 (たとえば学校など) では，一貫して話すことができない状態で，少なくとも 1 か月は持続し，そのために学業不振や仲間をつくることに失敗するなどの二次的な弊害があります。なんらかの心理的な葛藤に対する反応という考え方

がありますが、家庭環境の変化、引っ越し、教師の叱責なども発症の要因になっています。治療は、行動療法、親のカウンセリング、薬物療法、精神療法などが行われます。

看護では、話すことのみに注目するのではなく、一対一のかかわりを通して信頼関係を築いたうえで、徐々にコミュニケーションの拡大をはかることが有効です。

そのほか、強迫性障害、全般性不安障害もありますが、詳しくは6章Eを参照してください。

4 行動障害

a 注意欠陥／多動性障害（ADHD：attention deficit/hyperactivity disorder）

ADHDは、最近になってわが国でも注目されるようになりました。特徴的な症状は、年齢に比べて不注意、多動性、衝動性を示す行動障害で、それが2つ以上の状況で（たとえば学校と家庭）持続してあらわれることにより診断されます。知的水準に遅れがなくても、社会的、学業的になんらかの障害をあわせもつことが多いと考えられています。

1 疫学

小児の3～5％と推定され、男女比は3～6：1で男児に多くみられます。原因は脳の機能的障害と推定され、ある程度の遺伝的要因が関与していると考えられています。

2 症状

①不注意：注意の持続が短く気が散りやすい、直接話しかけられても話を聞いてないようにみえる、課題や活動を順序立てることが困難、学業や用事を成し遂げることができない（反抗や内容を理解できないことではない）、忘れ物が多い、物をなくす、など。
②多動性：落ち着きがなくじっと座っていられない、教室内でも動きまわる、しゃべりすぎる、静かに遊んだり余暇活動につくことができない、など。
③衝動性：順番を待てない、会話やゲームに干渉してじゃまをする、など。

3 対応

まず、家族や学校の教師が障害について正しい知識をもち、一人ひとりを大切にし、子どもがなにを伝えたいのかを理解しようとする姿勢で接することが大切です。障害の特性から、年少時期から周囲に叱責され

る体験を繰り返していることが考えられ，それが自尊心の低下につながり，思春期に抑うつ状態，自信喪失による不安，外面的には反抗・非行などに向かう可能性があります。ADHDの子どもたちが自尊心をもち，それを維持できることを目標にして，援助の手をさしのべることが大切です。

薬物療法では中枢刺激薬のメチルフェニデート塩酸塩が有効であり，心理療法では主として行動療法が用いられます。

b 行為障害

他者の基本的人権を平気でふみにじったり，年齢相応の主要な社会的規範やルールを無視するような反社会的，攻撃的あるいは反抗的な行動様式が繰り返し持続して出現することが特徴です。DSM-Ⅳによると，人や動物による攻撃性（いじめや脅迫，バットやナイフなどの武器の使用，動物への残酷な身体的行為，強盗やひったくり，性行為の強要など），所有物の破壊（故意による放火，故意による他人の所有物の破壊など），嘘をつくことや窃盗（他人の住居や建造物，車への侵入，他人をだます，万引きや偽造など），重大な規則違反（親の禁止に反して夜遅くの外出，怠学が13歳以前から始まる，一晩中家を空けたり長期にわたる家出など）がみられます。ADHDが行為障害に移行する場合があるといわれています。

対象となる子どもは，社会的常識が不足している，社会規範がわからない，対人関係が下手で自己評価が低いなどがみられ，それらを改善することが治療となっています。治療を受け入れる意識に欠ける，暴力などの行動化がみられるなどが，対応を困難にさせている原因の1つですが，看護ではスタッフ間で対応が異ならないように，医師を交えたカンファレンスなどを活用して統一することが必要です。また，家族との連携も密にします。

●参考文献
1）World Health Organization：The ICD-10 Classification of Mental and Behavioural Disorders：Clinical descriptions and diagnostic guidelines. WHO, Geneva, 1992，（融道男，中根允文，小見山実ほか監訳：ICD-10 精神および行動の障害―臨床記述と診断ガイドライン，医学書院，2004.
2）American Psychiatric Association：Quick reference to the diagnostic criteria from DSM-Ⅳ-TR, Washington DC, 2000，（高橋三郎，大野 裕，染矢俊幸訳：DSM-Ⅳ-TR 精神疾患の分類と診断の手引，医学書院，2002.
3）杉山登志郎：発達障害とは何か，発達障害者支援法ガイドブック編集委員会編，発達障害者支援法ガイドブック，河出書房新社，2005.
4）井上雅彦：本人支援と家族支援のプログラム活用，発達障害者支援法ガイドブック編集委員会編：発達障害者支援法ガイドブック，河出書房新社，2005.
5）厚生統計協会編：国民衛生の動向，51（9），2004.
6）古荘純一：小児精神神経学第2版，日本小児医事出版社，2004.
7）須藤睦子・十束支朗編：児童・思春期の精神科―診断と治療の実際，南山堂，1993.
8）市川宏伸編：ケースで学ぶ子どものための精神看護，医学書院，2005.

9) 日本精神科看護技術協会監：精神科看護の専門性をめざして 2III：専門編, 精神看護出版, 2003.
10) 独立行政法人国立特殊教育総合研究所中期計画, 2004年3月30日.
11) 日本発達障害福祉連盟編：発達障害白書 2008 年度版, 日本文化科学社, 2007.
12) 斎藤万比古・山田慎二：自閉症とアスペルガー障害, 小児看護 27：1155-1161, 2004.
13) 東京都心身障害教育改善検討委員会の中間まとめについて 2005/03/29：
http://www.ne.jp/asahi/hp/keyaki/2003/0101.html
14) 松永寿人：強迫神経症から強迫性障害へ, こころの科学, 104：10-14, 2002.
15) 藤澤大介, 白波瀬丈一郎：強迫性障害の心理的成因仮説, こころの科学, 104：19-22, 2002.
16) 傳田健三：強迫性障害の発症機制, こころの科学, 104：34-38, 2002.
17) 小川真弓他：問題行動の多い患者の関わりを通して学んだこと, 日本精神科看護学会誌, 41(1), 1998.
18) 村上 弥：基本的信頼が獲得できていない強迫神経症患児の看護, 思春期青年期精神科看護学会誌, 43(3), 2000.
19) 坂川樹美子：不安と恐怖, 小児看護, 27：1130-1135, 2004.
20) 長畑正道：LD と ADHD, 小児看護, 27：1148-1154, 2004.
21) 拓植雅義：一人ひとりを徹底的に大切にする教育へ―国がしてきたこと, さらに必要なこと, こころの科学, 145：35-39, 2009.
22) 青木省三：子どもたちの生活を支える―精神科医の立場から, こころの科学, 145：40-45, 2009.

J てんかんの理解と看護

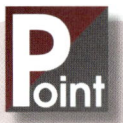

6章：精神症状・精神状態の把握と看護

Point
- てんかんはさまざまな原因で起こる慢性の脳障害で，大脳神経細胞の過剰な放電に由来する反復性発作を主な特徴とし，多様な症状を呈する疾患です。
- 治療は主として抗てんかん薬などの薬物療法が行われます。
- てんかん発作時には，症状を的確に把握することと冷静沈着な対応が必要になります。特にけいれん発作の重積状態では救急治療の適応となり，症状の的確な判断が必要になります。

1 てんかんとは

　WHOはてんかんを「種々の病因に基づく慢性の疾患で，大脳皮質神経細胞群の過剰な発射に由来する反復性の発作を主徴とし，多種多様の臨床および検査所見を随伴するもの」と定義しています。脳波にはてんかん特有の変化がみられます。てんかんは慢性の脳・神経疾患といえますが，精神症状なども出現するため，包括的医療の観点から精神科で診療を行うこともあります。

　頻度は全人口の約0.3〜0.5％で民族や地域，性差はほとんどみられません。幼少期から思春期までの発病が3/4を占めます。

　原因により遺伝素因以外に不明な特発性てんかん，脳炎や脳腫瘍，胎児期や周産期の脳損傷など，器質的障害による症候性てんかんに大別されます。

2 てんかん発作とその分類

　国際抗てんかん連盟では，発作の始まりから大脳全体を巻き込む全般発作と，発作が大脳の一部から始まる部分発作に大別しています。

1 全般発作

●強直間代発作（大発作）
　前兆に始まり，突然意識を失って倒れ，両腕は肘関節で軽い屈曲位，下肢は伸展位をとります（強直性けいれん）。続いて全身の細かいふるえが出現し，しだいに大きくなって，筋肉に強い収縮と弛緩とが交互に

おこります（間代性けいれん）。発作の衝撃で，舌を噛んでしまうこともあります。その後，間代性けいれんの間隔は延びてやがて停止します。この間呼吸は停止し，チアノーゼをきたします。尿や便の失禁がみられることもあります。けいれんが終わると，呼吸は回復し，もうろう状態となり，その後数分間から数時間深い眠りに入ります。意識を回復すると，全身倦怠感や頭痛，身体各部の痛みを訴えることが多く，健忘を残します。

● 欠神発作（小発作）

数秒間ないし十数秒間の意識消失を示すもので，一瞬会話がとぎれたり，空虚な表情をしたり，持っているものを落としたりするなどの動作があります。発作が終わればそれまでの動作を続けます。

● ミオクローヌス発作

瞬間的に全身あるいは四肢，体幹の筋肉に強いけいれんがおこります。軽い場合は意識を失うことはありませんが，強い発作の場合には瞬間的に意識は消失し，すぐに回復します。

2 部分発作

● 単純部分発作

大脳皮質の一定部位にてんかん発作をおこす焦点があり，その支配される領域に症状が出現します。焦点の部位によって運動症状，自律神経症状，感覚症状，精神症状を伴う発作に分けられます。意識障害は残りません。

● 複雑部分発作

意識障害を伴い，後に健忘を残す発作のことです。意識障害に続いて，自動症と呼ばれる，その場の状況にそぐわない自動的な行動が出現します。

3 精神症状

1 挿間性精神症状

てんかんの経過中に，易刺激的，易怒的，ときに衝動的な不機嫌状態，躁状態，うつ状態などが数日から数週間持続するものです。

2 持続性精神症状

不機嫌やうつ状態，躁状態などの持続性の感情障害，統合失調症類似の症状を示す持続性精神病性障害があります。

4 診断と治療

てんかんの診断は発作の確認から行い、発作型の診断は脳波によって行われます。脳損傷の既往、遺伝負因、脳疾患や全身疾患の可能性も考えなければいけません。

治療は薬物療法が主になります。発作の型によって薬物を決めます✚。副作用としては、歯肉肥厚、血液障害（貧血、出血傾向）、眼障害（複視、眼振）、消化器症状（嘔吐、食欲不振）などがみられるので注意します。

5 看護

1 強直間代発作（大発作）

①倒れた周囲から危険物を除去し、安全な場を確保します。
- 衣服をゆるめます。
- 軽く上肢、下肢を支持します。
- 下顎部を手で押し上げます。

②けいれん発作がおさまったら、気道を確保し、吐物の誤嚥を防止します。
- 呼吸回復の確認を行います。
- 失禁や衣服の乱れを配慮してケアします。
- もうろう状態にあるので安全を確保します。

2 その他の発作に対して

- 前兆、発作の経過を観察し、見まもります。
- 精神運動興奮時には刺激を避けます。

3 発作重積状態に関して

- 呼吸障害、循環障害、脳浮腫、脳の酸素欠乏により生命の危険が高くなりますので、発作がおさまったかと思うとまたおこるような発作の重積では、救急処置が必要になります。

4 生活指導上のポイント

- 毎日規則正しく服薬し、発作を抑える。
- 周囲の理解と協力を得る。
- 副作用の観察を行う。
- 日々の体調を整える。

NOTE

■ 抗てんかん薬の種類

発作の型	薬物（一般名）
強直間代発作（大発作）	フェニトイン、カルバマゼピン、バルプロ酸ナトリウム、フェノバルビタール
大発作重積	ジアゼパム（急速に静脈内注射）
欠神発作（小発作）	バルプロ酸ナトリウム、エトスクシミド
複雑部分発作	カルバマゼピン、フェニトイン、フェノバルビタール

●参考文献
1）野村総一郎・樋口輝彦編：標準精神医学第3版，医学書院，2004.
2）森　則夫・櫻庭　繁・瀧川　薫編：生物学的アプローチによる精神科ケア，南江堂，2001.
3）太田保之・上野武治編：学生のための精神医学，医歯薬出版，2002.
4）安西信雄・青木民子編：精神疾患の治療と看護，南江堂，2003.

K 性同一性障害の理解と看護

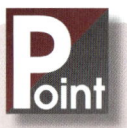

6章：精神症状・精神状態の把握と看護

Point
- 性同一性障害とは，精神的には男性あるいは女性なのに，身体的には異性の身体をもっているというアンバランスな状態をいいます。
- わが国では2003年に戸籍上の性別変更が可能になりました。しかし，そのためには多くの要件を満たすことが必要です。また外科的治療などには高額な医療費がかかるなど，さまざまな問題があります。
- 現在はレズビアン・ゲイ・両性愛のバイセクシャルと，身体と心の性に違和感をもつトランスジェンダー（性同一性障害を含む）の人々をLGBT（性的少数者）といいます。

1 性同一性障害（GID：gender identity disorder）とは

通常，自己の性については精神的，身体的，社会的役割の3つが一致しているために，自分は男性あるいは女性であると認識し，心と社会的役割にアンバランスを生じることなく生活しています。

それに対して，性同一性障害は精神的・身体的アンバランスが生じ，それに伴う社会的役割に対して不快感や適応することへの不全感が生じるものです。これは同性愛とは違い，「自分の性」の認識に問題が生じるものをいいます。

自分が生き，生活しているなかで，自分自身のなかに違和感があり，しかも外見上自分が認められない性であるため，まわりから理解されにくく，非常な苦痛を伴います。

2 原因

原因は，幼少期に精神的に正しい性別が獲得できなかったため，あるいは，胎児期における性別の分化が，なんらかの原因で障害されたためではないかと考えらえていますが，いまだはっきりした原因はわかっていません。非常にデリケートな問題で，その明瞭な数字は明らかではありませんが，各国の統計では数万人に1人といわれており，わが国でも5万人前後の人が性同一性障害と推定されています。

3 治療

1 精神療法

まず本人の身体的，精神的に認識された性の不一致が，他の精神障害からきているものではないことを診断したうえで，本人の精神的苦痛の軽減をはかるための精神療法が行われます。

2 ホルモン療法

本人が精神的に認識している性に身体の性をあわせるために，性ホルモンを投与し，乳房の発達を促進したり，生理を停止させたりします。

3 外科的治療

外科的処置により，外見（身体の性）をかえていきます。精巣や甲状軟骨（のどぼとけ）の切除，子宮・卵巣の摘出，また豊胸などの性別適合手術を行います。

4 看護

1 つらい気持ちを理解し，支持的，受容的にかかわる

非常にプライベートな，しかし本人にとって深刻な問題で大きな精神的葛藤をかかえています。まわりに理解されにくいことから誰にも相談できず社会的孤立感をもっている場合が多くあります。なにより本人のつらさを受容し，支持的にかかわることが大切です。

2 自助グループなどへの参加を促す

同じような悩みをもつ人たちとの集まりである自助グループを紹介し，参加を促していくことで本人の悩み，苦痛を共有する場を提供し，孤立させないことが必要です。また希望があれば家族の理解が得られるようかかわっていくことがよいでしょう。

3 プライバシーをまもり，本人の望む性として対応をする

本人が認知する性に対して対応することが大切です。トイレ，入浴など，十分なプライバシーをまもることができるよう配慮します。

●参考文献
1）佐藤俊樹：性同一性障害，クリニカルスタディ，24(14)：62．2003．
2）松下正明，白石洋子監：エクセルナース11［精神科編］，メディカルレビュー社，2004．
3）西園昌久編：ライフサイクル精神医学，医学書院，1988．
4）野宮亜紀ほか：性同一障害って何？――一人一人の性のありようを大切にするために，緑風出版，2003．

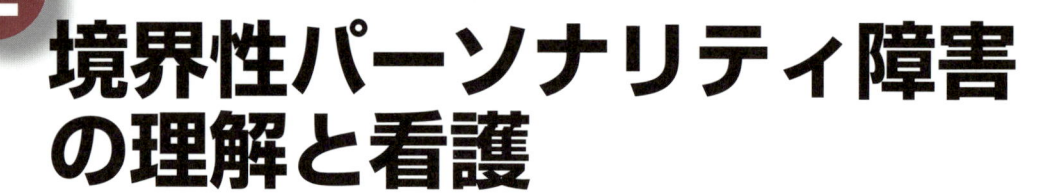

L 境界性パーソナリティ障害の理解と看護

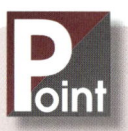

6章：精神症状・精神状態の把握と看護

Point
- 境界性パーソナリティ障害は「ボーダーライン」ともいわれ，人口の1～2％にみられ，特に女性に多いといわれています。
- 自分に生じた問題や不安に対する感情のコントロール，さらに対人関係のとり方が常識から非常に逸脱した行動や対処をするのが特徴といわれています。

1 境界性パーソナリティ障害（BPD：borderline personality disorder）とは

1 パーソナリティとは

パーソナリティとは性格ともいいかえられます。これは生まれつきの素質と，後天的な環境，つまり家族関係，生活環境，文化などの影響を受けるなかで形成されていきます。

たとえば，嫌なことがあるとコントロールできないほどの激しい怒りをあらわしたり，抑うつ，絶望感など，気分に著しい変動がみられます。さらにその感情をうまく言葉で表現できず，しばしば行動に問題が生じます。「誰も自分を理解してくれない」「自分は生きている価値がない」と手首を切るリストカットや過量服薬などの自傷行為，自殺企図，浪費，薬物乱用，暴力など，自分を危険にさらす衝動行為に走ってしまうのです。これを行動化⊕といいます。

2 対人関係の特徴

対人関係の特徴としては，孤独に耐えられず，結果的に周囲の人を感情的に巻き込んでいきます。自分の願望や欲求を満たし不快な状況を避けるために，本人は意識的ではないにしても相手の気持ちや周囲の人間関係を混乱させ，結果的に自分に対して関心を向けさせるような状況をつくってしまうのです。これを「操作的である」とか「対人操作をする」といいます（表6-15）。

さらに，「この人は自分を助けてくれる人」「自分の唯一の理解者」と信頼し自分の味方であると判断すると，相手はそれほどの親近感をもっていなくても，自分の無二の親友かのように，相手のことも考えずかなり頻繁に連絡をとり，相手がしつこいと思うほどの密着した関係を築こうとします。相手がそれに耐えられなくなり少し突き放したような言動

NOTE

■ 行動化 acting out
自分のやりきれない気持ちを言葉にできないまま，無意識に衝動行為をとることをいいます。本文中で述べているような自殺企図，行為だけを求めるセックスなどの行動がこれにあたり，これらの行為をとることによって自分自身や相手にいだく心の葛藤や激しい怒りの感情を解消，あるいは精神的浄化をはかろうとするのです。これは，自分のなかでどのようなことで自分が悲しいのか，怒るのか，イライラするのかなどを意識化したり自己洞察をすることができないためといえるでしょう。

表6-15 境界性パーソナリティ障害診断基準の比較（ICD-10とDSM-Ⅴ）

ICD-10	DSM-Ⅴ
情緒不安定性パーソナリティ障害（境界型） emotionally unstable personality disorder (borderline type)	境界性パーソナリティ障害 borderline personality disorder
情緒不安定ないくつかの特徴が存在し，それに加え，患者自身の自己像，目的，および内的な選択（性的なものを含む）がしばしば不明瞭であったり混乱したりしている。 通常絶えず空虚感がある。激しく不安定な対人関係に入り込んでいく傾向のために，感情的な危機が繰り返され，見捨てられることを避けるための過度な努力と連続する自殺の脅しや自傷行為を伴うことがある。	対人関係，自己像，感情の不安定および著しい衝動性の広範な様式で，成人期早期までに始まり，種々の状況で明らかになる。以下のうち5つ（またはそれ以上）によって示される。 （1）現実に，または想像のなかで見捨てられることを避けようとするなりふりかまわない努力 （2）理想化とこき下ろしの両極端を揺れ動くことによって特徴づけられる，不安定で激しい対人関係の様式 （3）同一性の混乱：著明で持続的に不安定な自己像または自己意識 （4）自己を傷つける可能性のある衝動性で，少なくとも2つの領域にわたるもの （5）自殺の行動，そぶり，脅し，または自傷行為の繰り返し （6）顕著な気分反応性による感情不安定性 （7）慢性的な空虚感 （8）不適切で激しい怒り，または怒りの制御の困難 （9）一過性のストレス関連性の妄想様観念または重篤な解離性症状

（融　道男ほか訳：ICD-10精神および行動の障害新訂版，pp214-215，医学書院，2005.）
（高橋三郎ほか訳：DSM-5精神疾患の分類と診断の手引，pp305-306，医学書院，2014.）

をとったり，また自分がそのように感じとると「この人は私の敵」と考え，手のひらを返したように攻撃的になってきます。このように人との距離のとり方が極端で，うまくできないのです。

ただし，ここで注意すべきことは，これらの感情や行動は他の精神障害とは関係なく生じているということです。たとえば，統合失調症などの妄想や幻聴から引きおこされた行動ではない，ということを理解しておきましょう。

❷ 原因

小さいころに親，特に母親と母子分離がうまくできていないため，自分のなかにある「よい自分」と「悪い自分」を統合できないことによると考えられます。人にはよい部分と悪い部分があり，ある状況では自分にとって悪い人，嫌な存在であっても，状況がかわると自分にとってよい人である，というような曖昧な部分があります。しかし自分自身についてはもちろん，他者に対してもよいか悪いという二極的な見方しかできないため，結局相手の評価が激しく変化し，安定した関係が築けないのです。

その根底にはつねに「見捨てられ不安」があります。幼少時は自分の

力で食べたり排泄したりできず，親にすべてを依存して生きています。しかし，しだいに父親には妻がいる，母親には夫がいるというように父親，母親は自分のためだけの存在ではないことに気づきます。また，怒る，怒られる，というさまざまな体験をするなかで親から自立していきます。これは，自分が認められ支えられているという精神的安心感のうえでできることなのです。しかし親からの分離の時期に，十分な承認と支援が得られなかったため，つねに親から見捨てられるのではないかという不安をいだき，自分の存在意義や精神的安定がはかれる場所がないため自分に対して肯定的な評価もできなくなってしまうのです。この感情が，その後の対人関係の面で，見捨てられることを避けようとして，行動化をおこすことにつながっていくと考えられます。

また，家族関係の問題として両親の不仲など，機能不全家族であることも原因の1つにあげられます。子ども自身も気づかないまま両親の不仲を修復しようと行動化をおこし，それによって不仲という「夫婦の問題」から行動化をおこした「子どもの問題」に家族も問題がすりかえられ，結果的に歪んだ形で家族関係が継続していくのです。この他，両親の子どもに対する過度な期待，過干渉による精神的負担，児童虐待などの心的外傷により，病気が生じるとも考えられています。

❸ 治療

■1 精神療法

病気の生じ方からみて明確な治療法がないのがわかると思います。基本的には精神療法やカウンセリングで，本人の意識化，言語化できない感情を言語化できるようにし，気づくことによって，そのなかで自分の間違った対処行動をかえていくことが重要なポイントとなります。

治療の鍵は医療者と治療関係が築けること，そして長期にわたる治療を継続することです。先にも述べましたが，幼少期からつくられたパーソナリティや，さまざまな対処行動を修正していくのですから，時間がかかります。対人関係の距離のとり方に歪みがあるため，きちんとした決まりのなかで治療を進めていかないと，本人の要求がエスカレートしていく可能性があります。治療における約束事をしっかりと結び，進めることが大切です。

また同じ症状をもつ仲間同士で行う集団精神療法も活用されます。

■2 家族療法

家族関係の歪みによって生じている場合は，「家族」を1つのシステムと捉え，家族構成員全員を対象に，歪んだシステムを修正するため治療していきます。

3 薬物療法

見捨てられてしまうといった心の不安，激しい怒り，ときにパニック障害が生じるため，対症療法的に抗不安薬や抗うつ薬を用います。

4 看護

1 カンファレンスを頻回にもち，医療者同士が情報や治療・看護方針の共有をはかる

患者は過量服薬やリストカットといった自傷行為などの問題行動をおこしたり，また下記のコラム「臨床では」で示すような対人操作をするため，たとえば危険物を病棟に持ち込んだり，時間外の外出や喫煙などさまざまな要求をし，それが満たされないと大騒ぎをするというように病棟の規則がまもれないことがあります。また他の患者や看護師を巻き込み，病棟の雰囲気を悪くするようなことがあります。

医療者がチームとしての治療・看護方針や対応を統一していないと，医療者によって対応が違い，その隙をついたように要求が続く，ということが生じます。一貫した方針と態度でかかわることが大切で，それは，患者を混乱させないことにもつながるのです。

混乱した事態は，逆転移として「あの患者さんにはかかわりたくない」というような陰性感情が看護師にもおきてくることにつながります。また，患者が行動化を繰り返し，看護師もいつまでも患者の状態に変化がないので，ときに自分たちの行っている看護に無力感を感じることがあります。看護師同士のカンファレンスをもち，互いの感情をサポートしていくことも大切です。

2 治療・看護方針など行動の枠組みを提示する

なんのためにこのようなケアや制限をするのかを患者に明確に伝え，看護師とともに患者も同じ方向を向いたケアを行います。

■臨床では■

対人操作

たとえばA看護師がいないときに「A看護師はこう言ったのになぜあなたはだめと言うのか！」と別の看護師に詰め寄るなど，医療者のチームを混乱させるような言動をとったりします。あるいは，他の患者に「看護師は私にこんなひどいことを言う。私にだけ厳しくする」といい，他の患者と医療者とを対立させようとすることもあります。

3 自分の気持ちを言語化できるように援助する

　患者が行動化をおこしたあと落ち着いたら，なぜそのような行動をとったのか振り返ってもらい，なるべく自分の気持ちを言葉として表現できるようにかかわります。そして歪んだ対処行動や自己像を修正できるようにかかわります。

4 集団精神療法への参加を促す

　同じ症状をもった人とかかわることで気持ちを共有できる場を確保するとともに，両親から離れた新しい人間関係を形成することにより，対人関係技能を身につけていくことが可能になります。

●文献
1) 野嶋佐由美監：精神看護学，実践看護技術学習支援テキスト，日本看護協会出版会，2002.
2) 西園昌久編：ライフサイクル精神医学，医学書院，1998.
3) 牛島定信：成人の人格及び行動の障害，人格障害の治療，臨床精神医学増刊号，pp63-66，2000.
4) 松下正明・白石洋子監：エクセルナース11［精神科編］，メディカルレビュー社，2004.
5) 藤田　定：人格障害の診断，治療，および精神保健的立場からの対応と支援，心身医学，45(3):203-209，2005.
6) 出口禎子編：情緒発達と看護の基本，精神看護学，ナーシング・グラフィカ32，メディカ出版，2004.

7章

看護で活用する技法

A 観察

7章：看護で活用する技法

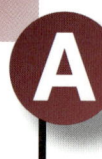

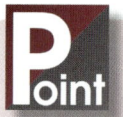

Point
- 観察は患者の日常生活を援助するための看護技術です。
- 観察のポイントには，①精神状態，②外観，③行動・表情，④セルフケアがあります。
- セルフケアの観察項目は，6領域があり，総合的に観察し，看護計画を立てていきます。

看護は観察からはじまるというのは，精神科看護でも同じです。精神科では精神機能を血液検査データのように直接測定できるデータがないのでより適切な観察が必要です。また，病状によっては患者が自分自身のことを訴えないことや，訴えられないことがあるため，看護師による観察が重要になります。

1 日常生活を援助するための観察

観察は看護計画立案のために必要な技法です。観察で得られた情報から患者のセルフケアを重視した看護計画を立案して援助を行います。

観察の方法や場面はさまざまです。毎日の挨拶や検温時の様子，夜間の巡回のような日常生活から観察することも，特別な場面を設定して観察することもできます。観察された内容は他の看護師と共有します。そのため観察した事実だけでなく看護師自身と患者の相互作用の影響を考慮する必要もあります。また，観察した事実をどのように判断したかを伝えたり，吟味する必要があります。

1 観察の方法

- 客観的な観察方法：看護師から観察します。
- 参加観察による方法：患者とともに行動しながら観察します。
- 会話しながら観察する：直接，会話をするなかで観察します。

2 観察場面の例

- 直接的援助に伴う場面：食事，排泄，身だしなみ，さまざまな活動，睡眠状態など。
- 間接的場面：患者同士，面会時の家族，医師や看護師との付き合い方，治療プログラム参加の状況など。

- 設定された特別な場面：診察場面，看護師との面接，精神保健福祉士（PSW）や介護福祉士（CW）との面談など。

2 日常生活援助に必要な観察のポイント

日常生活援助は精神科看護のなかでもとくに大きな部分を占めます。心の病は，それまであたりまえにできていた日常生活を困難にします。これは病気の症状といった生物学的な要素ばかりでなく，社会・心理的な要素も影響します。精神科看護における観察は向精神薬の作用や副作用も含めて，患者を取り巻く生物・心理・社会的な影響についても考慮したうえで行う必要があります（表7-1）。

1 精神状態

精神科以外の診療科におけるフィジカルアセスメントと同じように，精神科では精神状態の観察と査定が重要です。精神機能を直接観察することはできませんが，精神症状や状態像として観察することは可能です。特定の症状を客観的にとらえるために質問紙を使うこともありますが，日常のかかわりや援助のなかで観察することもできます。精神状態はフィジカルアセスメントと同様に系統立てて査定していきます。しかし，これらの観察や査定は個人の生活背景や状況だけでなく，社会・文化的な違いなどにより，誤差を生じることがあります。知識として十分に理解すると同時に，実際に患者と接するなかで観察技術を高めていくことが必要です（表7-2）。

表7-1 精神科看護における観察に必要な基礎的情報

患者の訴え，家族やまわりにいる人たちからの情報，医師やコメディカルスタッフからの情報
年齢，性別，学歴，職歴，婚姻歴，生育歴，家族歴，経済状態
病前性格，発症前のセルフケアの状態と最高レベルの状態，発症後のセルフケアの状態
家族の期待，ソーシャルサポートの状況
最近のストレスになったできごと
さまざまな心理テストや身体諸機能についての検査結果

入院形態，保護者，保険の費目は，直接，観察のために必要な項目ではありませんが，精神科医療における独特で重要な項目です。

表7-2 おもな観察項目

1. 外観	6. 注意	11. 意欲
2. 行動	7. 思考	12. 自我洞察
3. 感情	8. 記憶	13. 洞察
4. 知覚	9. 意識	14. 信頼度
5. 知的能力（知能）	10. 見当識	

ここでは日常臨床場面で比較的わかりやすい，外観，行動・表情について述べます。

2 外観⊕

精神に障害のある患者は，病勢が強く幻聴・妄想などによって身なりどころではないような意識状態のため，身のまわりのことが気にならなくなり，だらしなかったり，季節感のない格好になったりします。逆に，身だしなみが過剰に気になって，極端に派手な格好や，場にそぐわない奇異な服装や化粧，こだわりをもった格好などになっていることもあります。また，若いころに発症したため，身だしなみがしつけられていないこともあります。頭髪が不自然な生え方になっているときは自傷行為による抜毛ということもあります。

症状が強いときは，自分から苦痛を訴えられないこともあるので，全身状態を観察して外傷や身体の汚れなど，身体全体の状態を観察する必要があります。

3 行動・表情⊕

精神科の患者には精神症状や薬の副作用からくる特有な行動や姿勢があります。他人から手足を不自然なポーズをとらされても，長時間同じポーズでいるカタレプシー（強硬症）や単調な身体の動作を長時間繰り返す常同症のような独特な症状もあります。表情も病状や気分で日内変動があったりします。また，薬の副作用としてあらわれるものに，流涎や口渇，口がゆがんだり，もぐもぐさせたり（遅発性ジスキネジア），舌が飛び出してしまう（急性ジストニア）などが観察されます。

行動面では，そわそわしてじっとしていられない（アカシジア），小刻み歩行，前屈姿勢（パーキンソニズム）などの独特な行動があります。

NOTE ⊕

■ 外観の観察のポイント
- 服装
- 髪型や装飾品
- 季節感
- 清潔さ
- 年齢・性別・場にあった服装・化粧

■ 行動・表情の観察のポイント
- 行動のまとまり：場面や状況でのふさわしさ
- 身体の動き：速さ，落ち着き，身振り，精神運動興奮
- 話し方：声の大きさや調子，多弁，無口，言葉遣い，どもり，構音障害の有無，言葉のサラダ
- 態度：礼儀正しさ，演技的，威張る，従順，依存的，けんかごし，警戒，防衛的，無関心

3 セルフケア

セルフケアとは，人が生命や健康，安寧を保つために自分自身で行う活動のことです。健康なときにあたりまえにできていた日常のことが，心の病気になると困難になることがあります。これは病気による症状，向精神薬の作用や副作用を原因の1つとして考えることができます。また，とくに統合失調症は若年での発症が多く，日常生活に必要な物事が発達や成長していく過程で十分に身につけられなかったということもあります。そのため，精神科看護におけるセルフケアの観察に関しては，精神症状，生育歴など基礎的情報との関連を考えなくてはいけません。たとえば，着がえや洗濯をいくら促してもできない患者がいたとしても，病気にかかる前はどうしていたのか，どのような生活スタイルだったの

か，もともと洗濯することや着がえる能力を成長発達のなかで適切に獲得していたのか，自分で着がえることを妨げるような精神症状が存在しているのかなど，さまざまな側面から考え，観察する必要があるのです。

セルフケアの観察項目として，オレム Orem D.E. のセルフケア理論を精神科領域で用いられるようにしたアンダーウッド Underwood P.R. のセルフケア看護モデルが用いられることがあります。これは，人間には本来セルフケアを決定できる自己決定能力があり，自分の要求を認識し判断し行動できる存在としてとらえる考え方です。観察項目は以下の1～6に示すようにオレムの普遍的セルフケア要件✚を修正した6領域です。そして，患者ができているか否かを，全介助，部分介助，声かけ指導，教育指導・指示，自立という5段階で評価したうえで，看護援助を計画します（表7-3）。

精神科におけるセルフケアの観察に大切なことは，患者が自分でできるかできないかだけを観察するのではなく，どのような援助があれば，患者自身でできるのかを適切に観察することです。患者自身では全くできないようにみえても，すべてを看護師がかわって行う必要はないのです。患者がセルフケアできない部分を観察し，査定したうえで不足している部分を補ったり，できる部分を伸ばすように計画します。

1 領域1．十分な空気・水・食べ物の摂取を維持すること✚

空気，食事や水分を摂取することは，人間の基本的な生命過程に必要なことです。そのためには，これが過剰でも欠乏してもいけません。また，現在の精神科医療における治療は薬物療法が主であるため，みずから摂取するという意味で，薬の適切な服用についてもこの項目で観察します。

精神科看護におけるセルフケア行動の観察は，つねに精神症状と発育

NOTE ✚

■ オレムの3つのセルフケア要件
1. 普遍的セルフケア要件
ライフサイクルのあらゆる段階のすべての人間に共通にみられるもので，年齢，発達段階，環境およびその他の要因によって変化する。この要件は，生命過程，人間の構造・機能の統合性の維持，ならびに一般的な安寧に関連しておこります。
2. 発達的セルフケア要件
人間の発達過程，ライフサイクルのさまざまな段階で生じる状態やできごと（たとえば早産，妊娠），および発達を阻害するできごとに関連しておこります。
3. 健康逸脱に対するセルフケア要件
遺伝的・体質的欠損や構造的・機能的逸脱，ならびにそれらの影響，医学的な診断と治療に関連しておこります。

■ 領域1の観察のポイント
- 栄養状態
- 食習慣
- 食欲
- 体重の増減
- 偏食，盗食，異食
- 拒食，過食
- 水分摂取の状況
- 口渇（薬の副作用）

表7-3　セルフケアレベルの援助内容

	患者	看護師
全介助	自分のセルフケアニーズを満たすような活動を全く行えない。	患者のできない部分のすべてを補い，環境を適切に保ち，患者を支え，保護する。
部分介助	自分のセルフケアニーズをほとんど満たすことができない。	たえず声かけが必要であり，多くの部分を手伝う必要がある。
声かけ指導	ある程度のセルフケアニーズを自分で満たすことができるが，すべてを1人でできるわけではない。	直接手伝うのではなく，声をかけて患者がセルフケアを満たせるように援助する。
教育指導・指示	自分のセルフケアニーズを自力で満たすことができるが，看護師の承認や指示を必要とする。	患者の意思決定を助けたり，知識や技術を提供する。
自立	セルフケアについてほとんど自立し，自分でできる。	直接ケアを提供する必要はない。

上のセルフケア能力の獲得とが密接に関連しています。たとえば食事の様子を観察する場合，どこで食べているのか，1人で食べるのか，好き嫌いはあるのか，食事を楽しんで食べているのか，拒否や過剰はないのか，もし，食べていないなら，食べられないのか，食べたくないのか，食べたいのに食べられないのか，幻聴や妄想に支配されているのか，といったように，これまでの食生活の習慣や精神症状，服用している薬の作用や副作用などを含めて総合的に観察し査定する必要があります。

2 領域2．規則的な排泄と適切なケアを行うこと

　排泄は生命維持に不可欠です。また，向精神薬は副作用として便秘や尿閉，月経が止まることなどがあるので，排泄とその適切なケアについての観察は大切です。便秘については看護師に相談するなど，適切に対処できないとイレウスなどの重篤な障害を引きおこすこともあります。これは，うつ状態のような症状や療養環境のため臥床がちになったり活動量が少ないことも要因になります。また幻聴や妄想といった精神症状のために自分の通常の排泄パターンに意識が向かないなど，さまざまな要因がからんでいることがあります。排泄は羞恥心を伴うので，観察や援助にはプライバシーの保持に十分心がけることが大切です。

3 領域3．体温を正常に保ち，身だしなみや清潔などの個人の衛生が保てること

　生活環境や文化にふさわしい服装を選択することや，気候にあった清潔な衣服を身につけたり，身体をきれいにしておくことは基本的な社会活動に不可欠です。うつ病や統合失調症の慢性期では意欲が低下して，朝起きて顔を洗う，歯磨きをする，入浴するといった基本的な保清行動ができなくなることがあります。また，躁状態だったり，統合失調症の急性期には行動にまとまりがなくなったり，集中できないため雑になったり不足することがあります。逆に躁状態にあるため，1日に何度も洋服を取りかえたり，強迫症状により手洗いをやめられないといった過剰な状態になることもあります。

　清潔は，個人の価値観や社会文化，時代背景，経済的環境などに影響を受けているので，なにが正常かという明確な答えは難しいかもしれません。おもに，急性期では清潔が保持できないことで感染の危険性が高まらないことと，回復期においては不適切な身だしなみや保清による社会的な不利益がないことをめざします。

4 領域4．活動と休息のバランスがとれていること

　質のよい睡眠を十分にとって，日々の生活を営むことはごく基本的なことです。しかし，精神科の病気では，多くが睡眠障害を伴い，生活リズムやバランスが崩れることがしばしばあります。

NOTE

■領域2の観察のポイント
・排尿，排便の間隔や習慣
・便の性状・量
・腹部膨満や腸蠕動音，嘔気
・便通のコントロール方法
・下剤の使用の有無
・月経の周期とその手当て

■領域3の観察のポイント
・更衣と場所や時間帯，季節のふさわしさ
・衣服の洗濯・管理・好み
・洗面，歯磨き，ひげそり，化粧，爪切り，整髪
・入浴の習慣
・居室の掃除，整理整頓

■領域4の観察のポイント
・1日の過ごし方（現在・入院直前，入院前）1週間の過ごし方
・睡眠パターン
・薬物やアルコールなどの使用
・入眠のための工夫
・余暇の過ごし方
・社会的な活動パターン（活動のまとまり，予定の変更に対応できる，気分転換ができる）

たとえば、うつ状態で入眠困難になったり、統合失調症の急性期に過覚醒状態となり、眠ることが困難だったり、昼夜が逆転する状況もよくみられます。そのため症状や病気の回復過程にあわせたバランスが大切です。急性期は脳の過剰な活動を休ませるためにも十分な睡眠がとれているかどうかを観察することが必要です。また社会復帰を意識しはじめるころには、まとまりのある活動がとれているかを見きわめる必要があります。

5 領域5．孤独と付き合いのバランスがとれていること

個人が社会で自立して生活していくためには、適切に他人と付き合っていくことが必要です。個人の自立性を保ちつつ、所属する社会集団の構成員としての役割をとるという、自分1人で過ごすことと、他の人と過ごすという2つのありようがバランスよくできる必要があります。過剰に他人とかかわったり、引きこもったりしないで生活を送ることが必要です。

6 領域6．安全と安寧を保つことができること

自分や他人の安全を保ち、心から安心して生活できているかを観察することも重要です。昏迷などの意識レベルが低いような状態ではみずから危険を回避することはできません。幻覚や妄想など精神症状が強いときは自傷や他害のおそれがあります。また、順調に回復していっても、医療に対するコンプライアンスがないと拒薬や受診拒否などで再発する危険があります。

患者の日常生活を安全に安寧に過ごすことができるようにセルフケアを観察します。病気の時期によって、重点的に観察・援助される項目も変化します。病気の初期で症状が激しい時期は領域1〜3の食べること、排泄すること、清潔といった基本的な看護援助の項目が中心になります。また、回復期になれば領域4〜5の社会的な活動についての項目が中心になるでしょう。観察した項目が明確に6つの領域に区別することができないこともありますから、これら6領域について総合的に観察し、優先順位をつけて看護計画を立てていきます。

NOTE

■領域5の観察のポイント
- 家族との付き合い方（感情、相互の距離、役割、期待、話し合う態度、内容）
- 友人との付き合い方（人数、感情、相互の距離、役割、期待、話し合う態度、内容）
- 職場や学校での役割、期待、責任、コミュニケーション、仲間や上下関係
- 近隣との付き合いや地域での活動、グループ活動、趣味
- 医療関係者との付き合い方（感情、相互の距離、役割、期待、話し合う態度、内容）
- 入院中の他の患者との付き合い方、断り方、コミュニケーション

■領域6の観察のポイント
- 過去の自殺企図・自傷行為の有無と方法
- 薬物やアルコールの常用とそれに伴う問題の存在
- 抑うつ的、悲観的、攻撃的な怒りの表現
- 死をほのめかすような言動の有無
- 危険物の管理
- 危険から身をまもることができる
- 衝動のコントロール
- 服薬管理の方法とコンプライアンス
- 病識と治療に対するコンプライアンス

B グループワーク

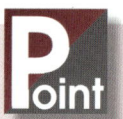

7章：看護で活用する技法

Point

- グループワークとはその名称の通り，複数人で行う活動をさします。グループワークは看護の多くの場面で行われる技法です。
- グループワークでは，グループとしてのルール，話の方向性が同じであることが必要です。そうでないと，単なるメンバーそれぞれの雑談になってしまい，話がなにも進みません。
- グループがまとまろうとしたとき，グループの凝集性が高くなるといわれます。互いの体験に共感したり，かかわりを続けていくなかで，仲間意識が高まり，メンバーとしての意識が高まっていきます。グループワークならではの学習効果です。

1 種類

1 患者・家族のグループ

①セルフヘルプグループ：同じような問題をかかえている人たちの集まりです。看護師などの医療者が患者の困りごとの相談に答えるのではなく，同じような問題をかかえた者同士が，互いに助け合うという意味で構成された集団です。互いの苦痛をより理解しやすく，そこから生まれる問題解決策は，より実践的であるという考えに基づきます。

②生活技能訓練（SST：social skills training）：（社会）生活技能訓練医療者が入り，生活技能を高めるという明らかな目的があるトレーニングの場です。個別的に行う場合もありますが，同じような問題をかかえた人同士のアイデアや生活面での工夫をいかしながら，自己の生活技能を高めていこうとする，グループで行うSSTもあります。

③患者会：入院患者が，医療者とともに入院生活における困りごとや，みんなで解決したいことを話し合う場です。

④家族会：患者の家族が集まって，かかえている問題について話し合い，また情報交換をする場です。心理教育のように医療者が入り知識が提供される場合もあります。

⑤レクリエーションや集団精神療法でのグループ：病棟で行われるグループ活動で，医療者が入り治療を目的としたかかわりが求められるところです。集団のなかで，それぞれ個々の患者がどのような力を身につけたらよいのか，またどのような力があるのかなどを，医療者自身も参加しながら観察しケアに生かしていくものです。

2 医療者のグループ

①ケースカンファレンス：ある患者についての治療や看護の方向性について医師・看護師・コメディカルスタッフが話し合う場です。
②病棟カンファレンス：同じ病棟のスタッフが集まり，病棟の患者に関すること，病棟における解決すべき問題などについて話し合う場です。

2 目的

グループはメンバー同士が影響しあって動いていくという精神力動（グループダイナミクス）の考えが基本にあります。グループワークのめざすことは，集団のなかで個人として成長することと社会に適応できることです。具体的にはメンバーは次のような獲得を目的としています。

- 仲間から認められたという体験。
- 人に自分の気持ちを声に出して伝える，話せる，という力。
- 自分以外の人の価値観，考え方を知り，視野を広げること。また人の価値観，意見などを受け入れる。
- 集団の力を借り，新たな考え方，解決策を見いだせ，主体的な生き方につなげる。
- 集団のなかでの自分の役割を知り，それに基づく発言や行動をとる。
- グループワーク終了後，不快な気持ちではなく新たななにかを見いだせたという感じや希望が得られること。

NOTE

■精神力動（グループダイナミクス）
グループはメンバー同士が影響しあって動いていくものである，というとらえ方です。グループのまとまり方，リーダーやメンバーの行動や感情相互交流が場の雰囲気に影響したり，グループメンバーの満足度，目的達成度に影響します。
心理学の研究者であるレヴィン Lewin K. が，最初にこの言葉を用いました。グループリーダーが，高圧的な態度の場合と民主的な態度の場合とでは，グループの雰囲気が違うことを明らかにした研究をしました。グループリーダーが高圧的な場合，1人で話し合いの方向を決めてしまうような場合，グループメンバーは自発的に話そうという意欲がなくなった，あるいは不満が強まり攻撃的行動が多くなったという結果が得られました。いっぽう民主的なリーダーのもとでの話し合いはメンバーが自発的で，話がまとまりやすくなったという研究です。メンバーは同じでも，リーダーのタイプによりグループの雰囲気がかわる，ということがわかったのです。

■臨床では■

グループワークの場面例

グループワークでは，患者（発言者）の言ったことが，他のグループメンバーにきちんと伝わっているかを判断し，また他のメンバーが共有できるような聞き方をするとよいでしょう。
看護師「Aさんはこのような意見ですが，他のみなさんはどう思いますか？」
↓
看護師「Aさんは，～という意見なのですね。では他のみなさんはどう思いますか？」

3 看護師の役割

グループワークの目的を果たすために看護師は，次のようなことを行います。

- みずからグループの一員として参加する。

- 看護師の意見で決めるのではなく，メンバーの意見を引き出す。
- メンバーの力を借り，活用しながら行う。
- グループ全体に対して，なにを目的になにを行いたいのかを，具体的に明確化する。
- それぞれのメンバーにとって必要なことはなにか，現在のグループのメンバー個々の目標を明らかにする。

4 メンバー構成と話し合われる内容

　通常，グループは6〜8人が緊張なく話し合える人数といわれています。しかし，たとえば患者会では，その病棟の入院患者すべてが参加したなかで話し合いが行われます。このようにどのような性格のグループかによって構成されるメンバーの人数は違います。

　内容は，伝達事項や講義形式のものがあります。時間は1時間前後で終わるのがよいでしょう。グループで話し合う内容は，グループメンバーが厳密に決まっていないオープンなものであるか，いつも決まったクローズドメンバーなのかによっても違います。オープンなグループは，みんなで話し合える内容であまり個人的な問題については話し合いません。クローズドグループは個人の問題により深くかかわるような内容になるといえます。

　話し合いの内容，必要性によりメンバーの人数はかわりますし，患者の状態に合わせて（集中力があるか，そのときの症状はどうかなど），こまめに休憩を入れたり，時間を調整したりする必要があります。

●文献
1）中西睦子監：精神看護学，TACSシリーズ11，pp.94-108，健帛社，2001．
2）野嶋佐由美・南　裕子監：ナースによる心のケアハンドブック，pp.388-393，照林社，2000．
3）日本精神科看護技術協会監：精神看護学，pp.36-37，139-145，中央法規出版，2000．
4）日本精神科看護技術協会監：精神科看護の専門性をめざして，2専門基礎編改訂版，pp.125-136，精神看護出版，2002．

7章：看護で活用する技法

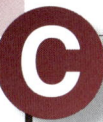

C コミュニケーション技術

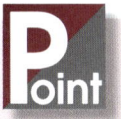

Point
- コミュニケーションは意思の疎通と同時に感情を伝え，それを共有するはたらきです。
- 対象を理解し真のニーズを知ることは適切な援助を可能にします。そのためにコミュニケーション技術は活用されます。
- 援助関係でコミュニケーションを技術として用いる場合，傾聴・共感・受容の専門的態度が求められます。これらを効果的に活用することによって，コミュニケーション技術を高めていく過程は，患者および看護師相互の自己成長を促進する過程でもあります。

1 患者−看護師関係におけるコミュニケーション

　わが国では，昔から「以心伝心」「つうかあの仲」「あうんの呼吸」などと，瞬時に他人の意思をくみ取り，あるいは適切に対応するさまを示す表現があります。これらは相手との継続的なかかわりのなかで知らず知らずのうちに性格や考え方，価値観，生活習慣，行動様式などを知ることによって，わずかなサインのみで，その時々の相手の欲求を直感的に読みとることができるようになった結果といえるでしょう。このような日常的なコミュニケーションと，看護師が技術として用いるコミュニケーションとではどのような違いがあるでしょうか。

　患者−看護師関係は援助関係です。対象を援助するために，既往歴や現症，検査データや家族の話などを資料としながら，意識的に患者の言語的・非言語的メッセージのなかにニーズを見いだそうとします。誰もがつねに本音で語り合うならば，コミュニケーションに特別な技術は不要かもしれません。しかし，人はときに心にもないことを語り，あるいは必要なことを語らない（語れない）のです。このことがコミュニケーションに技術を必要とする理由といえるでしょう。

　人間の内面（その時々の主観的な世界）を他人が正しく知ることはできません。その場の感情を相手の立場で理解し，その内面を推しはかるしかないのです。しかもこのような姿勢は理解する側の人間性や感性などにも左右されるため，手順に従って1つの手技を習得するよりも複雑ですが，技術である以上，訓練によってその能力を向上させることは可能です。

　看護の対象である患者や家族は，信頼できる人間に対して初めて真の

ニーズを表出します。その意味でコミュニケーション技術を身につける過程は、一つひとつの場面を振り返り、客観的・意識的に人とかかわる自己をみつめ、人間理解を深めていく自己の成長過程であると同時に、相手の人間的成長を促すことにつながる過程でもあります。

2 コミュニケーション技術としての傾聴・共感・受容

コミュニケーションを通して、私たちはその人に対する看護の方向性を知ることができます。しかし単に音声としての言語を聞くだけでは相手がなにを望み、なにに関心をいだき、なにに困っているのかを知ることはできません。以下の3つの技術に共通することは、人間的なふれあいのなかで相手の「いままさに感じている感情」に関心を寄せる点です。相手を理解し受け入れているという看護師の態度を積極的に伝えることにより、患者が「自分の思いが通じている、わかってもらえている」という安心感を得て安定することができるのです。評価的・批判的な見方からはこのような態度は生まれません。これらの技術を身につけることによって相手の内面を理解しながら、より適切にニーズに応えることが可能となるでしょう。

a 傾聴の態度

「聞」は門を隔てて中の様子（音声や物音）が耳に入ることをあらわします。一方、「聴」は注意深く耳を澄ましてきくことを意味します。また、「聴」の文字が十四の心と耳からなることが示唆するように、傾聴とは、語られる内容と同時に言葉の背後にある感情を聴くことです。患者の表現を助けながら⊕、相手に集中して耳を澄ますことによって、伝えようとしている内容を受けとめます。このとき、言語的コミュニケーションだけでなく非言語的コミュニケーション⊕を含め、すべてのメッセージに耳を傾けているのです。その過程に生じる沈黙にはさまざまなメッセージが含まれますが、しばらくはその場に漂う感情に耳を傾けながら沈黙の意味⊕を考えることが大切です。このひとときに不安を覚えて一方的に沈黙を破ると、相手がじっと考えているような場合には話の流れをかえることになるかもしれません。また話の途中で説得や意見をはさみたくなることもありえますが、そのような思いは脇に寄せて、発せられるメッセージに耳を傾け患者の状況を理解することに専念するのです。ひたすら聴くということはたやすいことではなく、相手への関心と忍耐と努力を必要とする意図的な行為なのです。

> **NOTE**
>
> ■ 表現を助ける
> ①相手の話すペースに合わせます。
> ②タイミングのよいあいづちや短い言葉などで反応を返します。
> ③話を発展させる質問をします。
> ④ポイントを整理して言い直します。
> ⑤話を整理します。
> ⑥話の内容がわかりにくいときは聞き返します。
>
> ■ 非言語的コミュニケーション
> 非言語的コミュニケーションとは、人と人との間で言葉（会話）によらず表情・行動・態度などを媒介としたメッセージの伝達とその共有を意味します。非言語的コミュニケーションには次のようなものがあります。①ボディランゲージ（表情・動作・ジェスチャー）、②パラ言語（言語に伴う音声などの特徴：声の調子・高さ・速さ・咳ばらいなど）、③タッチング（身体的接触：なでる・打つ・抱くなど）、④なわばり性（個人空間）、⑤沈黙、⑥時間とのかかわり、などが含まれます。
>
> ■ 沈黙が意味するもの
> ①考えをまとめている。
> ②言われたことを反芻している。
> ③話したくないという拒否。
> ④相手への拒否的な感情。
> ⑤迷いやとまどい。
> ⑥相手の反応（助言や忠告）を待っている。

b 共感の態度

相手の内的世界におこっている感情や不安、葛藤などを自分のもののように、しかも自分を見失うことなく感じとることをいいます。相手の心の動きに寄り添い、その時々の感情を感じとりながらもあくまでも客観的な観察者としての立場にとどまるため、感情に巻き込まれて混乱することがありません。この点が共感と同情の違いといえます🞢。

そして、ここでいま、相手がなにをどう感じつつあるのかについて、自分が感じとったことを相手に伝え、ともにその世界を体験しようとしていることを示していくことが大切です。たとえば、「私には、いまのあなたの気持が〜のように感じとれるのですが、そう受けとめて構わないでしょうか」というように返すのです。共感という態度には相互信頼が伴うため、看護師も相手から信頼されるに足る自分自身の人間的な側面を、非言語的に伝えることが望ましいのです。

c 受容の態度

相手の言葉や態度、行動とは無関係に、その感情をありのままに受け入れる態度です。

これは、たとえば反社会的な行動を許したり見過ごすことではないので許容と同義ではありません。そのときの感情を理解し、理解したことを示すことによって、相手は感情を鎮め自分自身をとり戻すことができるようになるのです。「気がすむ」という表現がありますが、「そうしたい気持ちはよくわかります」など、言動の奥に潜む感情に理解を示すことで、患者は無理な要求を自制できるかもしれません。感情を受け入れることなく批判したり負の評価を加えることは、相手を信頼していないというメッセージを伝えることになり意味をもちません。受容とは、無条件に相手を価値ある存在として尊重し、あたたかい配慮を伴う態度なのです。

> **NOTE**
> ■同情とは
> 自分の価値基準で、一方的に相手の感情を理解するところから生じる反応です。

❸ 聴くときの基本的な姿勢

相手の話を聴くときには、当然のことですが聴く側の態度が非言語的メッセージとして相手に伝わることを自覚しなければなりません。思いやりや尊敬、誠実で親身な態度ばかりか、相手に対する潜在的な見方が、たとえば高圧的・批判的・指示的な態度として伝わったり、他のことに気をとられていれば「あなたの話しを聴きたくない」というメッセージとして伝わるのです。このように伝えたくないものまで伝わるおそれが

> **■臨床では■**
>
> **患者の話したいときが聴くチャンス**
>
> 廊下や病室で患者に声をかけたときなどに，たとえば不平や不満を一気に語り出したり，不安や心配事についてぽつぽつと話し始めた場合などは，面接室などの静かな部屋に入ります。落ち着いた穏やかな態度で椅子を勧め，相手の話そうとする意欲を尊重します。「もう少しあとで」と待たせたり延期したりすることは，話そうとする意欲を失わせることがあるため，できるだけその場で時間をとるように努めます。相手の話したいときが聴くチャンスなのです。

あるため，コミュニケーションには留意すべきいくつかの点があります。

1 話を聴くことに関心をもつこと

相手に対して純粋な関心をもつと，援助に向けてその内面をもっと知りたいと思うようになります。看護する側からも非言語的コミュニケーションで積極的な関心や共感を伝えていきます。関心を向けることなく必要に迫られて聴き出そうとする姿勢からは，相手は話をしようという意欲は生じません。

2 多くを聞き出さないこと

互いに話すことに熱中すると，その勢いで必要以上に聞き出す結果になるおそれがあります。患者みずからが自発的に話すようにみえても，後になって「知られすぎたのではないか」と後悔することがあるため，ときにはこちらから相手の話を中断する場合もあります。

3 余裕をもって聴くこと

相手に向き合う時間はその人のためにだけ集中します。聴く側に気持ちの余裕がないと，相手の話に集中することが困難なため，あらかじめ心の準備をしてゆとりある態度で対応するように努めます。そのためにニーズを表出しやすい条件として，①他の仕事に妨げられる心配のない時間帯と場所，②プライバシーのまもられる場所，③くつろげる椅子やテーブルなどを備えた静かな空間，などを考慮した環境を設定することが大切です。

4 存在をありのままに受けとめること

人はかけがえのない存在として無条件に承認され，尊重されなければなりません。これは個人の社会的背景や価値観，ものの考え方や主張などとはかかわりのない人間としての基本的な権利です。自分の価値基準で判断することなく，ありのままのその人を受けとめると同時に，人間の可能性に対する信頼をもつことが大切です。

4 患者とのコミュニケーションの留意点

次の点に留意することは,患者とのコミュニケーションを助けます。
- 患者との接点を見いだすことは,コミュニケーションを促進するきっかけになります。たとえば,患者の趣味が自分と同じだとわかった場合などです。共通の話題を通して距離が縮まるでしょう。
- 自分らしく自然にふるまうことが大切です。心にもないことやその場しのぎのことはあまり言わないほうがよいでしょう。むしろ,相手の感じている感情(喜怒哀楽)に焦点を当てて,自分が受けとめたところを返すようにします。
- 相手を観察することは看護師の役割ですが,逆に相手から観察される存在であることを意識しましょう。相手の目に映る自分の姿をイメージすることで,知らず知らずのうちに否定的なメッセージを伝えていないかをチェックすることもできます。
- 対話時の語調は,相手の声の調子や話す速さに合わせます。相手が低い声でゆっくり話す場合には,看護師もいつもよりトーンを下げてゆっくりと応じるとよいでしょう。
- 非言語的コミュニケーションの1つであるタッチングを,タイミングよく取り入れることは効果的です。ただし,タッチすることが相手を脅かす場合があることに注意を払う必要があります。他者と一定の距離を保つことで自分をまもっている人や,触られると不快に思う人もいることを知っておきましょう。
- 身体合併症をもつ患者のなかには,訴えが乏しく身体症状に関心を示さない人もいますが,丁寧に身体ケアを行って症状の軽減に努めることです。患者は楽になるにしたがって看護師への信頼を深めるでしょう。
- 向精神薬などの副作用によって,コミュニケーションに支障をきたす場合もあります。たとえば,ろれつのまわらない患者が遠慮して話さないこともあるため,配慮が必要です。
- 幻覚や妄想などの理解しがたい精神症状に対しては,内容の真偽ではなく,その症状のために患者がどのような気持ちでいるのかを考えてみることが大切です。

5 コミュニケーション技術の向上のために

看護師の言葉や行為の結果,言語・非言語を問わず相手から思いがけない反応が示されることがあります。それは相互作用の結果,相手の目や心に映った看護師の姿に対する反応です。本人には見えていない自己

を反応という形でみせてくれる点で，患者は看護師の姿を映す鏡であるといえましょう。人を理解することは，自分を理解することと深くかかわっています。人は人とのかかわりのなかで成長を遂げていく存在であるため，みずからの対応を振りかえることは，自分自身の傾向に気づき課題と目標を見いだすことにつながります。

実践のなかで，この目標に向けて自分自身の問題と向き合い，意識的に訓練を繰り返しながらコミュニケーション技術を向上させるために，①プロセスレコード（2章B，p.34参照），②事例検討・カンファレンス，③ロールプレイングなどの方法があります。その時々にどのような感情や感覚をもったのかを明確にすることが自分自身を知るうえで役立つのです。いずれも習得には自己洞察力➕や思考力とともに，個々の看護行動に意義を認めながら実践する姿勢が求められます。これらを通して，看護師が非言語的に示しているみずからの表現に気づくことは，看護師の誠実さを積極的に患者に伝え，その内的世界への感受性を高め，相互信頼を築くことにつながります。

1 精神看護とコミュニケーション

つい最近まで，精神障害者は主体的に行動したり判断することが苦手で，私物の管理や適切な自己決定，意思表明が困難な存在と受けとめられていました。そのため，患者の多くの行動には他者からの指示を伴いました。

近年は，患者の希望を尊重しながら主体性を引き出し，セルフケアの向上をめざして「支持（サポート）」することの重要性が広く認識されています。そのきっかけは，患者がみずから考え判断し主体的に行動する力を秘めた存在であることに気づかされたことです。コミュニケーション技術を意識的に用いてニーズを知ろうとする試みは，語らないはずの患者をも語らせたのでした。

コミュニケーション技術は，患者との関係を築き，真のニーズを知るために活用され，間接的には看護実践のあり方にも影響するのです。

●参考文献・参考図書
1）福沢周亮，桜井俊子編著：看護コミュニケーション―基礎知識と実際，教育出版，2006．
2）春日武彦：はじめての精神科―援助者必携，医学書院，2004．
3）服部祥子：人を育む人間関係論―援助専門職者として，個人として，医学書院，2003．
4）武井麻子：感情と看護―人とのかかわりを職業とすることの意味，医学書院，2001．
5）田中美恵子編著：精神看護学―学生‐患者のストーリーで綴る実習展開，医歯薬出版，2001．
6）木田孝太郎：心をみまもる人のために―精神の看護学，学習研究社，1998．
7）坂田三允編：心を病む人の看護―シリーズ 生活をささえる看護，中央法規出版，1995．

NOTE

■自己洞察とは
自分自身を現実的に正確にみつめることをいいます。その過程で自己に潜む問題に気づき，問題の原因を探ってその解決に向けて努力する結果，自己に対する認知を新たにし自己概念の変化がもたらされます。これが自己洞察の獲得です。真の自己から新しい自己に直面することを経て，より積極的に行動できるようになるのです。

7章：看護で活用する技法

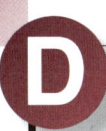

D カウンセリング

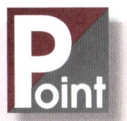

Point
- 治療的なカウンセリングは医師や心理療法士が行いますが，広義のカウンセリングは看護師が患者に日々かかわるなかで行われる技法といえます。
- 「認められた」あるいは「話してよかった」という感覚を得て，気持ちが落ち着くように支援する支持的かかわりは，看護師にとって大切な技法といえるでしょう。これらをカウンセリングといいます。

a カウンセリングとは

　専門的な相談活動のことをいいます。言語的で意図的なかかわりを通して相談者の根本的な問題を明らかにしたり，解決したり，また問題を乗りこえる力を患者が獲得していけるように援助するものです。カウンセリングというとカウンセラー（臨床心理士）や医師が行うものと思いがちですが，看護師の仕事を考えれば，日々の患者とのコミュニケーションのなかに，この技法が必要であるといえます。

b カウンセリングと看護師

　看護師は，患者をはじめ，家族，あるいは患者を取り巻く人々にとって身近な存在であり，つねに「相談窓口」的な存在です。そのため困っていることの相談に乗ったり，解決策を一緒に考えたりすることが多くあります。とくに患者に対しては，自分の気持ち，困っていることを表現する技能を高められるような援助をすることが多くあります。

c カウンセリングの内容

　患者，家族，患者を取り巻く人々から，病気，薬，対人関係，身体のこと，経済的な問題，退院についてや，その後の生活などの相談を受けることが多く，その人にかかわるさまざまな問題にふれることが多々あります。しかし，もちかけられた話や相談は言葉で表現されたことが本来の問題ではなく，その裏に本質的な問題が隠されていることがしばしばあります。

d カウンセリング時の看護師のかかわり方と具体的方法

看護師は，以下の点に気をつけながらかかわっていきます。
① 患者本人のなかでも明らかになっていない本質的な問題を，患者に気づかせる。
② 病気に対する理解の内容・程度を確認し，必要な情報を提供する。
③ 人と話す，表現するなど，対人関係技能を身につけられるようにかかわる。

■臨床では■

カウンセリング例：患者が困っている問題の焦点化と，気持ちが落ち着く支援

例）患者個人に対して行った例
消灯時間が過ぎた夜中に1人の患者がつらそうな顔をしてナースステーションにやってきます。
患者「看護師さん，私眠れないんですけど……」
看護師「眠れないのですか？ おつらいですね。なにかあったのでしょうか？」
（つらいですね，と患者の気持ちをわかろうとする）
患者「実は今日，家族が面会に来てくれたのですけどね……」
（不眠は，家族の面会時の気になったことに関連していることを患者が認識している）
…………
患者「なんか話したらすっきりしました。もう一度ベッドで横になってみます」
（話したことで気分が落ち着き，いま現在の不眠をみずから解決しようとしている）

例）家族に対して行った例
患者の妻「看護師さん，主人が来週外泊するようですけれど……困るんです」
患者の子「もうしばらく入院していてほしい!!」
看護師「もう少し入院していてほしいと言うことですけれど，どうしてそう思われるのでしょうね。もう少しお話していただけますか？」
（外泊が困るということから，なぜ困るのか，家族が表現できるよう促している）
…………
看護師「以前の患者さんの症状が激しかったときの体験が，今回の外泊をあまり気が進まないものにさせているようですね。現在の症状や治療方針については，医師も含めて話してみましょう。現在の入院生活はどのような状況か，具体的にお話ししますね……」
（家族の問題を確認し，その解決のために看護師としてできることを提案している）
…………
患者の妻・子「あのときはお父さんもつらかったのね。いまそれだけよくなっていて，外泊も退院の練習なら，徐々にやっていかないといけないことですよね。さっそくお父さんと外泊の日程を話し合ってみます」
（問題の具体化と情報提供により，患者の外泊を認められ，さらに新たな行動をおこしている）

NOTE

■来談者中心療法
ロジャース Rogers C. の考えた治療法です。患者（対象者）に対し関心を示し，すべてを受け入れ，心理的に安全な場に身をおいて話してもらう技法です。そうすれば，医療者側の解釈・指示なしに，患者が自力で回復できるという考え方です。つまり他人にすべてを受け入れられることを知ると，自分自身も受け入れやすくなる，そして，自己を変えることができる，という考え方です。治療者は，自分なりの解釈はいっさいせず，患者の言葉を繰り返したり確認したりして，相手を理解していきます。

■ゲシュタルト療法
パールズ Perls F.S. の考えたとらえ方で，患者の過去にとらわれず，「いま，ここで」生じている感情，体験，関係を大切にするというカウンセリングの考え方です。そうすることで，過去に関係なく「いま」に焦点化されたなかで自己について主体的に気づき，自分の気持ちに正直に生きることを助けるものです。

このように,患者や家族などからのアプローチに対し,必要な看護介入方法を選択し,意図的にかかわるということが看護といえます。患者個人に対して行ったり,あるいは家族など同じ問題をかかえた1グループに対して行ったりします。

看護師に向けられた相談や訴えは,単なる「会話」ではなく,すべてがアセスメントすべき情報です。その患者はいまどのような状況か,どのような薬を飲んでいるか,セルフケア能力の査定はどうか,あるいは,その家族の患者に対する受け入れなど,まわりの環境がどうなっているかなど,きちんとアセスメントされたなかで,その情報がいきてくるのです。

● 文献
1) 河野友信ほか編:よく聴きよくみる癒しの法則―はじめての看護カウンセリング,pp.44-49,三輪書店,2000.
2) 長田久雄ほか:新看護学4,専門基礎,医学書院,2001.

E 面接

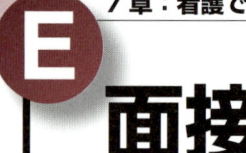

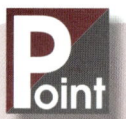

> **Point**
> - 面接とは，ある目的をもった話し合いをいいます。
> - 集中度，理解度，それまでの苦痛や今後の患者の目的などを把握します。
> - 患者と2人だけの場合や，家族あるいは関係者とともに行う場合もあります。
> - ある程度リラックスして話せる雰囲気をつくることが大切です。互いの座る位置，部屋の雰囲気，話すときの表情，声のトーン，態度などが影響します。

a 面接とは

ある目的をもって話し合うことをいいます。たとえば入院時，患者から今回の入院にいたった経過を聞くインテーク，患者（相談者）がかかえる問題について相談を受け援助を考えるカウンセリングや心理療法などがあげられます。いずれにしても相対して話し合う場ですから，互いに影響しあうことや，またそこでおきたすべての現象が重要な情報となることを念頭に行いましょう。

b インテーク

面接の1つにインテークがあります。これは入院の際，いままでの現病歴や，今回の入院にいたった経過，どのような生活をしていたのか，家族関係はどうだったのか，ということを聞きます。

c 面接と看護ケア

患者の状況のほかに，面接に参加した人との関係がどうなのかをみることも大切な視点です。また，患者と家族を同時に面接を行ったときと，患者のみ家族のみとそれぞれ行った場合では状況が違う場合があります。それぞれの意見を総合して，看護ケアにいかしていきましょう。

d 面接の進め方

面接は基本的には，かかわりの始まりとしての導入，患者の問題の明

確化と解決に向けた話し合い，そして終結という3つの段階をふみます。

e 面接と観察

　面接においては観察という技法が重要になります。患者の緊張度，視線，声のトーン，態度，外見，疲労度など観察の項目を確認しましょう。

f 面接時の位置

①対面的に座るとき：互いにある程度距離をおき，かしこまった事務的な雰囲気のなかでの話し合いになります。
②隣に座るとき：とても距離が近く時間を共有している，という雰囲気になります。しかし初対面の人と話す場合，距離の近さが相手に不快感を与える可能性もあります。
③斜めに座るとき：よそよそしくあまり会話をしたくない，という状況の位置関係です。面接の場面では，活用できない位置関係でしょう。
④直角の位置に座るとき：過度な緊張や不快な近さもなく，面接には適した位置関係といえるでしょう。

　このような位置関係による影響を考えながら，状況に応じて適宜活用していきましょう。たとえば初めて会い，客観的な事実を述べてほしい場合は，机をはさんで対面的に座るほうがよいかもしれません。しかし時間がたつにつれ，直角の位置あるいは隣に座り，患者との距離が近くなってきたことを間接的に感じさせることは，言葉以上の効果があるといえます。

g 面接時の場所

　どのような場所で，どのような雰囲気のもと面接を行うかは，重要な要素になります。たとえば面接室に窓があるか否かや，部屋の広さ，いすの座り心地なども，相手の疲労度やリラックスする気分にかかわってきます。緑の植物などがあるなど，威圧感を与えることなく面接ができる環境を整えることが大切です。

h 面接と言動

　面接というだけで緊張する患者がいます。面接者の表情や態度は，それをほぐす材料になります。
　メモをとりながら相手の顔を見ないで話せば，自分のことに興味がないとか，事務的で冷ややかという印象を受けるでしょう。相手の顔を見ながら言葉を繰り返してみることが，「話を聞いています」，「あなたに

■臨床では■

共感的な言動で臨んだ面接

看護師は患者の直角の位置に座りました。
患者「入院前，自分のことをばかにする声が聞こえて，つらかったんです」
看護師　うなずいて聞きながら，「そうですか，自分をばかにするような声が聞こえていたのですか。それはつらかったですね。……そういうときは，どうしていたのですか」
患者「誰にもいえなくて。ただただがまんしていました。それがたまって，家で暴れてしまって今回の入院に…」
看護師　うなずく，相手の言葉を繰り返す，つらさをわかろうとするなど，共感しつつ，そのときの患者なりの対処方法はどのようにしていたのかを聞いてみます。そうすることで，患者も安心してつらさを打ち明けたり，そのなかでどう対処していたのかを話せるようになります。

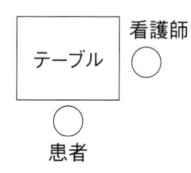

```
        ┌──────┐  看護師
        │テーブル│   ○
        └──────┘
                    ○
                   患者
```

興味があります」，「一緒に考えていきましょう」という共感的態度を伝えるものといえます。そしてさらに，患者のできている力を把握し，可能性を予測していくことも大切なことといえるでしょう。

　質問の仕方，話の内容を聞く際には，開かれた質問（オープンクエスチョン）✚の仕方と，閉ざされた質問（クローズドクエスチョン）✚の仕方をうまく使い分け，傾聴していくことが大切です。

　相手がつらい症状であるときに，早口や高いトーンで話すと，耳につく場合があります。ゆっくり，わかりやすく，落ち着いた口調で話すことで，相手がこちらの質問に的確に答え，また自由に発言する雰囲気がつくられます。

　患者の疲労度にあわせ，面接の時間を調整しましょう。患者が精神的につらく集中力がないときに，長時間話すことは苦痛ですし今後の患者との関係にも影響します。それは看護師の都合で話しているとしか考えられません。面接の目的を考え，話しながら患者の状態を的確に観察し判断していくことが必要です。

　たとえば「お疲れのようですが，お話を続けても大丈夫ですか」というフレーズを会話の途中にはさみ，患者の疲労度を把握することも大切です。

●文献
1）坂田三允編：心を病む人の看護—シリーズ生活を支える看護，pp.56-57，中央法規出版，1995.
2）バーモスク LS，モーダン MJ（松野かほる訳）：看護面接の理論新版，医学書院，1983.
3）河野友信ほか編：よく聴きよくみる癒しの法則—はじめての看護カウンセリング，三輪書店，2000.
4）川野雅資編：実践に生かす看護コミュニケーション，Nursing Mook19，学習研究社，2003.
5）武井麻子：「グループ」という方法，医学書院，2002.
6）川野雅資ほか編：精神看護学Ⅰ，精神保健学第3版，廣川書店，2003.
7）川野雅資ほか編：精神看護学Ⅱ，精神保健学第3版，廣川書店，2003.

NOTE ✚

■開かれた質問（オープンクエスチョン）
看護師「今日のご気分はいかがですか？」
質問を患者が患者なりに理解し，表現しないと答えられない。しかし患者の言いたいことが一番わかりやすい質問といえる。

■閉ざされた質問（クローズドクエスチョン）
看護師「今日の昼食は食べられましたか？」
非常に限定された内容についての質問で，「はい」「いいえ」で答えることができ，患者は答えやすい。しかしそれ以上の内容を表現することはできない。

7章：看護で活用する技法

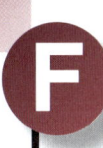

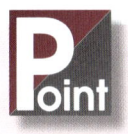

F 自己活用

Point
- 看護技術の1つに，看護師本人があると考えましょう。看護師自身の考え方，人に対する対応の傾向，生活態度や表情，知識・技術力など看護師のもつすべての技術が，自分が行う看護ケアに影響するといえます。
- 看護師自身の価値観，考え方，気持ちのもち方など，自分を知り，また相手の意見を受け入れられるような態度を身につけていくことが自己活用です。

　精神科ばかりでなく，看護は人とのかかわりのなかで行われていく仕事です。看護師が完璧な人間でなければいけない，ということではありません。一般的に，人間は社会生活を通して，自分の性格・性癖などを客観的に理解していきます。自分はこういうタイプの人とは話しづらい傾向にあるな，自分はこれが生活のなかで必要な技術と思っているけれど，他の看護師は違う意見をもっているのだな，というような自己と他者の違いを発見することが必要です。

　そうすることで，患者をとらえるときに自分の価値観を押しつけることなく，かかわることができるのです。自分を客観的にとらえるためには，自分の考えは間違っている，というように自分を否定することではなく，自分を素直に受け入れること（自己受容）といえるでしょう。

a 自己理解の方法

1 ジョハリの窓

　ジョセフ・ルフト Luft J. とハリー・インガム Ingham H. が提唱した考え方で，ジョハリの窓といいます。自己と他者の両方からみる自己の領域を示した概念です。自己には4つの窓があり，自分も他人もわかっている部分（既知の私），自分は知っているが他人にわからないように隠している部分（秘密の私），自分は気づいていないが他人はわかっている部分（盲点の私），そして自分も他人も気づいていない部分（未知の私）です。自己開示や，他者とのコミュニケーションをとりフィードバックをもらうことで開放された既知の私の窓や未知の私の窓の部分を広げ，逆に盲点の私・未知の私の窓を小さくしていくことが，自己理解や他者とのコミュニケーションが広がるという考え方です。

		自　分	
		知っている	知らない
他　者	知っている	既知の私の窓	盲点の私の窓
	知らない	秘密の私の窓	未知の私の窓

図7-1　ジョハリの窓

2 交流分析

アメリカの精神科医エリック-バーン Berne E. が提唱した理論です。人とのかかわりのなかで自分自身の人間関係の傾向を知り自分自身に気づくことで快いコミュニケーションをとれるよう，心身の自己コントロールを可能にしようという考え方です。いま，ここで生じている状況に着目し，人とのかかわり方に焦点をあてて，その状況をとらえていく考え方です。

たとえば，あなたには「なぜこの人と話すときは不愉快な気持ちで終わるのだろう」「なんか話したくない人」という相手がいませんか。その状況を相手が悪いと切り捨ててしまえば，そこで互いの関係は終わります。しかし，この交流分析の考え方は過去と他人はかわらないので，それなら，自分が状況でかえられるようにして，快い人間関係をつくっていこうというものです。

● 3つの自我

エリック-バーンの理論によると，私たちはみんな3つの自我機能，つまり親のような受け入れ与える役割をする自我 P（parent），大人のような観察し判断し調整・統合する冷静な自我 A（adult），そして子どものような自由に感じ求める自我 C（child），をもっています。そして状況によって，それらの自我機能のエネルギーを高めたりして，対応する相手によって，また状況によって対応をかえているのだ，という考え方です。そしてさらに3つの自我機能は，次の5つのはたらきが1つに統合されてつくられています。

P（parent）：
- NP（nurturing parent）：あるがままに相手を受け入れる，優しさの度合い，受容性，思いやる私。
- CP（controlling parent）：自分のあるべき状態を示す。厳しさの度合い。規範性：価値づける私。

A（adult）：
- 大人のような，観察し判断し調整・統合する冷静な私。

C（child）：
- AC（adapted child）：相手に合わせる，いわゆるいい子。協調性：

合わせる私。
- FC（free child）：天真らんまん，自由な感情表現をする。開放性：ありのままの私。

人の心のなかでは心のはたらきが次々に変化し，その場その場で5つの要素のなにが主導しているかを知ることで，客観的に人とのかかわりの傾向がわかるのです。

● **ストローク**

人とのかかわりにおいて，相手の存在に対して行う反応をストロークといいます。たとえば，表情，仕草，タッチング，言葉によって行われる反応です。人はいつもプラスのストローク，つまり自分の存在を肯定的に認められた反応を望んでいます。優しく触れられたり，名前で呼ばれたり，挨拶をされたりということがあげられます。一方でマイナスのストローク，ぶたれたり，にらまれたり，無視されたりということは望んでいません。相手にプラスのストロークを与えることで，相手は気持ちよくその日が過ごせたり，自信がもてたりしますし，それは，ストロークを与えられた人も与えた人も互いに心地よいものです。交流分析は，心地よい人とのかかわりをめざすために，客観的に自分の対人交流の傾向を知ろうというものなのです。

● **文献**
- 大学院入試問題分析チーム編：心理学キーワード辞典—臨床心理士・指定大学院合格のための，オクムラ書店，2002.

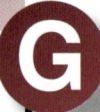

G コンサルテーション

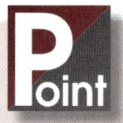

Point
- 患者を中心として家族や他科・他職種など，取り巻くすべての人との連携をとることをコンサルテーションといいます。
- 患者に対してだけでなく，看護師間の調整の役割もコンサルテーションといいます。

a コンサルテーションとは

　コンサルテーションは日本語に訳すと相談という意味です。問題を解決するために相談者とともに考え，また相談者自身が対処できるようにかかわったりすることです。

　精神科においては，患者を中心として多くの職種がかかわり働いています。医師・看護師・精神保健福祉士・栄養士・薬剤師・臨床心理士・作業療法士・その他のコメディカルスタッフです。また，患者の退院に向けては地域の保健師などとの連携も必要になります。

　看護師は患者に対してだけでなく，家族や取り巻く職種，あるいは看護師同士の調整役を担います。

　たとえば，子どもの危機は，医療者よりも先に親や教師によって発見されることがあります。また，アルコール依存の状況は本人より配偶者や家族が発見することが多くみられます。このように専門家よりも先に悩みを受けとめる役割の人がおり，問題をかかえ悩んでいる人のまわりにいて，最も早く気づき相談を受ける人をキーパーソンといいます。キーパーソンへの啓発を含め，相談にあたるのもコンサルテーションの重要な役目です。

b コンサルテーションの方法

①そのグループなりの関係を知る
　誰と誰の調整をはかりたいのかを明らかにして，実際にその人たちと会う，話すという実践活動をします。
②問題・目的・結果を明確にする
　なにが問題で，なにをどのように解決したいのかを明らかにします。そして，問題解決のために，具体的になにを目標にし，どのような結果

を導きたいのかを明らかにします。
③情報を収集する
　必要な情報を集め，分析を行います。
④計画の実行と，行ったことに対する経過を評価する
　どのようなことを具体的に行い，どのような経過のなかでどのような成果を導き出せたのかを評価します。
⑤フォローアップをする
　解決したことは一時的なかかわりでよいのか，継続的にかかわり考えていくべきことなのかを判断し，必要時にサポートを続けていきます。

c コンサルテーションを行うために必要な知識と力

　段階を追ってコンサルテーションを行っていくなかで必要なことは，情報収集能力をフルに活用し，情報を正確にとらえて相談者に明確で的確なアドバイスを提供することです。そのときに，人にわかりやすく伝えられるコミュニケーション能力が必要といえます。さらに，患者・家族・他職種というような人的資源に対する調整能力と，指示的・指導的ではない，謙虚で誠実な態度が大切です。

d リエゾン精神看護

　コンサルテーションのなかの1つの専門的仕事として，リエゾン精神看護があります。基本的に，リエゾンとは以下の3点の意味があります。
①精神科医が他科の専門医と連絡して患者の精神状態の安定をはかる。
②患者と家族または医療チームとの連携をはかる。
③医療チームの相互関係についての調整，助言，指導，治療を行う。

　これらが精神看護にも反映され，リエゾン精神看護として注目されつつあるのです。リエゾン liaison とは連携する・橋渡しをするという意味があります。精神看護の技術を他科の看護にも連携させて，より質の高い看護を提供しようというもので，それを実際に行う看護師をリエゾン精神看護師といいます。その役割は大きく次の5つに分けられます。
①実践：患者・家族・看護師に対して相談にのったり，情報を提供する。
②研究：看護研究に参加し，実践したり新しい看護方法などの研究結果を評価する。
③教育：看護ケアについての，個人あるいはグループに対して指導する。看護教育担当部門と共同して企画・立案・運営を行う。
④相談：看護師の精神保健上の相談窓口となる。
⑤コンサルテーション：看護師の知識・技術の向上のためケアに対する助言を行ったり，患者に対する看護カンファレンスに参加しアドバイスする。

■臨床では■

リエゾン精神看護師の介入が求められた例

- 患者・家族と医療者がうまくいかない
 末期の患者がいて看護師は一生懸命かかわっているのですが，どんなケアをするときにもご家族の奥さんが「なんでそんなことするの！」「ひどい！」といって，看護師が行うケアすべてに否定的です。そのため看護スタッフもその患者にかかわりたがらなくなってしまいました。どうしたらいいのでしょう。病棟師長からもちかけられました。

- 新人看護師の問題
 「この病院に就職してまだ半年ですが，なかなか仕事に慣れなくって。自信のないまま次々と新しく覚えなければいけないことがでてきて，もう疲れちゃったんです」。新人の看護師本人から相談がもちかけられています。

　このような相談に対し，リエゾン精神看護師はプライバシーをまもりながら，どこでどんなことがおきた結果，現在の問題が生じているのかを，実際に病棟などに足を運びながら分析していきます。そして調整をはかり，あるときはアドバイスをしたり，また新たな提案をしていくなどして，問題解決にあたります。また，1つの問題それだけに着目することなく，看護全体としてかえるべきところはないかなど，看護の質の向上に努めていきます。

●文献
1) 日本精神科看護技術協会監：精神科看護の専門性をめざして，2専門基礎編改訂版，pp.214-231，精神看護出版，2002.
2) 田中三恵子編著：精神看護学，やさしく学ぶ看護学シリーズ，pp.340-345，日総研出版，2001.

8章 治療的アプローチ

8章：治療的アプローチ

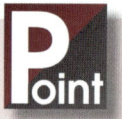

A 検査と看護

Point

- 心理検査は，人間の知能・人格・精神的機能の障害などを把握するための心理学的方法による検査で多種多様なものがあります。
- 1つの検査で精神機能のすべてがわかるわけではありません。いくつか組み合わせて行うのが一般的です。
- 心理検査は，治療のデータとなったり，人の適性をみるために行います。人を差別するために行うわけではありません。
- 心理検査は精神医学領域だけでなく，心理学や教育学などの分野でも用いられています。
- 脳波，CT，MRIは脳など身体疾患を伴う精神状態を把握しようとする検査です。

1 心理検査

身体的機能は生理学検査や血液検査などで調べることができますが，精神機能を調べるものには心理検査があります。心理検査は精神機能を客観的に測定しようとするものです。人間の知能・人格・精神的機能の障害などを把握するための心理学的方法による検査です。多種多様な心理検査があります。それぞれの検査は開発者の理論に基づいてつくられています。1つの検査で精神機能のすべてがわかるわけではありません。いくつか組み合わせて行うのが一般的です。

心理検査は，治療のデータとなったり，人の適性をみるために行います。人を差別するためにあるわけではなく，心理検査の誤った使用や乱用を避けるように気をつけなければなりません。

心理検査は精神医学領域だけでなく心理学・教育学などの分野で用いられています。

a 知能検査

1 ビネー式知能検査

1，2歳から成人までを対象としていますが，おもに小児を対象に行います。知能の大まかなレベルを示します。

各年齢に合わせた設問があり，解答の結果を判定します。設問は，認

知，言語，操作などの発達が反映されます。とくに乳幼児から児童期の発達を分析することができ，臨床上，あるいは教育的な面からの発達を評価し，適切な教育水準や環境をつくりだすための1つの指標となる検査です。

わが国では，田中−ビネー式知能検査，鈴木−ビネー式知能検査，田研−田中−ビネー式知能検査として使われています。臨床や教育の場において多く使用される検査です。

2 ウェクスラー−ベルビュー知能検査

知能検査の特徴は，知的能力だけでなく，人格的な面も考慮して知能を測定しようとするところです。ウェクスラー−ベルビュー知能検査法は知能を言語性検査，動作性検査の両面から評価するものです。

言語性テストは知識，理解，数唱問題，算数問題，類似問題，単語問題の6つで構成されています。言語性検査は言語的概念や観念に関する能力を評価する検査です。これにより言語性IQを算出します。

動作性テストは符号問題，絵画配列，絵画完成，積み木問題，組み合わせ問題の5つで構成されています。動作性検査は視覚や運動機能に関する能力を評価する検査です。これにより動作性IQを算出します。

検査の結果は，動作性IQの数値，両者の差，2つの検査得点のプロフィールなどを分析して解釈されます。

小児用検査はWISC（ウイスク，ウェクスラー児童用知能検査）で，現在は改訂版WISC-R✚があり，5〜15歳を対象にします。成人用検査はWAIS（ウエイス，ウェクスラー成人知能検査）で，現在用いられているのは改訂版WAIS-Rで16〜74歳を対象にします。

児童幼児用にはWPPSI（ウイプシイ，ウェクスラー未就学児知能検査）があり，3〜7歳までの就学前や，低学年児用知能検査として用いられています。

3 改訂版長谷川式簡易知能評価スケール（HDS-R）

認知症の評価スケールとして，長谷川式簡易知能評価スケールがあります。短時間に検査が可能で患者の負担も少ないことからよく使用されている検査です。現在は，改訂長谷川式簡易知能評価スケールが用いられています（6章H，p.207参照）。

NOTE

■改訂版WISC-R
改訂版WISC-Rは5〜15歳が対象ですが，IQが60を下まわる精神遅滞などの評価には適していません。

■臨床では■

高齢者の検査にあたって

高齢者は視力，聴力の低下や疾患による環境の変化によって反応が鈍かったりして認知症にみえることがあります。これらのことも念頭におく必要があります。

「お年はいくつですか？」「今日は何年の何月何日ですか？」「私たちがいまいるところはどこですか？」「100から7を順番に引いてください」などの9つの質問に答えてもらい，その返答によって得点が加算されます。30点満点で合計点数が20点以下は「認知症の疑いあり」と判定されます。

改訂長谷川式簡易知能評価スケールは知能低下の有無を判断するためのスクリーニングテストであるため，この結果ですぐ認知症と判断するのではなく，家族など世話をしている人からの情報や，CTなどの臨床検査，臨床判定の基準があり，それらを総合して認知症の判断をします。

b 性格・人格検査

1 矢田部-ギルフォード性格検査（Y-G性格検査）

ギルフォード Guilford J.P. らが考案した質問紙法によるテストを基に，矢田部らが日本人向けに作成した性格検査です。この検査は12のパーソナリティ特性より構成され，さらに各12特性は10問ずつ計120問の質問項目よりなっています。質問に対して「はい」「いいえ」で答えさせ，その結果に基づいて情緒的安定性，社会的適応性，内向・外向性などを探ることができる性格検査です。結果は16種のパターンに分類して診断します。

2 ロールシャッハテスト

紙にインクを落とし，それを半分に折り曲げ，偶然にできた左右対称のインクのしみでできた10枚の図を見せ，それがなにに見えるのか，どの部分がそう見えるか，なぜそう見えるのかなどをたずねていきます（図8-1）。その応答を分析することにより，人格の発達レベルや性格などをみる人格検査の1つです。検査される側は，手渡された図に対してどのように返答してもよいので空想力を試される検査と思って比較的抵抗感が少なく，思ったことを口にし，心の深いところまで表出できま

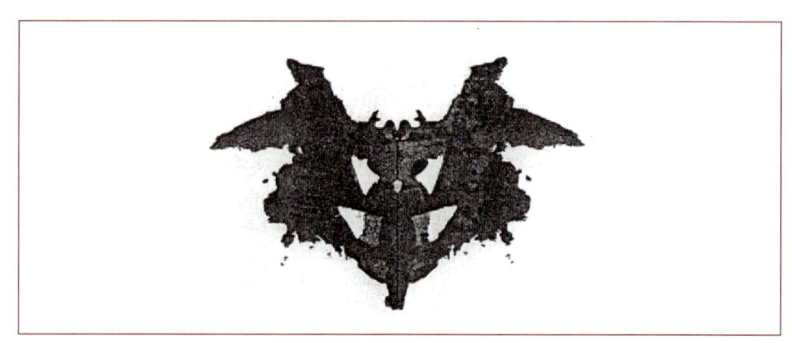

図8-1　ロールシャッハテスト

> ■臨床では■
>
> **ロールシャッハテスト**
>
> 　形のはっきりしないものは，それを見る人の心理的・生理的状況によってさまざまなものに見えてきます。たとえば，ある絵を蝶や蛾あるいはコウモリと答える人が多くても，それを「カブトムシに見える」などと言う人もいます。

す。このようなテストは投影法と呼ばれています。

3 TAT（thematic apperception test，絵画統覚検査）

　設定があいまいな特定の絵を示し，被験者にどういう場面か想像させます。そしてその物語を説明させ，検査を受ける人の欲求や行動，心理状態，環境からの圧力などを明らかにしようとする検査法です。

c 精神作業能力検査

　検査を受ける人に，一定の課題，一定条件のもとで作業をさせ，経過や結果から性格や，知的能力を調べようとするものです。

1 内田-クレペリンテスト

　クレペリン Kraepelin E. による連続加算の作業心理の研究から，わが国の心理学者内田勇三郎が開発した検査法です。1桁の数字を横に1列に並べた表を用い隣同士の数字をできるだけ速く加算させていくというものです。検査は1桁の数字を連続的に1分間加算させ，15分作業し5分休憩する。それから10分作業を行い，作業量，誤答数，曲線型，休憩後の作業能力と疲労性を測定します。これによって，検査を受けた人の精神的作業能力の特性，作業の適性などを判定します。このテストは，教育・就職試験などでも採用されています。

2 ベンダー-ゲシュタルトテスト

　9枚の幾何図形を1枚ずつ見せ，それをコンパスや定規などを使わないでできるだけ正確に模写させる検査法です。模写された図形の歪み，回転，数の過不足，線の誤りなど47項目を検討し，失点として採点します。制限時間はありませんが約20分程度です。とくに脳器質性障害がみられる場合には，うまく模写できないことがあります。

d 心理検査と看護

　心理検査を受ける前の患者は，このテストで自分がなにをされるのか自分の内面が知られるのではないかなどと強い不安をいだきやすいもの

■臨床では■

心理検査を受ける患者への援助

患者のなかには心理検査を受けることによって，自分を見ぬかれてしまうかもしれないと不安になったり，病的体験と結びついて拒否的な態度になる場合もあります。このような場合には患者の心配している点をとくに根気よく説明して安心させなければなりません。

です。実施する医師や心理士から患者に検査の内容やその方法を十分説明してもらいますが，それでも不安を十分除去することができない場合があります。そのような場合は，看護師がさらによく説明して安心できるように援助することが重要です。

2 脳波検査（EEG：electroencephalography）

脳細胞が活動したときの電気活動の変化を記録したものが脳波です。頭皮に電極を取り付け活動電流を増幅し，その電流の変化を波形としてあらわします。脳波からわかることは総合的な中枢神経系の障害です。異常があらわれている場合は，その部位の推定が可能です。異常脳波の出現状況から，てんかん，脳腫瘍，硬膜下血腫，脳挫傷など脳機能低下，意識障害などの診断に用いられます。

てんかんは特有の異常脳波が出現することもあり，診断や治療のうえで欠かせない検査です。脳波検査は，痛みを伴わず簡便であるという利点をもっています。

a 脳波の分類

脳波の基本波形は，乳児期にはδ波（デルタ），幼児期にはθ波（シータ），学童期以降にα波となりますがθ波の混入も多くみられ，18歳ころから成人の脳波になります（表8-1，図8-2）。

表8-1 脳波の分類

脳波の名称	周波数
δ波（徐波）	1～ 4 Hz 未満
θ波（徐波）	4～ 8 Hz 未満
α波	8～13 Hz 未満
β波（速波）	13～30 Hz 未満

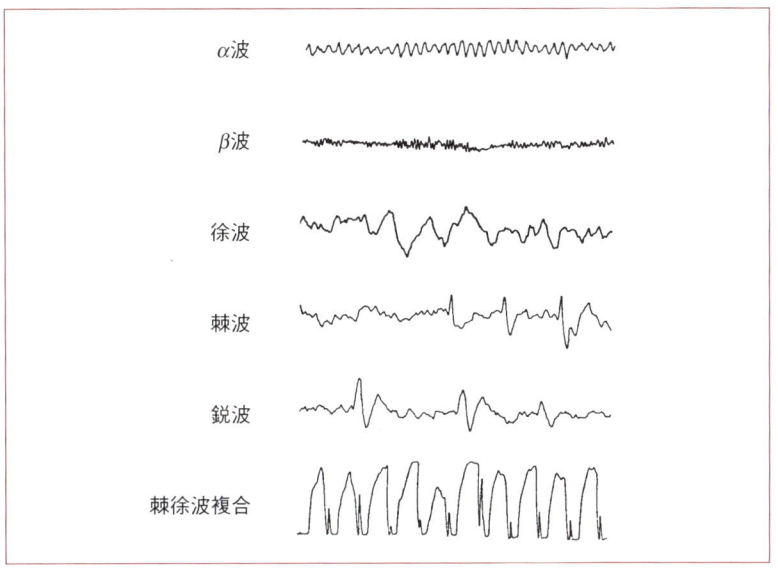

図 8-2　脳波の種類

b 異常脳波

1 突発性異常

棘波：1つの波が1/12秒以下の鋭い棘のような形の波。
棘徐波複合：棘波に徐波が合わさった波。
鋭波：1つの波が1/12〜1/5秒の棘のような形の波。
鋭徐波複合：鋭波に徐波が合わさった波。
てんかんの診断に重要です。

2 非突発性異常

脳波に徐波が出現することは脳の機能の低下を意味します。意識障害や脳腫瘍などの器質的障害の診断の指標になります。

3 CT・MRI検査

a CT（コンピュータ断層撮影）

人体を透過するX線を多方向から測定し，これにコンピュータで処理を加えて断層面の画像を得るもので病変部を直接見ることができます。大脳皮質の萎縮や脳室拡大などの様子がよくわかります。全身用と頭部専用の装置がありますが，精神科では頭部をよく撮影します。

利点は比較的簡単で，検査を受ける人に苦痛を与えることなく検査時

間も短いことです。脳萎縮，脳出血，脳梗塞，脳腫瘍などの診断に欠かせない検査です。

● CT 検査と看護

- 事前に検査の目的や方法を患者にわかりやすく説明します。
- すぐには理解できない患者もいますので根気よく説明します。
- 苦痛は伴いませんが，検査中は身体を動かしてはいけないことを説明し，不安を和らげます。
- 造影剤を使用する場合には，事前にアレルギー反応の既往について問診し，検査後も造影剤による副作用が出現していないか観察します。
- 説明しても不安からじっとできない患者もいます。そのようなときは患者の近くにいることを伝え落ち着かせるようにします。それでも安静にできない場合は，医師の指示で安静剤などを使うこともあります。

b MRI 検査（磁気共鳴画像法）

　MRI とは生体に強い磁場を与え，原子核の運動を画像化し生体の断層面をみられるようにしたものです。縦断面の画像も身体の解剖構造の描出のみならず多くの組織あるいは臓器の機能診断も可能となりました。CT 検査に比較して軟部組織の解像度が精密で，横断面だけでなく縦断面の画像も得られます。また，放射線の被曝がないことも利点にあげられます。

● MRI 検査と看護

- 患者は CT 検査に似た装置の中で検査を受けます。苦痛を伴わない検査であることを説明し，不安を取り除きます。
- 装飾品や金属のついている衣類，アクセサリー，義歯などは取り除きます。磁気カードや時計が入ると故障します。
- ペースメーカーを体内に埋め込んでいる患者では誤作動が生じるので禁忌です。
- 治療上体内に金属などが挿入されている患者では，それを検査技師などに伝え，検査の適・不適を検討します。

● 参考文献

1) 渡辺　洋編著：心理検査法入門―正確な診断と評価のために，福村出版，1993.
2) 岡堂哲雄：心理テスト入門，こころの科学入門，1993.
3) 伊藤隆二，松原達哉：心理テスト法入門―基礎知識と技法習得のために第 4 版，日本文化科学社，1992.
4) 赤塚大樹ほか：心理臨床アセスメント入門―心の治療のための臨床判断学，培風館，1996.
5) 瀧川　薫編：精神看護学，看護系標準教科書，オーム社，2007.
6) 宮本忠雄：図説臨床看護医学 14 精神医学，同朋舎，1998.
7) 根岸敬矩，梶山雄三：児童思春期精神医学入門，医学出版社，1999.

B 身体へのはたらきかけ
─薬物療法を中心に─

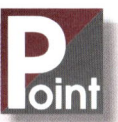

> **Point**
> - 薬物療法は精神科において中心となる治療法です。
> - 看護師は薬物の効果や副作用を観察・アセスメントしながら、日常生活を援助し、患者自身が服薬を継続できるように支えていくことが求められます。
> - 電気けいれん療法は、精神症状の改善を目的として行われます。より安全性を高めた方法として麻酔下、無けいれんで行う場合があります。

1 薬物療法の概要

薬物療法とは、薬物により精神症状の緩和をはかることを目的とする、精神科領域における中心的な治療法です。症状や状態像(幻覚妄想状態や躁状態など)に対して適切な薬物が選択されます。1952年に向精神薬⊕であるクロルプロマジンが、覚醒レベルを保ったままで、統合失調症症状に有効であることが発見されてから、精神科医療は大きく飛躍しました。

2 薬物療法で使われる薬物と看護

a 抗精神病薬⊕(メジャートランキライザー)

1 作用

大きく3つに分かれます。陰性症状にも効果的なタイプの薬の開発も進んでいます。
①鎮静・催眠作用:混乱・興奮を抑えたり、睡眠を深くするはたらき。
②抗精神病作用:幻覚や妄想を抑えるはたらき⊕。
③賦活作用:意欲低下、自閉などの陰性症状を改善する作用⊕。

2 副作用

①錐体外路症状⊕:ドパミンの受容体遮断による副作用であり、筋の緊張と運動の異常があらわれます。

> **NOTE**
> ■ 向精神薬
> 向精神薬とは中枢神経系に作用して精神機能に影響を与える薬物の総称です。精神異常発現薬である覚醒剤、幻覚剤なども含まれます。
> ここで取りあげるのは向精神薬のなかでも、治療的にはたらく薬物(精神治療薬)です。

- パーキンソン症状(パーキンソニズム):服薬後,数日から数か月以内に出現。筋硬直,仮面様顔貌,振戦,寡動,前屈姿勢,小刻み歩行,突進性歩行など,パーキンソン病と同様の症状がみられます。
- アカシジア(静座不能)✚:服薬後数日後に出現。足がムズムズして落ち着いていられない,じっと座っていられない,足踏み,徘徊,不安焦燥感。患者は苦痛を伴い,精神症状の悪化と間違えやすい症状がみられます。
- 急性ジストニア:服薬後数時間から数日後にあらわれる急性の筋緊張の異常。首や体幹の捻転(片側にねじれるような状態),舌の突出,眼球上転。患者は苦痛を伴います。
- 遅発性ジスキネジア:長期服薬による。不可逆的で治療は困難。舌や口唇,下顎のゆっくりした動き(もぐもぐさせたり,舌なめずり)などの持続的な不随意運動がみられます。

② 自律神経症状:ムスカリン性アセチルコリン受容体遮断による副作用です。抗コリン作用による副作用で分泌や消化管の活動が低下します。口渇✚,鼻閉,尿閉,眼の調節障害,便秘などがみられます。慢性的な便秘は麻痺性イレウスに進展します。

③ 循環器症状:ノルアドレナリンの受容体遮断による副作用です。血圧低下,頻脈,徐脈,起立性低血圧,めまい,ふらつきなどがあります。

④ 悪性症候群:副作用のなかでもっとも重篤。発熱,意識障害,筋硬直,頻脈,異常発汗,嚥下障害がおこります。進行すれば,高熱が続き,筋組織の破壊によりCPK(クレアチンホスホキナーゼ)値が上昇し,腎不全を引きおこして死にいたることもあります。

⑤ その他:眠気,頭のぼんやり感,肝障害,造血障害,けいれん発作,薬疹,日光過敏による皮膚炎,内分泌症状(肥満,月経異常,乳汁分泌,勃起障害),精神病後抑うつなどの症状がみられます。

NOTE

■ 抗精神病薬の作用機序

抗精神病薬は神経遮断薬とも呼ばれています。神経細胞の神経伝達物質(ドパミン,ノルアドレナリン,ムスカリン性アセチルコリン,セロトニン,ヒスタミンなど)の受容体を遮断します。つまり興奮の伝達を遮断することにより作用します。効果や副作用は,抗精神病薬それぞれの受容体の親和性によって異なります。

■ 陰性症状にもきく非定型抗精神病薬

リスペリドン,オランザピン,フマル酸クエチアピンなどは,これまで使われていた抗精神病薬と受容体への親和性機序が異なるため非定型抗精神病薬ともいいます。陽性症状(幻覚・妄想)だけではなく,今まで効果が少ないといわれてきた陰性症状(意欲低下,感情鈍麻,無為自閉,引きこもり)にも効果があるといわれ,従来のものより錐体外路系の副作用が少ないことが特徴的です。

■ 錐体外路症状

運動系の神経路には錐体路と錐体外路があります。錐体路は微妙な随意性の運動をつかさどり,錐体外路は筋の緊張や筋群の協調運動を反射的,無意識的に行っています。
錐体外路症状とは,本人の意思とは関係なくおこり,手指がふるえたり,体がつっぱるなどの運動がみられます。抗精神病薬を減らしたり,副作用止めの薬で改善されます。しかし,遅発性ジスキネジアには副作用止めは効果がなく,かえって悪化させてしまいます。

■ アカシジア(静座不能)

静座不能ともいわれます。アカシジアの症状が副作用か症状かを見分けることが大切です。気持ちが落ち着かないのか,身体が落ち着かないのか患者に聞くことも見分けるポイントです。

■ 臨床では ■

便秘とイレウス

抗精神病薬を内服しているほとんどの患者は下剤を併用しています。便秘が続くと苦痛であるばかりでなく,食欲減退,麻痺性イレウスにもつながります。

毎日,看護師が排便回数を患者に確認する風景はよくみられます。しかし,うまく伝えることのできない患者もいます。便の性状・量,排ガスの有無,食事内容・摂取量,水分摂取量,腹部のはり,自覚症状(膨満感),腸蠕動の有無,日中の活動量など客観的な情報も収集し,アセスメントすることが重要です。

b 抗不安薬（マイナートランキライザー）

いらいら感や不安を和らげる抗不安薬は，ベンゾジアゼピン系・ジアゼパムが代表です。

抗不安薬は，過度の不安や緊張，焦燥感などの緩和（情動面に作用）とともに，鎮静・催眠作用，筋弛緩作用，抗けいれん作用もあります。服用後20〜30分後に効果があらわれ頓服薬としても使われます。有効性と安全性が高いことから精神科領域以外でも用いられます。

副作用は筋弛緩作用に基づく症状が中心であり，眠気，ふらつき，脱力感，倦怠感，言語障害，血圧低下，呼吸停止などがあります。とくにジアゼパムの静注時には注意が必要です。また脱抑制，依存性もあります。

c 抗うつ薬

- 三環系抗うつ薬：イミプラミン塩酸塩が代表。
- 四環系抗うつ薬：三環系に比して作用・副作用弱い。
- SSRI（選択的セロトニン再取り込み阻害薬）✚：セロトニンの再取り込みのみを阻害し，他の受容体に対する作用がないため副作用が少なく安全性が高い。
- SNRI（選択的セロトニンノルアドレナリン再取り込み阻害薬）✚：セロトニンだけでなくノルアドレナリンの再取り込みを阻害し，SSRIと同程度に副作用が少ない。

抗うつ薬の一般的な作用としては，抑うつ気分改善作用，抗不安・焦燥作用，意欲亢進，抑制除去作用があります。服用を始めてから効果が出現するまで2〜3週間かかります。

おもな副作用は，抗コリン作用にもとづく自律神経症状や循環器症状（起立性低血圧，心機能障害）です。緑内障合併患者では，内服により症状が悪化します。また大量服用すると死にいたるため，自殺念慮のある患者については注意が必要です。

d 気分安定薬（抗躁薬）

代表的な抗躁薬は炭酸リチウムです。抗躁作用が中心的ですが，躁もうつも和らげ，どちらの気分の波も安定させる作用もあります。再発予防にも効果的です。効果が出現するには5〜10日間かかります。

副作用は振戦，口渇，食欲不振，下痢，吐き気，複視，腎障害，多尿，めまい，易疲労などです。最も注意するのは，リチウム中毒で，進行すれば，けいれん，意識障害をおこし死にいたります。有効量と危険量の

NOTE ✚

■ 口渇と水中毒
抗精神病薬の副作用である口渇は，水中毒の要因になることがあります。
水中毒とは多量の飲水摂取により，低ナトリウム血症を引きおこす状態をいいます。消化器症状（嘔気・嘔吐），神経症状（意識障害，けいれん），腎障害，心不全などが出現します。

■ SSRIの副作用
服薬初期の嘔気・嘔吐，焦燥感

■ SNRIの副作用
尿閉，頻脈

e 睡眠薬

ベンゾジアゼピン系が代表です。強さと作用時間によって薬物が選択され，精神科領域以外でも，不眠，手術前の不安軽減に用いられます。副作用は抗不安薬と同様で，筋弛緩作用によるふらつき，呼吸抑制，血圧低下，翌日まで続く眠気，依存性があります。また睡眠時無呼吸症候群の悪化にも注意が必要です。

f 抗てんかん薬（抗けいれん薬）

てんかん発作を抑える薬で，消失させるものではありません。発作の型によって薬物が選択されます。また，気分を安定させる作用もあります（バルプロ酸ナトリウム，カルバマゼピン）。

副作用は，眠気，ふらつき，発疹，造血機能の異常，催奇形性などがあります。

g 抗酒薬

アルコール依存症の治療に用いられます。ジスルフィラムとシアナミドが代表です。アルコールの酸化過程を阻害し，抗酒薬の内服中にアルコールを摂取すると，心悸亢進，紅潮，嘔吐，発汗，頭痛，血圧下降，不快感が出現します。このような不快な作用が強まることを利用して飲酒予防に役立てます。内服していると自然に飲酒が嫌いになったりアルコール依存症が治るわけではありません。患者自身が，作用・副作用をよく知ったうえでみずからの意思で服用しなければ危険です。

断酒会活動などによる治療と並行して服用する必要があります。

h 抗パーキンソン薬

副作用止めであり，遅発性ジスキネジア以外の錐体外路症状の治療・予防に用います。遅発性ジスキネジアには無効または悪化させるため用いません。抗コリン作用の薬物が中心となります。

副作用として，抗コリン作用により，分泌や消化管の活動が低下します。また，せん妄などの意識障害やまれに依存性が生じることもあります。

NOTE

■アルコールの代謝過程と抗酒薬

アルコール脱水素酵素
⇓
アルコール→アセトアルデヒド
→酢酸→ CO_2, H_2O
⇑
アルデヒド脱水素酵素

抗酒薬はアルデヒド脱水素酵素の作用をブロックすることで，血中アルデヒド濃度を高め悪酔い状態を引きおこします。

薬物療法の経路と方法

通常は経口薬が用いられます。定期的に内服し、血中濃度を一定に維持します。

注射薬は、急性期に血中濃度を早く上げる目的や、高い血中濃度を維持するために用いられます。また特徴的なものとして、デポ剤という筋肉注射薬があります。

- 経口薬：錠剤、散薬、水薬があります。幻覚妄想状態の激しい場合など、急性期治療では内用液や口内崩壊錠が多く用いられるようになりました。
- 注射薬：早い効果が得られる一方、経口薬より副作用があらわれやすい欠点があります。
- デポ剤：抗精神病薬を油に溶かしたもので、筋肉注射薬です。筋肉内でゆっくり吸収されて効果を発現します。拒薬していたり、服薬自己管理がうまくいかない人に用います。1回の筋注で2〜4週間効果が持続しますが、副作用をおこしても減量・除去ができないという欠点があります。

薬物療法の特徴と看護

1 効果的な量や出現する副作用が患者により異なる。症状の経過によっても服薬量は異なる。

年齢や体質などの違いから、同じ内容・量の薬を用いても、効果や副作用は異なってきます。また、そのときの栄養状態・身体状態によっても左右されます。精神症状の変化や副作用の的確な観察を行ってアセスメントし、情報を共有化することが重要です。

2 薬物療法の必要性を理解することが難しい場合がある。

治療と薬の必要性についてわかりやすい説明が必要です。拒薬の原因はさまざまであり、病的体験に基づくもの、入院治療や病気を認めたくない思い、副作用による苦痛、医療者への不信感や不満、もともとの薬嫌いなどがあげられます。患者の薬に対する認識・とらえ方を把握することが重要です。

3 長期間の薬物服用が必要である。

患者・家族による怠薬・減薬は症状の再燃、再入院につながります。たとえば1日4回の内服を365日継続することは患者にとって大変な労力であることを認め、ねぎらうなど継続への支持が必要となります。そ

NOTE

■処方にかかわる略語の一部

略語	正式名	和訳
T (tab)	Tablet	錠剤
C (cap)	Capsule	カプセル
v.d.E	vor dem Essen	食前
n.d.E	nach dem Essen	食後
v.d.S	vor dem Schlafen	就眠前
M.A.	Morgen Abend	朝晩
p.o.	per os	経口

して日常生活を続けるうえで，患者の理解と周囲の人たちの理解・サポートが重要です。

服薬自己管理に向けて，疾患や薬物の作用・副作用の正しい知識を得ることが重要です。ただし過剰な不安が生じることもあるので理解の程度に注意します。入院時から外来での継続的な指導，薬剤師による説明，心理教育，服薬をテーマにしたSST（生活技能訓練）の導入などが行われます。家族のための心理教育，相談会なども役立ちます。

3 電気けいれん療法（ECT : electroconvulsive therapy）

a 歴史的背景

1938年にイタリアのツェルレッティ Cerletti U. とビニ Bini L. が統合失調症患者に初めて行いました。1950年代の薬物療法の発展とともに電気けいれん療法は一時行われなくなりました。しかし，薬物療法の効果に限界があることがわかり，再び電気けいれん療法は見直されて実施されるようになりました。現在では，麻酔薬と筋弛緩薬を用いた，無けいれんによる修正型電気けいれん療法（mECT）も行われるようになっています。

b 方法

電気けいれん療法は，頭蓋外からの通電により，精神症状の改善をはかる治療法です。100ボルト前後の交流電流を用い，両側前頭部に5秒程度通電します。通電と同時に，患者は意識消失，呼吸の停止がみられますが，呼吸を補助します。全身の強直性けいれん，続けて間代性けいれんがおきます。1日1回，週1～3回のペースで，合計6～12回施行します。

c 適応と禁忌

うつ病，統合失調症において，薬物療法に反応しにくく効果が得られなかったり，副作用が強く出る場合などが適応になります。
- うつ病：昏迷状態，自殺の危険性が高い場合
- 統合失調症：激しい精神運動興奮，昏迷状態
- 脳器質性疾患，心血管性疾患，高齢者，妊婦などには禁忌です。一方，修正型電気けいれん療法においては，絶対的な禁忌はないといわれています。

NOTE

■ 修正型電気けいれん療法
（mECT : modified electro-convulsive therapy）
より安全な方法として，全身のけいれんをおこさない方法です。麻酔科医の呼吸・循環管理のもとに麻酔薬と筋弛緩薬を併用し，電気けいれん療法が行われます。脳レベルでの発作はおこしますが，全身のけいれんは抑えられ，骨折や脱臼などの合併症を防ぐことができます。現在，わが国では総合病院の精神科を中心に行われています。

■ 昏迷状態
意思的・自発的な活動が全くできない状態であり，周囲のはたらきかけに対しても反応のない状態です。食事や排泄，身体を動かしたり，話などもできないので，経管栄養，カテーテルによる排尿，褥瘡予防のための体位変換など，全身管理や生活全般における全介助が必要になってきます。意識障害はなく，患者は昏迷状態時のことを覚えています。

d 合併症

脱臼（顎関節，肩関節）や骨折（脊椎の圧迫骨折など），健忘，もうろう状態，記銘力低下，不快感，嘔気・嘔吐，頭重感，倦怠感，口腔内損傷などがおこります。

e 安全に治療が受けられるための看護

- 十分な説明と同意：電気けいれん療法は，偏見や誤解をまねきやすく，治療を施行する側にもされる側にも心理的な抵抗があると思われます。どのような治療法か，なぜ必要なのか，どのような効果が期待できるのか，安全性，副作用の有無などについての情報をわかりやすく伝え，そのうえで患者自身が決定できることが重要です。精神症状によっては困難な場合もあり，治療を進めながら患者の同意能力に合わせていく必要があります。
- 不安・恐怖感の軽減：上述した十分な説明とともに，眠っている間に終わる治療であることなどを説明します。
- 合併症の予防：施行中は頭部と下顎部を軽く固定し，上肢と下肢を軽く支持し，脱臼，骨折を防止するよう留意します。施行後，完全に意識が回復するまでは付き添って事故を防ぎ，異常の早期発見のため全身状態を観察します。
- 麻酔を受ける患者の看護：修正型電気けいれん療法を行う場合に必要となります。

●文献
1）八木剛平：精神分裂病の薬がわかる本，全国精神障害者家族会連合会，2000．
2）伊藤順一郎：統合失調症/分裂病とつき合う，保健同人社，pp.58-98，2002．
3）計見一雄編著：スタンダード精神科救急医療，pp.108-110，136-147，237-253，メヂカルフレンド社，1998．
4）日本精神科看護技術協会監：精神科看護の専門性をめざして，1 基礎編改訂版，pp.216-230，精神看護出版，2002．
5）樋口康子・稲岡文昭監：精神看護，看護学双書，pp.158-167，文光堂，1999．
6）福田正人，赤田卓志朗ほか：分裂病になぜ薬が効くのか，こころの科学，90：45-57，2000．
7）本橋伸高：電気けいれん療法，今日の精神科治療2000，臨床精神医学増刊：335-338，2000．
8）土井永史：通電療法，Clinical Neuroscience，14：436-438，1996．

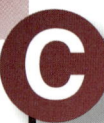

C 内面へのはたらきかけ

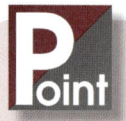

Point
- 「内面へのはたらきかけ」とは，心理・行動・環境にはたらきかける療法で，精神療法と活動療法，リハビリテーション療法があります。
- 患者が活動を通して，精神的な問題が解決に向かい，心のケアや社会復帰に向かうための治療を活動療法あるいはリハビリテーション療法といいます。このなかには作業療法，レクリエーション療法，芸術療法が含まれます。
- 看護では内面へのはたらきかけに深くかかわり主体的に担うことが多くなっています。
- 内面へのはたらきかけを通して，感情の表出や開放，自発性の改善などをはかっていくことが大切です。

薬物療法は，身体に直接はたらきかける治療法ですが，それに対して，その人の心理・行動・環境にはたらきかけるものとして，心理・社会的療法があります。大きく2つに分けられ，人の心に触れる治療として精神療法が，人の生活状況，環境を整えることが中心の治療法として，活動療法，リハビリテーション療法があります。

1 精神療法

a 精神療法とは

精神療法とは，精神へのはたらきかけを通して，精神（心）に影響を与えることで，治療効果を見いだそうとする治療法です。精神療法を行うことで，精神的な問題や，それによって現在生じている身体問題，生活のなかでおきている問題から解放されます。また患者自身が生きていく価値を認められるようになるための治療法です。

精神療法の基本は，①患者との関係をつくる，②問題点を明らかにする，③患者におきている問題を患者自身が理解することを助ける，④行動変容を支援する，という4つです。

b 精神療法の種類

精神療法は，個人に対して行う個人精神療法，集団に対して行う集団

精神療法，集団のなかでも対象者を家族に限定して行う家族療法，その他に分けられます。

C 個人精神療法

　個人精神療法は，心理療法やサイコセラピー，カウンセリングともいわれます。基本的には患者と治療者という二者の関係のなかで行われます。具体的な手段・方法として精神分析療法，内観療法，森田療法，自律訓練法，催眠療法，行動療法，認知療法，心理劇などがあります。

　個人精神療法で大切なことは，患者の気持ちに共感・理解する態度，理解したことを伝える姿勢です。これは言いかえれば支持的態度ともいえるでしょう。

　個人精神療法に関して看護師が中心となって積極的に行うことはありませんが，基本的な支持的態度は，看護ケアでつねに必要になることといえます。また，患者がどのような目的・治療効果をめざして治療・療法を行っているかを知ることは，生活をみる看護師にとって，その治療を日常につなげ，能力を伸ばし維持していくために必要な知識といえます。

1 精神分析療法⊕

①特徴

　医療者の導きによって，患者の心に浮かんだことを自由に語ってもらうことにより，現在おきている問題や生じている心の葛藤，患者が望む行動の変容をめざすものです。

　過去の体験が現在の性格をつくっているという考えのもと，無意識の部分を意識化することが問題を解決する鍵になるとして，意識化をめざす手法です。

②方法

　リラックスする状態をつくるため，当初は横たわった状態で行われていましたが，現在は普通のいすに腰かけた面接で行われるのが一般的です。精神分析療法の基本的な方法に，自由連想法（頭に浮かんだことを自由に語ってもらい，患者の心を語ってもらう）があります。治療過程では，患者に抵抗（問題の核心部分に話がいったり，過去の嫌な思い出に対して無意識に「話したくない，思い出したくない」といった不安な気持ちが生じ，沈黙したりすること），転移（患者は無意識のうちに，自分に深くかかわった人［とくに親の場合が多い］に対する感情と同じ感情を医療者に抱くこと）がみられますが，それらをもとに患者を解釈（患者は自分の問題点について深く考える，どうしてそうなったのかなどを深く洞察する）します。

③適応

　神経症などに適応されます。統合失調症では，妄想など精神症状を助

NOTE
■精神分析療法の創始者
オーストリアの精神科医フロイト Freud S. によって行われた方法です。

長させることがあるので基本的には適応となりません。

2 内観療法⊕

①特徴
内観とは，その言葉どおり自分のうちをみる，つまり気持ちを集中させて自分について深く省みることを意味します。これは仏教の「身調べ」という修行法を基本に考えられたもので，宗教色を取り除き精神療法としてつくられました。この方法はわが国独自のものといえるでしょう。

根本的に現在の自分の問題がどこにあるのかを，自分の生育歴をとおして行動・態度を振り返ることによって省みる方法です。

以前は山にこもるなどして精神修養をしました。内観療法は意図的に人間の行動を制限し，心身ともに静かな環境をつくり，そのなかで，自己を見つめ，生きる意味や存在価値を，自分の過去や両親を含め，自分を取り巻く人々との関係を振り返りながら見いだすものです⊕。

②適応
神経症，心身症，不登校，アルコール依存症や薬物依存症など社会的問題行動の改善です。また，うつ病その他自分自身を見つめ直すという自己修行を目的としており，一般の人も行うことがあります。

3 森田療法⊕

①特徴
症状をあるがままに受け入れ，症状に抵抗しないことによって症状から逃れる訓練をする方法です。「こうあるべきだ」という気持ちに縛られ，それによって自分の気持ち，行動，生活が脅かされてしまう人に対して有効です。人間が生きていくなかで「こんなこともある」という，考え方の幅をもたせることをめざした治療法です。

②方法
この方法は4つの段階をふんで治療が行われます。具体的には，①絶対臥褥期1週間（食事，排泄など，人間の必要最小限の行動をとる以外は臥床して過ごします），②軽作業期1～2週間（簡単な作業のみを行います），③中～重作業期：1～2週間（身体を十分に動かす労働を行います），④生活訓練期：1～2週間（いままでの日常生活を行います）。治療では日記を書かせ，それが治療者とのコミュニケーション手段となり，治療の理解につながることでもあります。

③適応
神経症に効果があります。

4 自律訓練法（AT：autogenic training）⊕

①特徴
自律神経を落ち着かせるもので，自己暗示をかけながら生じた不安や

NOTE

■内観療法の創始者
1930年ころ，吉本伊信という僧侶によって創始されました。

■内観療法の方法
社会から離れた研修所に数週間こもります。これは静かなところで，心身ともに気持ちを集中させて行うためです。まず屏風の前に座り，幼少時に親にしてもらったこと，逆に自分がしてあげたこと，また迷惑をかけたこと，の3つのテーマにそって，自分を振り返ります。次にきょうだいあるいは配偶者，同僚，友人など，自分と深くかかわった人について，先の3つのテーマについて振り返っていきます。食事，排泄，睡眠のとき以外は，このような状況で，自分の過去を振り返ります。治療者の面接があり，ときどき「いま自分のどの時期を振り返っているか」などを問いかけてきます。これを1週間続けます。このなかで，自分の行ってきたことの本質を知り自己変革をはかる，というものです。感謝する気持ち，これからの人生に対する前向きな気持ちをもち，行動や現在の問題点が解決されることをめざします。

■森田療法の創始者
1920年ころ，森田正馬によってはじめられた治療法です。

■自律訓練法の創始者
1932年，ドイツの精神科医，シュルツ Schultz J.H. が提唱しました。

緊張を解いていく方法です。自分の心を自分でコントロールすることによって，多少の刺激に対して心が乱されたり，不安に駆られたりしなくなり，適応力の回復や向上をめざします。

患者の意思で自律的に行われ，また繰り返し訓練することによってスムーズに行えるようになります。

自律神経系をコントロールすることにより，不安，抑圧などが緩和されます。例として「右手があたたかい，左手があたたかい，右手，左足，心臓が静かに規則的に鼓動をうっている……」というように全身の緊張をほぐしていきます。

②方法

最初は静かな場所で，リラックスできる体勢をとり以下のような練習をして，自分の身体を自分でコントロールできるよう訓練していきます。そして，慣れればいつでもどこでもこのように，リラックスした状況をつくりだせるようになるのです。

- 気持ちを落ち着ける「気持ちがとても落ち着いている」
- 重さをイメージする「両手，両足が重い」
- あたたかさをイメージする「両手，両足があたたかい」
- 心臓の規則的な鼓動をイメージする「心臓が静かに規則的に鼓動をうっている」
- リラックスした呼吸であることをイメージする「呼吸が規則的でとても楽に息をしている」
- 身体の臓器をイメージする「みぞおちのあたりがあたたかい」
- 前額部付近の涼しさをイメージする「額のあたりが涼しい」

③適応

おもに統合失調症，不安神経症，心身症，強迫神経症などに適応されます。

5 行動療法 behavior therapy

①特徴

行動をかえれば，気持ちもかわるという考え方が基本となっています。

目的は，望ましくない行動をやめたり，望ましい行動を獲得してかえることです。

私たちが現在行っている行動は，いままでの経験から学習されてきたものである，という学習理論に基づき，現在自分に生じている行動上の問題を，そのときの感情をとらえながら学習し直して改善しようという方法です。たとえばパニック障害で電車に乗れなくなって駅までも行けなくなってしまった人が，今日は医療者と駅まで行ってみる，明日は改札を通ってみる，さらには電車に一駅乗ってみるというように，段階をふんで自分の行動を改善し，またそのときの感情を大切にしながら慣らしていくことで「電車に乗ってもパニックをおこさない」という自信を

■**行動療法の創始者**
アイゼンク Eysenck H.J. が初めて提唱した療法です。1950年ころから盛んになった療法です。

もてるようにしていくのです。

どのような状況のときに、どのような感情がめばえ、どのように対処し、どのような結果を生んでいるか、観察・分析・評価することが治療者には必要です。またその際、行動上どのような問題があり、どのようにしたいのかという目的・目標を明確にし、患者と共有することが大切でしょう。

②方法✚

まず目標を決めます。目に見える行動で対処していきますので、問題を具体化し、なにをどのようにどのくらいなどが明確になるようにするとよいでしょう。次に行動目標に対するプログラムをつくります。たとえば、不安が強くなったときはどのようにリラックスするか（情動心像法），目標のプログラムが継続できたらごほうびを買う（強化法），心のなかで言いたいことを言う（主張訓練）など，新しい行動を再学習するために、段階的に実際の行動計画を立て、実践し、行動をかえていくのです。

③適応

おもに統合失調症、不安障害、心身症、摂食障害、薬物依存、発達遅滞などに適応されます。

6 認知療法✚

①特徴・考え方

人はさまざまな情報や人との関係を、自分の過去の体験から得て、自分なりの認知方法でとらえる、という考えに基づいています。ですから現在生じている問題点は、その認知方法をかえればいいのではないか、と考えるわけです。たとえば、過去にある大通りで事故に遭遇したので、その道を通ったらまた事故にあうと思い、絶対に通らないということも、自分が過去に体験したものを自分なりの認知行動で判断しているといえましょう。そのようなときに、その認知の歪みを修正していく方法を認知療法といいます。ある物事に関して、実際に患者はどう考えるか、しかしもっと合理的な考えはこれではないか、というように、認知の歪みを修正していきます。

②適応

おもにうつ病、摂食障害、パニック障害✚、PTSDの人に適応されます。

d 集団精神療法

集団精神療法は集団の話し合いや活動を通して、自分の感情、対処行動、対人関係の改善をはかり自己を振り返るもので、具体的手段の1つとして心理劇があげられます。

集団精神療法のなかで、話し合いを行う方法として生活技能訓練

NOTE

■行動療法：レスポンデント型学習とオペラント型学習

行動療法には、レスポンデント型学習（古典的条件づけ）という方法と、オペラント型学習という方法があります。

レスポンデント型学習とは、たとえば食べ物を見ると唾液が分泌される反応を、食事を知らせる鈴の音を活用して、鈴が鳴ると唾液が分泌されるように条件づけて学習していく方法です。

オペラント型学習とは、ある行動をおこした場合、患者にとって報酬が得られたり（正の強化）、苦痛を取り除いたり、その行動に反した場合、罰を与えたりすることによって（負の強化）、ある行動を繰り返し行えるようにする学習方法です。そして、練習場面でも、学習した好ましい行動がとれることを、その人個人に浸透した、つまり般化された行動をとれるようにするのです。

■認知療法の創始者

精神科医ベックBeck A.T.が考えた手法です。

■パニック障害の認知行動療法

パニック障害の人は、状況を悲観的、否定的に認知することが多く、対処行動も回避的な行動をとります。そして再び抑うつや不安を感じる状況を生じるという悪循環を示します。このような自己の歪んだ認知を合理的に修正し、さらに行動を変容させていくという治療を総称して認知行動療法といいます。

(SST）が活用されています。

①特色

グループ療法ともいわれる方法で，個人精神療法とは違い，基本的には6〜8人くらいの集団で，現在生じているそれぞれの問題について解決していこうという治療法です。

個人精神療法では，治療者と患者の二者で行うので，ときに親近感をもちすぎたり，もたれすぎたりして，互いの距離を保つのがむずかしい場合がありますが，集団精神療法では，治療者と集団のそれぞれのメンバーが一定の距離を保った状態で治療が行えます。

一度に何人もの患者が集まるので，そのなかでの考え方やものの見方が豊かになり，集団のなかで自分の役割を自覚したり，人と協力することを学んだりするなど，集団ならではの学びがあります。

集団の力動，集団のメンバーと治療者間のみならずメンバーとメンバー間の対人関係能力を活用した療法といえます。

集団のなかで自分が認められたと感じる体験，人と気持ちが共感できたという経験，人の気持ちをわかろうとする気持ち，悩みをもつのは自分だけではないという孤立感からの解放，そして自己の感情調整機能や，対人技法の修正を学びます。

②方法

集団の人数は基本的に6〜8名で，この人数がグループとして適度な緊張となごみやすさがある人数であると考えられています。行われるのは1週間に1〜2回で，平均すると1回1時間から2時間の間といえます。

③適応

統合失調症をはじめ神経症，アルコール依存症，また，人との距離の保ち方がむずかしい境界性パーソナリティ障害の人に適応されます。

1 心理劇

①特徴

サイコドラマともいいます。即興的に演技をすることで，自己の感情を振り返り洞察することを目的としています。

舞台という仮の世界をつくることで，患者はより客観的に自分を振り返る機会となります。たとえば過去に行った自分の言葉にしても，せりふという形をとり，自分が言うのではなく演じている役が言っている，演じている役がこのような行動をとっていると，自分が感情的にならずに振り返れるのです。

現在問題が生じている原因となった体験を，演じてドラマ化することで，カタルシス，自発性を引きだし，さらに演じることで自己を客観的にとらえることから，自己洞察を深め，新しい生活に向ける方法です。

■心理劇の創始者
精神科医モレノMoreno J.L.によって考えられた治療法です。

■カタルシス
「浄化」ともいい，心のなかに生じている，抑えていた感情や葛藤を自由に表現することにより心を解放することをいいます。過去の不快な体験，つらい体験はそれが強ければ強いほど，言葉として表現したくはなく，できないものです。それが積み重ねられていくことによって，心身になんらかの症状がでてきます。しかし，言語として表現されないので，まわりの人も，そして患者自身も原因がわからないことがあります。そこで，そのうっ積したつらさを，ときに身体，作品などで表現することによって，閉ざされた心を解放していくという技法です。

②方法

治療者が監督としてドラマ全体を仕切り，患者が患者自身をドラマの主役として演じます。さらに，演じている患者の言葉にならない心の言葉を，別の人が副治療者として担います。つまり主役の黒子的役割をすることになります。そして，その3人でつくられたドラマを，他の人たちは観客として見て，主人公の気持ちや，状況の共感・共有をはかります。

心理劇は，①ウォーミングアップ，②ドラマの開演，③シェアリングという3つの段階からなりたちます。ドラマを演じる前に，緊張感が薄れるよう，簡単なゲームをしたり雑談をしたりして，集団の緊張をほぐします。これがウォーミングアップです。次に，実際にそれぞれの役割をもってドラマが開演されます。ドラマの終了後，全員で患者の体験を共有し，その状況の新たなとらえ方，対処方法を学び，問題を解決することで，新しい生き方をめざすというものです。

③適応

適応は広範囲ですが，統合失調症の急性期の人，不安がかなり強く治療が初期段階の人，躁状態の人には，よい効果が期待できません。

e 家族療法

①目的・方法

家族構成員のコミュニケーションの改善や，問題解決をはかる方法です。家族のなかにある内的葛藤や不安の表出と解消，家族のストレス対処能力の強化，歪んだ家族関係における役割の修正（世代間役割，夫婦の役割の再修復）を目的とします。

医療者とともに一貫性をもったかかわりを実施していく役割を家族に担ってもらい，治療に参加・協力することを意図した療法です。たとえば自閉症児に対する治療的・教育的かかわり方を家族にも学んでもらいたい，家庭でも同様の接し方をすることで，継続的一貫性をもったかかわりができることをめざす方法です。

②家族システムアプローチ

家族を1つのシステムととらえ，治療の対象者に問題がおきているのは，本人自身の問題だけではなく，家族という大きなくくりの1つのシステムが不全をおこしているから生じているのだ，というとらえ方から，家族全体にアプローチしていくという方法があります。

たとえば，夫婦の仲が悪くケンカばかりしている家庭があるとしましょう。それを子どもがみて家に帰るのが嫌になり，非行に走ったとします。すると夫婦がその子を怒ります。治療の対象は，現在目にみえて問題行動をおこしている子ども，ということになるでしょう。しかしこの状況を分析すると，仲の悪かった夫婦は子どもが非行に走ったことで，

そのことについて同じ問題をかかえ一緒に考え行動をとっている，と分析できます。最初の問題は夫婦仲の悪さであり，子どもが非行に走ったことで夫婦が一緒に行動をとり，夫婦仲が修復されているのです。このように，社会的に問題とされた子どもの非行（現実の問題）は，実は「夫婦の仲の悪さ（隠れた問題）」から引きおこされた副産物である，というとらえ方をするのが家族システム論で，そのことをベースに，子ども自身ではなく家族全体の問題としてとらえる考え方です。

③適応

DV（夫婦間暴力），不登校，摂食障害，アルコール依存など，家族関係のつながりや，距離感の歪んだ家族，いわゆる共依存といわれる背景の病気に多く用いられます。

f 遊戯療法

さまざまな遊び道具のある遊戯室に，児童が1人あるいは数人が入り，それらを使って自由に遊びます。それは自己表現をする，といってもよいでしょう。遊び道具の種類，遊び方，他の児童との関係を観察し，児童の不安，敵意など，言語では表現しにくい部分を遊びという行為を通して表現し，治療に役立てていくものです。

媒体として，遊び道具以外に音楽，絵画，舞踊なども活用します。

①目的

創作活動などのなかで，敵意，攻撃的衝動が解消され，精神的安定が得られることが期待され，また，言語による精神療法と違い，緊張，不安，抵抗などが少ないといえます。

この治療のなかで，患児−治療者関係を充実させるとともに，病的な部分に対して患児の能力を活用した治療の可能性を見いだしていくことや，創作的な活動のなかで自己を表現し，願望，欲求などをそのなかに投入することができます。

②方法

この手法は，個人精神療法として1人の児童と治療者という関係のもとで行われる場合もあり，また集団精神療法として，数人の児童とともに行い，それぞれの児童が集団のなかで，自己をどのように表現し，どのような立場でかかわっていくかなどをみる方法もあります。

③適応

児童が対象になります。

2 活動療法・リハビリテーション療法

a 作業療法

　作業を通して患者本人のできる能力，健康な部分の能力の維持・向上，人間関係の育成をはかっていきます。また決められた時間に行うことで生活リズムを調整し，その作業内容を通して現実感の獲得，自己表現，持続力，適応能力など，社会適応に必要な力を養い獲得することを目的としています。

　おもに作業療法士によって行われ，治療的視点でプログラムがつくられます。個人で行うものと集団で行うものの2種類があり，園芸，農業，陶芸，木工，手芸や新聞づくりなどがあげられます。

●作業療法時の看護師の役割

　共通体験を通して，患者–看護師関係を深めます。単なる観察者としてみるだけでなく，一緒に行うことで，患者の新たな力がみられることが多くあります。

　患者の自主性を尊重し，動機づけを行います。病棟の決まりだからではなく，そこに楽しみがある，○○の練習になるなど，具体的に伝えると動機づけになります。

　患者の状態を観察し，それぞれに適した援助を行います。必要なところは手を貸し声をかけ，自分でできそうなことはそのセルフケア能力を大切にします。持続力，集中力，細かさ（巧緻性）など，継続的に評価していきます。

- 楽しみながら行っているか，積極的か，しぶしぶ行っているかなど，作業の取り組み方をみます。
- 実際の作業が早くても完成度が低い，遅くても完成度が高い，他者の援助が受け入れられるか否かなど，作業の早さや質のバランスをみます。
- 作業の理解力，問題解決能力，依存度をみます。
- 作業中の対人関係，たとえば一緒に作業を行っている仲間や治療者に自分の意思をどのように伝えているか，どのような気配りをしているかなどをみます。

b レクリエーション療法

　レクリエーションをとおして，自主性・協調性をはぐくみ，感情表現をする，現実感をもち，社会性を獲得します。意欲が向上し，気分転換や生活にはりがもてることを目的としています。

　多くはグループで行います。スポーツ，音楽鑑賞，カラオケ，散歩，

遠足，ハイキング，旅行，食事会，買い物，ゲーム（オセロ，将棋など）が具体的にあげられます。

長期入院患者に関しては，季節の行事（お花見，盆踊り，クリスマス会など）を取り入れることで季節感を大切にするという意味もあります。

レクリエーション療法のなかには，遊戯療法や芸術療法，集団精神療法の一部が含まれます。

●レクリエーション療法時の看護師の役割

明るい楽しい雰囲気づくりと，看護師自身も積極的に楽しむことが大切で，監視者であっては意味がありません。

- 患者の言動，レクリエーションの推移を見まもります。
- 参加状況はどのようであったか。みずから参加したのか，看護師が声をかけたからか，あるいは強く誘導したためか。参加方法は，実際に行ったのか，見学をしていたのかをみます。
- レクリエーションに対する理解力。目的・ルールが理解できているか，看護師の援助が必要かをみます。
- 対人関係能力はどのようであったか。規則・ルールをまもり協調性がある行動がとれているか，自分の考えを仲間や治療者に伝えられているか，自分から周囲の状況に応じた会話ができているかなどをみます。
- 使用した物品の管理はできているか。たとえば，はさみ・針，などレクリエーションが始まる前後に，数や所在を確認します。

C 芸術療法

芸術療法とは，音楽や絵画など表現する活動を通して，患者自身の治癒力を高めたり，人とのかかわり方を学んだり，また治療者にみずからのカタルシスを表現し治療していくものです。芸術療法には，音楽療法，絵画療法，園芸療法，舞踏療法（ダンスセラピー）などがあります。

芸術的な表現の機会を通して，あまり言語を使わず，心の内面を表現することを目的にしています。その方法から，児童，高齢者などあらゆる年齢層に対応している療法といえます。表情や動作などを含め身体全体で楽しむ，音楽やダンス，絵画などを介して，メンバー間の交流を促進するといった役割があります。

各種療法に関する専門的知識をもった人もいますが，これらの職種はまだ国家資格になっていません。

●芸術療法における看護

- 病状を把握しましょう。

まず，その人が療法に参加してもよい病状であることが原則です。急性期で，静かに休むことが必要な時期に，音楽療法に参加させては治療

になりません。

- **参加する目的をはっきりしましょう。**

患者にあったものを提供することが大切です。音楽療法を行う際に，患者が歌を歌うのは嫌だと抵抗感を示しているのに参加させるのは，ストレスを与えてしまうだけです。なぜその療法を行うのか，その人にとっての参加目的を明確にしておくことが必要です。

- **その人にあった役割を提供しましょう。**

その人にあった役割を提供することから，できることの幅を拡げ，対人関係技能を伸ばしていくとよいでしょう。音楽療法で歌が歌えないなら楽器を使ってもらうか別の療法を行うなど，その人が行えそうなものを提供していくことが必要です。

- **対象者の変化をとらえ，評価しましょう。**

治療ですから，患者が参加した後は，複数の医療者で評価することが必要です。参加状況はどうだったのか，以前と比べて何がどのように変化しているか，何がどう変化していればよくて，どのようによくなっているかなど，治療効果を明確にします。漫然と参加してもらうようでは，ただ時間をつぶす，あるいは内容に長期間変化がなく，そこに楽しみを見いだせなくなってしまいます。

●文献
1) 成瀬悟策編：サイコセラピーシリーズ，催眠療法，文光堂，pp.1-15，285-302，1972．
2) 安西信雄・青木民子編：精神疾患の治療と看護，南江堂，pp.57-65，2003．
3) 武井麻子：「グループ」という方法，医学書院，pp.120-131，2002．
4) 佐藤壹三監：精神障害をもつ人の看護，精神看護学2，新体系看護学33，メヂカルフレンド社，pp.286-296，2002．
5) 坂口信貫：集団療法のダイナミズム，精神看護，6(6)：14-17，2003．
6) 出口禎子編：情緒発達と看護の基本，ナーシング・グラフィカ32，pp.193-203，メディカ出版，2004．
7) 保坂 隆編：全科に役立つメンタルナーシング，Nursing Mook11，pp.136-167，学習研究社，2002．
8) 心理学事典，新版，平凡社，1981．
9) 長田久雄編：看護学生のための心理学，医学書院，2002．
10) 大学院入試問題分析チーム編：臨床心理士・指定大学院合格のための心理学キーワード辞典，オクムラ書店，2008．
11) 大原健士郎：森田療法─理論と実際，精神科Mook19，金原出版，1987．
12) 日野原重明総監：精神障害・心身症看護マニュアル，ナーシングマニュアル12，学習研究社，1987．
13) スチュワートGW・サンディーンSJ編（稲岡文昭ほか訳）：精神看護学2，新臨床看護学大系，医学書院，1986．
14) 中井久夫・山口直彦：看護のための精神医学，第2版，医学書院，2004．
15) 樋口康子・稲岡文昭監：精神看護，看護学双書，文光堂，1999．
16) 大原健士郎ほか：今日の精神科治療，臨床精神医学増刊，1995．
17) 池見酉次郎監著：自律訓練法と心身症，医歯薬出版，1976．
18) 佐藤幸治編：禅的療法・内観法，サイコセラピー・シリーズ，文光堂，1972．
19) 保坂 隆編著：入院患者への心理的アプローチ，JJNスペシャル18，医学書院，1990．
20) 井上和臣：認知療法への招待，改訂3版，金芳堂，2002．

8章：治療的アプローチ

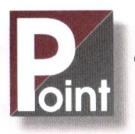

D 治療環境の整備

> **Point**
> - 病棟環境の整備とは、精神障害者が安心して治療や療養ができるように、また、社会生活を送る力を身につけ、自己成長ができるように調整された環境のことで、物理的環境、心理・社会的環境の2つの側面があります。
> - 精神科医療の特徴として、入院でも外来でも多職種が患者を中心としてかかわることがあり、協働したチーム医療が重要になってきます。

1 病棟環境の整備

精神科看護の対象となる人は、精神機能になんらかの障害をもち、コミュニケーションの困難さやストレス耐性・環境への適応能力が低下した状態にあるといえます。このような患者に対し看護師は病棟での日常生活のなかで、医療スタッフや他患者に対し円滑なコミュニケーションがはかれるように援助しなければなりません。また、精神疾患患者の特徴の1つとしてストレス状況下で自己コントロール感を失い、自我がもろい状態にあるといえます。自我を脅かさず、自尊感情を強化させるようなかかわりが求められます。

精神科入院患者の入院日数が減少しているとはいえ、入院期間が比較的長くなりがちな患者が安心して安楽な入院生活を送ることは患者の権利ともいえます。しかし、精神科の治療環境は患者のために制限される場合も多く、マイナスイメージとしていつまでも患者の心に残っていることが多いと考えられます。このようなことから環境が患者に与える影響は大きいといえるでしょう。患者の治療の場を整備し、治療や療養に専念できるように配慮することは、看護師の重要な役割です。

ナイチンゲールは「病院がそなえているべき第一の必要条件は、病院は病人に害を与えないことである[1)]」と明言しています。病院や病棟の環境が、また自分たち看護師の患者に対する姿勢がナイチンゲールの述べた「害」となっていないかをつねに振り返り、ケアをしていく必要があります。

患者にとってよい治療環境とは、安全性が保たれており、信頼できるスタッフとの情緒的な交流があり、患者が人間として尊重されていると感じられるようなあたたかい雰囲気があり、整備された物理的環境、心

NOTE

■ナイチンゲールの環境説
約150年前、生活の場としての病院環境を看護の視点で説いたのがナイチンゲール Nightingale F. でした。ナイチンゲールは空気や陽光、におい、騒音、暖かさなどを適切に整えることを論じています。またそれを人間の生活と結びつけ、その生活過程を健康的に維持するためのはたらきを看護のなかに見いだしています。

285

理・社会的環境が含まれます🞤。また患者を取り巻く人的な環境（家族，医療スタッフ，他の患者など）における人間関係は，心理・社会的環境の構築に重要な要因となります。看護師が提供するこのような治療環境は患者に休息を与え，患者が最大限もっている力を養い，問題対処能力を身につけることになるでしょう。このようなことからよい治療環境を提供することは，看護援助に欠くことができないと考えられます。

ここでは，精神障害者が社会生活を送っていけるよう，患者の力を引き出すように整えられた物理的環境や心理・社会的環境について取り上げます。

a 物理的環境

1 空間・構造

人間が生活するのにあたって，大切なものとして昔から衣・食・住などがいわれています。そのことからも，住（空間）がいかに重要なものであるかが理解できます。病床は患者の生活の場であり，心身ともに休息し，最良の治療が受けられる場所でなければなりません。そのためには安全で安楽な環境を提供することが必要でしょう。集団生活を余儀なくされる患者にとっては，プライバシーの配慮がなされていて，パーソナルスペースが保たれていることは，患者の心理状態に良い影響を及ぼすと考えられます。看護師はつねに患者のまわりの環境にも配慮していく視点が必要です。すなわち患者が安心して休むことができる場が保証されているかどうか，ということです。たとえばカーテンやライティングデスクなどで仕切られる患者のテリトリーがあるのか，また患者の日常生活用品などを入れる収納スペースが用意されているのか，トイレや洗面所・浴室などが清潔に使用できるようになっているのか，病室のパーソナルスペースだけではなく患者が気分転換できる場所があるかなどを配慮して，患者と一緒に考えていくことが必要です。

保護室🞤（隔離室）使用時の具体的な看護については，9章で説明していますが（p.309参照），この保護室を患者の精神安定の場として有効的に使用している施設もあります。患者自身が落ち着いた環境がほしくなり，1人になりたいと訴えたときなどに使用する場合もあります。このように患者の状態に合わせて病棟環境を整えていくことも，看護師の重要な役割といえます。

2 音・光・換気

音は，その大きさ，高さ，音色の組み合わせで異なった感じを与え，また，患者の心身の状態により受ける印象が異なります。職員の出す音（足音，職員の声，ワゴンやストレッチャー）は，周囲が静かなときに

NOTE

■治療環境 therapeutic environment
この用語はおもに精神科治療施設で使われている専門用語で，環境療法 milieu therapy や治療共同体もしくは治療共同社会療法 therapeutic community という用語とほぼ同義に用いられることが多いようです。治療環境という言葉は，ピネル Pinel P. やピュサン Pussan J.B. らがビセートル病院で行った病者の鎖からの解放といわれていますが，その後のコノリー Conolly J. らの非拘束治療，精神科医療における生活環境の改善，作業療法やレクリエーション療法の発展などから環境療法，治療共同体の発展という歴史的な流れを含む広義の意味としても使われています。

■保護室
最近では，多床室の病室を減らし，少人数の病床室や個室を多くして，患者にとってより快適な環境を提供する病院・病棟が増えています。

は気になるので注意が必要です。幻聴や幻覚をもつ精神障害患者にとって，音・光などはそれらを助長させる要因の1つになっている場合もあります。患者の訴えやその症状をつねに観察し，患者にとって安楽な環境をつねに追い求める姿勢が大切です。音に関して，病室では夜間は40デシベル(dB)以下，昼間で50 dB以下が望ましいとされています。しかし，たとえ許容値以下であっても医師・看護師その他の周囲の大きい声や高い声なども場合によっては騒音となったり，睡眠の妨げになったり，イライラを増強させる原因になったりする場合もあることを忘れてはいけません。

　採光が私たちの心理的な面に影響を与えると感じられたことはありませんか。暗い部屋に閉じこもっているとなんとなく沈んだ気持ちになり，光が満ちている場所に行くと晴れやかな気持ちになることがあります。このように光ひとつをとってみても，心理的にも生理的にも影響を及ぼすことがわかります。患者の日常生活に必要な照明は，覚醒安静時は50～100ルクス，読書時は500～1,000ルクスが目安となっています。病室内にいて外界の自然な光が感じられることは患者にとっても心の安らぎとなります。

　精神科の患者は喫煙率が高いといわれますが，たばこを吸わない人にとって，その環境は耐え難いものであると考えられます。最近では，喫煙室などを設け，分煙対策をしている施設がほとんどですが，たばこを吸う人も吸わない人も，それぞれに精神的悪影響が及ばないように，また，集団生活のルールを一緒に考える観点をもちたいものです。また，においの刺激も忘れてはいけません。トイレのにおい・食べ物のにおい・たばこのにおいなど病棟内のにおいはさまざまであり，室内の換気も看護師の重要な観察項目になります。

　以上のように医療環境の問題は，私たち看護師や医師などの医療従事者が日頃から意識的に確認し，なんらかの不備があれば，改善をはかることが必要です。患者が一定の環境のなかで，治療効果を最大限に生かせるかどうかを考えることは看護師の重要な役割です。

3 規則・制限

　入院すると，規則や制限にしばられて生活することが多くなります。具体的にいうと食事時間や消灯時間などがありますが，これは治療上必要な制限とみなされます。精神科でも入院患者に治療の一環として規則や制限を設けなければいけないときがあります。それは病棟単位で行われる制限（閉鎖病棟・持ち込み禁止物品など）や個人単位で行われる制限（隔離や抑制など）などです。すべてを一律に制限するのではなく，その患者にとってはなにが必要な制限なのかをよく見きわめる必要があります。それを誤ってしまうと，患者の健康的な側面までもつみとってしまい，自由や自立までも阻害してしまうような制限になりかねません。

看護師はつねにそのことを自覚し，患者の個別性を重視し，対応の仕方を整理・吟味する必要があります。

4 清潔・安全

　入院患者が清潔にかつ安全に入院生活を送ることができるように配慮することは，治療環境を整える意味で重要なことです。清潔面でいえば，病棟全体に掃除が行きとどいていて，悪臭がないかなどに注意する必要があります。病棟が清潔であることは患者が気持ちよく過ごせる，心理的にも左右される因子の1つです。安全という言葉で昨今よく耳にするのは，医療事故です。結核やMRSA（メチシリン耐性黄色ブドウ球菌）などの院内感染から誤薬，患者の取り違え事故までさまざまです。

　看護行為をしていて日常的におこりやすいのが，患者の転倒・転落です。患者の症状や動作能力がどのくらいかなどのアセスメントをして，ベッドまわりの整理・整頓などを行い，安全性を確保していくことも必要です。

　また，精神科特有の安全確保として，危険物の管理があります。自傷や他害のおそれのある患者には刃物，薬剤，火気などの危険物をあらかじめ制限しなければならないときがあり，患者や家族へ説明します。以上のようないくつかの安全対策の場面では，医療サイドでのしっかりとしたマニュアルの設定やリスクマネジメント➕が必要になってきます。リスクマネジャーなどと相談をしながら，看護ケアを進めていく必要があります。

NOTE ➕

■ リスクマネジメント

リスクマネジメントとは，事故や危機をできるかぎり回避し，おきないようにする処置のことです。リスクマネジメントは，①リスクの把握，②リスクの評価・分析，③リスクの改善・対処，④リスクの再評価の4つのプロセスがあり，リスクマネジャーとよばれる専門家がリーダーシップをとって活動しています。

■ 臨床では ■

病棟に冷蔵庫なんて置いたら！

　ある病棟のスタッフ会議で議論されています。「病棟に冷蔵庫なんて置いたら，誰かが勝手に中の物を食べたり飲んだりするに違いない！」「わざわざ冷蔵庫を置くことによって，患者さん同士のトラブルで，病棟の調和を乱すことをしなくてもいいと思う！」「患者さんが中の物を管理できないで食品が腐ってしまって，それをもし食べたらどうします！」

　どうやら病棟に冷蔵庫を置くことについて議論している様子です。いまの病棟環境からいえば，冷蔵庫はあたりまえですね。私が精神科に勤務しはじめたころは以上のようなことが真面目に話されていたのです。議論の結果，反対意見が多勢のようです。そもそも，どうして病棟に冷蔵庫が置かれることがなかったのでしょうか。ある看護師に聞いてみると，患者さん同士のトラブルに発展しないため……という理由だけみたいです。

　1人の看護師が「自分がもしこの病棟に入院するとしたら，冷蔵庫がないのは不便に感じますけど……」と話しました。結局その言葉で議論が反転し，反対意見も多かったのですが，病棟に冷蔵庫が置かれることになりました。冷蔵庫が病棟に入って最初の1か月は物の管理などのトラブルも多かったのですが，患者さん自身が自分たちの食品や物品の管理もするようになり，その後は，なんのトラブルもおきていません。半年後のスタッフ会議で「患者さんのできる力，もっている力までも奪っていたのは誰なのか」「根拠のないルールで患者さんを縛っていたのは誰なのだろう」と話し合いがされました。

b 心理・社会的環境

1 安心できる病棟環境

　不安や心配事をたくさんかかえている患者にとって，安心できる環境があるというのはそれだけで心のよりどころとなりえましょう。患者は自我が脅かされて，症状からくる不安，幻聴や幻覚からの恐怖，不快，不信などの否定的感情をもっている状態にあります。そのような患者に丁寧に，この場が安心できる空間であることを説明し，否定的感情を受け入れてくれる人がいることが，とても重要なのです。そのときどきで患者のニーズにあった対応をしていくことも大切です。急性期の患者を落ち着かせるには，静かで落ち着いた雰囲気が必要ですし，慢性化した長期入院患者には活気のある雰囲気を意図的につくっていくことも必要です。

　では雰囲気を形づくっているものは，なんであると考えられるでしょうか。それはその患者にかかわる看護師の姿勢です。患者とともにその場にいるということから生まれる安心感です。1人の患者がいろいろな人に思われていると感じることが，互いを認め合うことにつながり，安心できる雰囲気を形成するのではないでしょうか。

2 信頼関係

　患者と看護師に強い信頼関係がなければ，患者が安心して治療に専念できないのはいうまでもありません。患者がもっている問題を他人に話すというのは非常に勇気のいることです。しかし，その問題を共有しながら，率直に自分の考えや思いを表現して互いに理解し，そのなかで問題解決のためにはなにが必要かを話し合っていくことが大切です。そこには看護師・患者間の上下関係は存在せず，対等な関係が求められます。

　信頼関係を損うもっとも大きいもののなかに，情報があります。この情報ひとつで患者は一喜一憂し，治療を積極的に受け入れなくなることがあります。たとえば，薬の増減でもその情報が患者に直接知らされなければ，医療者全体に不信感をもち，その不信感を拭い去ることは，非常に困難になります。すべての患者とスタッフの信頼関係が求められるでしょう。そのためにも，スタッフから患者へ一方通行で情報が流されるのではなく，患者からスタッフへの情報も同時に流れるような双方向のオープンなコミュニケーションの存在が不可欠です。つまり，伝えた後，患者がどんな思いや考えをいだいているかを確認するなど，耳を傾けることをしなければ意味がないでしょう。

3 治療共同体

治療共同体とは，医師・看護師は治療する人，患者は治療される人という従来の治療関係に基づくものとは根本的に異なる治療概念で，1950年代，イギリスの精神科医ジョーンズ Jones M. によって提唱されました。従来の監視・管理主義的な精神病院の環境を民主的で自由・平等に運営することが，患者にとってもっとも治療的意義があるとしました。

治療共同体では，病棟は1つのコミュニティとしてみなされ，そこでおこるさまざまな人間関係の問題は，そのコミュニティ自体で解決すると考えられています。たとえば病棟運営の問題や患者間，患者-スタッフ間の人間関係のなかでおこってくる問題を全員で分かち合い，考えていく過程をとります。すべての問題は個人の問題ではなく，つねに双方向のコミュニケーションがはかられます。具体的には患者-スタッフ間で会議を行ったり，患者みずからが選出した委員による患者自治会の運営，病院の開放化，積極的なリハビリテーションの推進などがあり，その後の精神科医療に多大な影響を与えました。

❷ チーム医療

精神科治療の特徴として，入院治療においても外来治療においても多職種が複合的にかかわり，チーム医療を行っていることがあります。精神科医療の現場は，少し前までは医師を中心に看護師がその補助的な役割を担ってきた経緯がありました。しかし，近年，精神科医療自体も高度化し，急性期・慢性期を問わず，患者の能力（生活技能）を高めるためにさまざまな方向からアプローチするようになり，それぞれの専門的知識をもった人々がかかわるようになっています。そのようなことから，医師・看護師以外の専門職種が誕生し，医療現場に参入して，それぞれの職種がチームを組んで患者の治療にあたるという形がとられるようになってきたのです。

入院治療においては，医師・看護師・介護福祉士・精神保健福祉士・作業療法士・臨床心理士・音楽療法士・薬剤師・栄養士などさまざまな職種の人がかかわっています。また，外来治療では訪問看護などを導入しており，看護師をはじめとして精神保健福祉士，保健師，デイケアなどを利用する人には作業療法士などがかかわることがあります。これほど多くの専門家が1人の患者にかかわるのは他の領域ではあまり見受けられないことです。1人の患者に対してそれぞれの職種が並行的に治療を進めていくのではなく，それぞれの職種がそれぞれの視点に立って患者理解を深めながら，その患者にとって最善の治療法を模索していくことこそがチーム医療の本質だと考えられます。

> **NOTE**
>
> ■ **チーム医療**
> チーム医療は，今後医療施設のケアから地域包括ケアに移行するにあたり大切な考え方です。精神保健福祉士はPSW，作業療法士はOT，臨床心理士はCP，音楽療法士はMTなどと呼ばれていますので覚えておきましょう。なお，臨床心理士は2017（平成29）年より国家資格になることが決まり，公認心理師という名称になります。

D. 治療環境の整備

●引用文献
1）ナイチンゲール F（湯槇ます監修，薄井坦子，小玉香津子他訳）：ナイチンゲール著作集，第2巻，現代社，p.185，1974.

●参考文献
1）武井麻子：精神看護学ノート，医学書院，1998.
2）中西睦子監：精神看護学，TACSシリーズ11，建帛社，2001.
3）野嶋佐由美，南 裕子監：ナースによる心のケアハンドブック―現象の理解と介入方法，照林社，2000.
4）出口禎子編：生活障害と看護の実践，精神看護学，ナーシング・グラフィカ33，メディカ出版，2004.
5）樋口康子，稲岡文昭監：精神看護，看護学双書，文光堂，1999.
6）日野原重明総監：精神障害・心身症看護マニュアル，ナーシング・マニュアル12，学習研究社，1987.
7）日本精神科看護技術協会監：精神看護学，中央法規出版，2000.
8）金井一薫："病院が病人に与える害"について―患者をとりまく病院環境についてのF.ナイチンゲールの指摘，看護研究，24(2)，1991.
9）日本精神科看護技術協会監：精神科看護白書2004→2005，精神看護出版，2004.

9章 地域社会と看護

A 患者・家族とサポートシステム

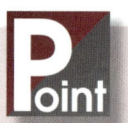

9章：地域社会と看護

Point
- 家族は重要なサポートシステムの1つです。
- 看護師は家族を看護やケアの対象であることを認め、健康な力を引き出すことで、家族の意思決定や健康的な家族生活の維持、促進ができるよう支援することが重要です。

1 サポートシステムと家族

a サポートシステムとは

　人は人生でさまざまな危機に遭遇します。危機とは問題に直面したとき、それまで自分がもっていた対処機制を用いても容易に問題解決できない事態をいいます。不安や緊張が強くなり、無力感を感じることが多く、情緒的にも混乱をまねきやすくなります。しかし、それらの危機を乗りこえ、自己実現をめざし、自分らしく生きていこうとします。そのためには、人は人とのつながりが不可欠であり、自分が存在できる場が必要です。とくに危機を乗りこえる際には、自分の感じた危機感や行き詰まり感を早めに表現し、支えが得られる人や場が重要であり、こうした支えによって、個人の自己対処能力が補強され、危機を乗りこえます。個人は人や場に影響を与えながら存在し、相互関係を形成しています。このように互いに影響を及ぼしながらその個人を支えている人や場の体系をサポートシステムといいます。

　看護師は精神に問題をもつ個人のみに注目するのではなく、また、個人、家族、地域、職場などを分けてかかわるのではなく、影響しあうシステム全体にはたらきかける必要があります。

b 家族システム

　個人のサポートシステムのなかで、最も重要なのは家族です。人が生まれ、育ち、生活をする過程でつくられる個人の行動は、家族システムが影響を及ぼし、つくり出されます。また同時に、家族は各個人が互いにサポートしあうシステムとして機能し、各個人の行動が家族システムをつくっているといえます。

■臨床では■

家族システムと子どもの問題

　教育熱心で過剰に子どもに期待をかける親の意思に添い，がんばり続けた子どもが，思春期に拒食や不登校などの問題をおこすケースがあります。このときの子どもの問題は，家族システムを映す鏡のような役割をもつことが多くあります。また同時に，子どもの問題は家族システムに大きな影響を及ぼします。ともすれば家族システムを混乱させるという側面だけをとらえがちですが，子どもの問題が実は親密性の失われた両親をつなぎとめることに役立っているという側面も存在することがあります。このように子どもの問題によって家族システムの均衡を維持しているといえます。看護師は一方的な因果関係のみにとらわれることなく，複雑な相互関係をアセスメントし，システムを効果的に活用することで問題にアプローチすることが求められます。

　家族システム理論はベルタランフィ Bertalanffy L.V. が提唱した一般システム理論が基盤となり構築されました。システムとは一定の様式で相互関係しあう，さまざまな部分の複合体であるといえます。したがって，システムを変化させることは部分でおこっていることにも変化をもたらすことができると考えられます。この考え方を活用して家族にシステム的な変化をもたらすことを目的としたアプローチが家族療法です。家族にもたらされる変化を説明するときに，家族システム理論が用いられます。

c 家族とは

　家族とはどのようなものでしょうか。一般的には血縁によって結ばれ，ともに生活をする親族関係で，婚姻に基づいて成立する社会構成の一単位をいいます。しかし，家族の形態や暮らし方は社会環境によって変化し，多様化しています。核家族，夫婦だけの家族，互いの仕事ややりたいことを優先させるため別居を選ぶ家族もいます。また，血縁とは無関係にともに生活する仲間を家族と呼ぶ考え方や，同性愛の2人が基盤を成す家族も認識されはじめています。家族看護学者のフリードマンは「家族とは，絆を共有し，情緒的な親密さによって互いに結びついた，しかも，家族であると自覚している，2人以上の成員である」と述べています。家族とは「家族であるという自覚」が十分条件という考え方にまで変化してきています。

2 患者の家族

　家族の誰かが病気になるということは，家族機能のバランスを脅かす危機的状態をまねく結果になります。加えて，一般的に現代の家族は閉

表9-1 フリードマンの基本的な家族機能

情緒的機能	情緒的に支えあい，安定をもたらす機能
社会化と地位付与機能	社会に出るため子どもを養育し，教育する機能
ヘルスケア機能	病気を予防し健康をまもり，病気からの回復や介護の機能
生殖機能	性的・生殖の機能
経済機能	経済的収入を得る機能

鎖性の強いシステムのなかで日常生活を営んでいることや，とくに核家族などの小規模な家族は家族機能を補助できる家族員がいないため，家族内のストレスが強くなりやすいといえます。また，家族は互いにサポートしあうシステムとして機能しますが，排他的にもはたらきやすいため，危機的状態であることが外部にあらわれにくいという側面ももっています（表9-1）。

3 精神障害をもつ患者の家族

とくに精神障害をもつ患者がいる家族は，大きく2つの影響を受けることが考えられます。

a 日常生活上の影響

さまざまな治療の進歩や，なかでも向精神薬の発達に伴い，精神の健康に問題をもつ患者の回復は良好になっています。しかし，統合失調症に代表される患者などは，人との付き合い方のまずさや，日常生活のしづらさを長期間かかえることも少なくありません。このような場合，家族は，患者に対して食事，排泄，清潔，生活リズム，服薬，通院，余暇の過ごし方，人とのかかわり方などにおけるケアを，さまざまな症状や患者のペースに合わせて行うことになります。家族にとっては時間的なゆとりが失われ，日常生活への影響はかなり大きいため，負担軽減の必要性が叫ばれています。

保護者の義務の削除：これまでの「精神保健福祉法」で，精神疾患をもつ患者の保護者には「自傷他害防止義務」「治療を受けさせる義務」などが課されていましたが，保護者の負担の軽減をはかるため，1999（平成11）年の改正によって，保護者の義務のうち，自傷他害防止監督義務は削除されました。

b 心理的な影響

家族のなかから，精神障害者があらわれることは，家族にとって複雑

で，深刻な心理状態に陥ることになります。しかし逆に，その家族の心理状態やその表出の仕方が，対象に影響を及ぼすような高 EE 家族の存在も指摘されています🞣。

1 罪悪感

「自分のしつけが悪かったからこのようなことになったのではないか」「気づくのが遅かったのではないか」と，問題の原因を自分たちに向け，多くの家族が罪悪感をもっています。それには以前からある，不登校や非行などを，とくに母親の性格や育て方に結びつける母原病🞣の考えが根強いことが背景として考えられます。

2 悲嘆

家族の一員，たとえば夫が精神疾患にかかると，「もうもとの夫ではなくなった」「楽しく，元気だった家族にはもう戻れない」という喪失による悲嘆の感情をもつ家族がいます。さらに精神疾患の症状は，そのときのささいなことで出現することがあり，わざとらしくみえたり，怠けているようにみえることが多くあります。それに対して家族は，問い

NOTE

■家族の感情表出と高 EE 家族
家族の表出感情が統合失調症の予後に影響を及ぼすことが明らかにされています。患者の言動に一喜一憂し，「これはだめ」など口うるさくいうような家族で，「否定的なコメント」「敵意」「情緒的な巻き込まれ」を多く表出することが特徴です。これを高 EE（expressed emotion）家族といい，高 EE 家族と暮らす患者には，慢性的なストレスとなり，そうでない家族と暮らす患者より，再発率が高いといわれています。

■母原病
「子育ては母親の仕事」とされていた時代に，子どもの身体的あるいは精神的な病気や不登校や非行などは，母親の性格や子どもの育て方に原因があるとされた考え方をいいます。現在，母親だけの原因で子どもの問題を捉えるこの説は，説得力をもたなくなっています。

■臨床では■

高 EE 家族のなかの A 君

A 君，18 歳の男性です。統合失調症で入院してきました。父親は A 君の義父にあたり，有名大学の教授。兄は医学部の学生でした。彼は兄に負けないように母親に厳しく育てられました。看護師は，入院に付き添ってきた母親に何事にもいい加減さを許さないような，「この人の前では気が抜けない」という印象を受けました。また，母親は再婚した夫に認められたいため，前妻の子どもである A 君の兄や A 君の子育てにがんばっていたのではないかとも感じさせました。A 君は排尿するとき，洋式トイレで，しかも座ってでしか用を足しませんでした。「立って用を足すと，トイレが公衆便所のようなにおいになるからしてはいけない」と母親からとめられていたからです。また，兄に比べて勉強ができなかった A 君は，なにかにつけて母親から怒られることが多かったようです。

入院をした A 君は，妄想と思考障害，自我障害が強い状態でした。ところが，不思議なことに母親が面会にくるときには，筋の通った内容をはきはきしゃべり，看護師をびっくりさせました。しかし，決まって面会後数日は調子を崩し，妄想などの症状が悪化するのです。A 君にとって母親の存在がストレスの 1 つになっていたと考えられました。

「こんな親だから病気にもなるだろう」と思わせる親に臨床場面でよく出会うのも事実です（さきほどの A 君の例のように）。しかしその場合も，親の性格やしつけだけが原因ではなく，さまざまな要因が絡み合った結果であるといえます（A 君の母親も夫との関係が要因としてあります）。また，完璧な親というものは存在せず，少なからずどの親も自分の親としての適正や，しつけの方法に対して迷いをもっているものです。そのうえに子どもが病気になることで，ますます親を不安にさせ，混乱させます。臨床ではそんな状態の親に出会うわけですから「こんな親」と，より感じさせるのかもしれません。

質したり，叱咤激励，説得を繰り返しますが，意図した変化が急にはおこらないため，半ばあきらめに似た悲嘆を感じやすいといえます。

3 孤独

「精神科に通院していることは他人には知られたくない。家の恥だ」と感じ，家族だけでかかえ込んでいるケースも少なくありません。社会では，精神疾患に対する偏見がいまだ根強いため，周囲のサポートを受けることを躊躇させ，家族を孤立させます。また，「この苦しみは他人にはわからない」という思いで，排他的になり，家族の孤独を強める原因になります。

4 家族のアセスメント

看護師は，因果関係のみにとらわれることなく，家族全体をアセスメントする必要があります。

a 基礎的情報

- 家族一人ひとりの状況：性別，発達段階，健康状態，社会的な役割，家族内での役割，情緒的な反応など
- 家族の生活状況：経済状態，生活リズム，食生活，余暇の過ごし方など
- 家族の関係性：情緒的な関係（夫婦関係，親子関係，きょうだい関係，嫁姑関係など），コミュニケーション，互いの役割の理解度，キーパーソン⊕，家族がもつルールなど

b アセスメントのポイント

①援助を求めて来た家族は最も困っている人である半面，解決に向けて動き始めることができる「健康な力」をもっている人でもあるといえます。したがって，家族がもつ健康な力にアセスメントすることが重要です。
②看護師が家族のあるべき姿にとらわれると，そこから逸脱することが問題であるとアセスメントしてしまいます。家族の多様性を認め，そうならざるを得なかった家族のありようを理解することが適切なアセスメントにつながります。
③さまざまな角度から家族をアセスメントするため，医師や保健師，外来看護師，ケースワーカー，心理療法士に，またケースによって職場の上司や，学校の先生，地域の民生委員などの意見を聞くことも重要

NOTE

■キーパーソン
危機的状況において，問題を察知し行動をおこして，サポートシステムを立て直していく手がかりになる人。

です。またこれは家族のサポートシステムを強めるはたらきかけでもあり，援助の一環であるといえます。

5 家族への援助

さまざまな家族があり，ニーズも多様化している以上，援助の方法も多岐にわたると考えられます。どの方法を検討する場合でも，最も注意しなければならないことは，家族を看護やケアの対象者としてみることです。看護師はともすれば家族を，患者が回復するための資源，「患者が回復するため看護師に従ってくれる協力者」としてのみとらえがちです。看護師は家族を看護やケアの対象であることを認め，健康な力を引き出すことで，家族の意思決定や健康的な家族生活の維持，促進ができるよう支援することが重要になります。

a 患者の入院時

1 家族の状況

家族は患者の食事や睡眠などの生活の変化や，言動，気分の変化にかかわり続け，疲れています。患者の逸脱行動を数年間見まもりつづけていることや，病識のない患者に暴言や暴力を受け続けているケースもあり，つらい気持ち以上に裏切られたような気持をもっていることがあります。また，入院することで安堵感を感じる一方，「家族でみなければいけないのではないか」という規範から患者が入院することに罪悪感を覚えたり，「本当にこれでよかったのだろうか」という疑問をもっていることがあります。

2 家族への援助のポイント

- 家族それぞれが大変だった思いを表出できる場を提供し，看護師はその複雑な思いを受けとめることから始まります。
- 看護師は，家族に「あるべき姿」を望まず，それらの反応は自然なものであることを認め，家族のこれまでのさまざまな取り組みをねぎらいます。

これらの援助が家族に安心感を与え，本来もっている家族の健康な力を発揮させるとともに，その安心感がそれ以降の看護師のはたらきかけを効果的にする土台をつくることになります。

■臨床では■

ケアの対象者である家族

　長期間大変な思いをしつづけてきた家族は，看護師のはたらきかけによってもなかなか安心感が得られず，否定的な思いから前に進めないことがあります。入院時に連れ立ってきた家族が翌日から全く連絡がとれなくなるケースもあります。しかし，そのような家族こそ，とくに援助が必要です。前述した高EE家族も「援助が必要なサイン」としてとらえる見方もあります。看護師がたとえ5分でも，家族の話を聞き，ねぎらいつづけることが大切な援助となります。

b 入院中の患者

1 家族の状況

　患者の症状が落ち着いてくると，家族も少しずつ落ち着きを取り戻します。この時期から患者本人も自分の病気との付き合い方を学習すると同時に，家族も病気や，患者との付き合い方を学習することが重要になります。家族はとくに「自分の育て方が悪かったのではないか」という罪悪感をもっていたり，「患者は，職場に復帰できるのだろうか」という見通しへの不安をもつことが多いため，家族がもっている健康な力を生かして，主体的に問題を解決し，対処していくことができるよう，知識や技術，情報を得ることが大切になります。

2 家族への援助のポイント

- 心理教育⊕における家族教室では，病気や病気の経過，薬物療法を中心とした治療方法，再発予防のための方法などについての知識を提供しています。また，同じ悩みをもった家族のグループで行われることが多いため，情報交換や悩みが話せる場として紹介し，参加を呼びかけます。
- 病院や地域が主体となっている精神障害者家族会や，保健所，精神保健福祉センターなどの専門機関による各種の教室⊕なども紹介し，参加を呼びかけてみます。

　家族は孤独になりやすいため，これらのような場で思いを表出し共有することは，孤独感を和らげ安心をもたらします。また，閉鎖的になり，有意義で建設的な話し合いが障害されることが多いため，このような場での交流が，建設的で共感的なコミュニケーションを取り戻す機会になります。

NOTE

■**心理教育とは**
とくに統合失調症の患者はストレスに弱い体質をもっていて，そのストレスが高EE家族と関連することで再発をまねきやすいという結果から，高EE家族へのアプローチとして発展してきました。心理教育のなかには，患者本人に病気や病気の経過，再発予防のための方法などの知識を提供するものもあります。

■**全国精神障害者家族会連合会**
家族会の全国組織は全家連（ぜんかれん）と呼ばれ，1965（昭和40）年に第1回の全国大会が行われました。活動としては，家族教室，研修会の主催，障害者家族への相談，精神障害者に対する啓蒙活動，共同作業所の運営，社会政治的な活動などを行っていましたが，活動資金の流用が明るみに出て，2007（平成19）年組織は解散しています。

C 退院に向けて

1 家族の状況

患者は退院に向けて外出や外泊をするようになってきます。家族は期待と不安とで腫れものに触るような雰囲気で患者に接することや,「あまり話さない」「寝てばかりいる」など気になる点をたくさんあげる家族もいます。

2 家族への援助のポイント

- 外出や外泊の後,家族が気になっていることや不安なことをよく聞くことが大切です。
- 患者と家族の希望や考えが異なっている場合は,互いの思いを看護師が安易に代弁するのではなく,家族と患者が互いを思いやりながら言葉を選んで,直接伝え合うことを支えることが重要です。
- 患者に対する期待と患者の能力に大きな差がみられるときには,病気の特徴や経過などの知識を活用し教育的なかかわりが必要になります。家族の思いもくみ取りながら,患者の現実像に近づけるように調整していくことが重要です⊕。

> **NOTE**
> ■家族への援助
> 精神障害は青年期以降の発症が多く,子どもが発症した場合,親は中年期以降に達していることが多いといえます。家族機能としてさまざまな問題への対処力も弱まりつつあるため,とくにそのような家族の場合,退院後も患者を家族だけでかかえ込むことなく,家族会や地域のサポートシステムなどの社会資源を効果的に活用していけるように,家族会などの参加の継続や社会資源の情報提供を十分に行うことが重要です。

6 家族から地域へ

精神障害者は,症状によって周囲の人とのかかわりがうまくいかず,対人関係に問題をかかえてしまうことが多くあります。入院治療が始まり症状の回復に従って,医療者との1対1の安心できる関係をつくっていくことで,患者のもっている本来の健康な力が引き出され,それを土台に,入院患者同士の関係をつくることに発展し,家族との関係を再構築していくと考えられます。病院という生活空間をこえて,地域で安定した生活を送るためには,これらの関係の広がりが重要です。そのため

> ■臨床では■
> **地域で生活をはじめる患者へ**
> 患者が地域でうまく生活できなかったとき,その失敗やゆきづまり感を患者が早めに報告できるよい関係をつくっておくことも大切です。臨床では患者が地域で失敗しないように,慎重になるあまり状況を整える時間がかかったり,患者に高い目標を掲げたりしてしまいがちです。完璧をめざすのではなく,患者が早めに失敗をうち明けられる関係や場を確保しておくほうがより賢明だと考えられます。

に看護師は,患者とのかかわりにおいて対人関係におけるリハビリテーションを意識し,状況に合わせて広がりをもたせていくことが重要です。

また,地域で暮らす精神障害者は生活の場や職場や学校,外出,参加する場において,さまざまな支援が得られるようになりました。一方で,地域生活ではストレスに遭遇する機会も増え,なにかのきっかけで再発することも考えられます。看護師はどのような環境に患者が戻っていくことになるか情報を収集し,多くの支援が受けられるよう患者本人とともに地域での生活を考える必要があります。

●参考文献
1) 太田保之・川崎千里編著:精神看護学,精神保健,医歯薬出版,1998.
2) 武井麻子:精神看護学ノート,医学書院,1998.
3) ベルタランフィ L von(長野 敬・太田邦昌訳):一般システム理論,みすず書房,1973.
4) 遊佐安一郎:家族療法入門―システムズ・アプローチの理論と実際,星和書店,1984.
5) 野嶋佐由美・南 裕子監:ナースによる心のケアハンドブック―現象の理解と介入方法,照林社,2000.
6) 野嶋佐由美監:セルフケア看護アプローチ第2版,日総研出版,2000.
7) 野嶋佐由美:家族への援助―家族療法を中心にして,保健婦雑誌,46(7),1990.
8) 中野綾美:家族エンパワーモデルと事例への活用 家族アセスメントと家族像の形成,家族看護,2(2),2004.
9) 鈴木和子・渡辺裕子:家族看護学―理論と実践,日本看護協会出版会,2006.

B 医療の場における活動と看護

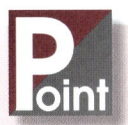

Point
- 多くの精神障害者は外来診療を受けながら日常生活を送っています。
- 精神症状が強く生活に支障がある場合や孤立している場合には、入院生活が必要かどうか診断されます。
- 精神障害者は病気を自覚しづらく、対人関係を上手につくれない特徴があります。治療や看護を効果的に提供するための土台として患者−看護師の信頼関係構築が重要です。
- 外来通院では継続治療を必要とする精神障害者が治療・看護を中断しないようなかかわりが必要です。
- 外来看護師は精神障害者の日常生活上の微妙な変化に気づくための観察力と個別性にもとづく看護が必要です。
- デイケアは社会復帰活動の1つです。退院後、不安や緊張の強い人や疲れやすい人、人との付き合いや社会生活をうまくできない人は、集団精神療法、レクリエーション療法、作業療法、心理教育を利用して地域生活を維持していくことができます。

1 外来の看護

a どのようにして患者は外来受診にいたるか

精神科の外来は他の診療科と異なり、病気を自覚しにくいので患者の治療に対する動機づけが乏しく、みずから積極的に受診しようとしないため不本意な受診となる場合もあります🞢。とくに統合失調症は自覚しにくいといえます。それに加えて患者が精神の病気自体に偏見をもっている場合があります。そのため、家族や周囲の人が患者に病院に行くことを告げず、患者は行き先を知らされないまま外来にたどり着く例もしばしばあります。また、患者本人は病識を感じていても、とまどいや葛藤も多々みられます。とくに統合失調症では幻覚や妄想の症状のために引きこもっていたり、ときに家族に暴力を振るったり、暴言を吐くなど、他人を信用できずに医療者を援助者とみなせず、敵と思っていることもあります。

b どのような患者が外来受診してくるのか

外来には初診または再診など、さまざまな患者が受診してきますが、

NOTE
🞢
■病識の説明
病識とは患者が自身の病気を自覚することですが、精神障害者は病気なのか自分ではなかなか自覚をもちにくいのです。また医師から十分な説明を受けていない場合もあります。受診のきっかけや入院した経過などをもとに話をすると「なにかおかしい」「あのときはいらいらしてどうかしていたかもしれない」ということがあります。これらを病感という場合があります。病気とは思っていなくてもなにか普段の自分とは違うと感じていることをさしています。

入院治療の必要な患者や病状が悪化して急性期の対応が必要な患者もいます。

初診患者の場合，精神症状のために眠れない，食べられない，清潔がはかれない，家族と自然に会話ができないなど，なんらかの形でそれまでできていたことができなくなり，患者本人も苦しんでいる状態での受診がよくみられます。

c 最近の外来の特徴

精神科の外来は総合病院内または単科病院内にありますが，従来から患者・家族に偏見が強いことと，周囲から精神科を受診すると思われたくないため来院するまでに葛藤し，苦労してきたといえます。それらを考慮して，最近では駅前やビルのなかの精神科クリニックが増えてきています。患者にとっては気軽に受診できるのが利点です。病院の名称は，「精神科外来」としているところもあれば，「心療内科」，「心のクリニック」などと名前を出しているところもあります。

d 外来での看護

初診患者は不本意に連れて来られる場合が多く，家族をはじめ，周囲は困ってぎりぎりのところで患者を連れてくるため，患者も家族も疲れ果てていることを配慮することが重要です。さまざまな思いをもっている患者・家族に対して，診察を受ける前に話しかけるなど安心感を与えることが重要となります。また，待合室での表情，態度を十分に観察し，話し合いを通して患者・家族が求めている内容に関心をもって聞くことが大切です。

初診でそのまま入院になる場合もあります。その場合，他者との関係づくりに時間を要し，病気の自覚が少ない患者にとってはかなりの脅威になります。医師が「入院をしましょう」と言ったとたん，拒否することもあります。精神症状のために冷静な判断ができないことがありますが，看護師は「どうせ言ってもわからない」とあきらめずに，入院してなにをするか，短時間でわかりやすい説明を心がけることが必要です。

患者-看護師関係は外来看護から始まっています。精神科に来る患者のなかには，対人関係がいままで上手にできず人を信頼することが難しい人もいます。そういう背景があるからこそ，病棟は信頼関係をつくる大事な場になります。いったん信頼関係が築けると患者は安心感からケアを受け入れられるようになります。

再診患者は，精神症状が悪化しないように，いまある生活を保ち，地域，家庭で過ごせるよう外来治療を継続するようにかかわります。前述のように精神疾患をもつ患者は自覚することが少ないので，不十分な動

機づけが服薬の中断，怠薬と大きく関連しています。通院をやめてしまうこともあり，服薬中断や通院中断は他科より多いといえます。たとえば，「薬を飲みたくない」と患者が言うなら，なぜ飲みたくないのか，十分に話をしてみる必要があります。薬が多くて副作用の症状に困っているのなら，医師に伝えて調整できることを伝えたり，なにが問題なのか患者の気になっていること，困っていることに焦点を当てたかかわりが必要です。何回も接しているうちに，患者は看護師に信頼をおき，看護師も何回も接しているうちに患者の微妙な変化に気づき，大きく調子を崩す前に対処できるようになります。

❷ 精神科デイケア

a 目的

在宅の精神障害者に対する社会復帰の有効手段として，週に数日から5日間通所して日中（約6時間程度）を過ごし，クラブ活動，レクリエーションなどを通して対人交流や場の過ごし方，生活の仕方などを学ぶプログラムです。

わが国では精神病院での長期入院を余儀なくされてきた歴史がありますが，入院中心の治療から退院に向けて社会参加の動機づけとしても重要なプログラムです。

医師・看護師・ケースワーカー・作業療法士・心理療法士などのスタッフによって，個別面接やグループワークなどが行われます。

b 精神科デイケアの行われる場所

病院・診療所・クリニックなどの医療機関のほかに保健所，精神保健福祉センターなど全国1,380か所（2004年6月30日現在）で精神科デイケアが行われています。

c 歴史

1 外国のデイケア活動

カナダのキャメロン Cameron D.E. が，その発想と今日のような形にまで明確にしました。キャメロンの活動は，退院患者を対象とした病院のデイ病棟の実践（1946年）から始まっています。その後，ビエラにより，病院から独立して社会のなかで種々の目的に応じたデイ施設をもつ活動へと発展していきました。これらを参考にしながらデイケア活動は欧米

を中心に拡大していきました。

2 日本のデイケア活動

わが国では，1960年代後半から病棟の開放化や入院環境の改善，社会復帰活動などに取り組み始め，保健所のデイケアは1970年代に国から補助が受けられるようになり，その活動も高まってきました。保健所におけるデイケアの開始は，精神障害者が精神病院から地域で一般の人々が利用する公衆衛生活動の場に加わったという点で画期的でした。保健師が中心となり，精神保健サービスの主体的な利用を動機づけていきました。1974年には病院施設におけるデイケアが診療報酬に組み入れられ点数化されました。

d 対象者

- 対人関係のあり方や自己表現の仕方を少しでも身につけたいという人
- 退院後，社会生活にうまく適応していけない人
- うまく生活のリズムが整えられない人

e 活動の実際

- 年間行事例：季節に応じたプログラム：節分，ひな祭り，七夕，クリスマスなど，その他：野外活動（花見，紅葉見学など），運動会，文化祭など
- 週間プログラム例（表9-2）

f 精神科デイケアスタッフの役割

スタッフとして働く職種は，医師，看護師，作業療法士（OT：occupational therapist），精神科ソーシャルワーカー（PSW：psychiatric social worker），臨床心理士（CP：clinical psychologist）で構成されています。
利用者が目標に向かって取り組めるよう援助していきます。個別援助としては，利用者の家族からの相談，面接を行います。

表9-2 週間プログラムの例

	月	火	水	木	金
9：00	朝のミーティング	朝のミーティング	朝のミーティング	朝のミーティング	朝のミーティング
10：00	料理	SST（効果的な買い物の方法）	スポーツ	SST（上手な断り方）	薬物療法の勉強会
12：00	食事	食事	食事	食事	食事
13：00	スポーツ	絵画	音楽療法	自主活動	スポーツ
15：00	ミーティング	ミーティング	ミーティング	ミーティング	ミーティング

g 看護師の役割

　利用者が，自分の病気を受容，理解し，自分では解決できなかったり，気になることや困ったことはスタッフに相談できるようになることをめざしてかかわります。利用者にとっては，新たな学習の場ですが，変化やストレスに弱い人もいます。これらの状況から，病状の悪化も考えられます。看護師はこれらをふまえて，利用者のわずかな変化を観察し，個別の面接や他のスタッフとカンファレンスを行い，援助していくことが必要です。

　具体的には，利用者の表情，態度，集中の程度，利用者同士の交流，スタッフとの交流があるかなどを観察し，かかわります。気分が悪そうだったり，落ち着かない，あまりにも出入りが多い場合などは，個別に対応し，援助します。睡眠や服薬状況，家族やデイケアの参加状況など気になる場合は，個別に時間をとって面接することもあります。

　利用者の対応で困難があれば，次のように対応します。
- ケースカンファレンスを行ったり，主治医と相談する。
- 家族と同居している場合は，家での様子(服薬，睡眠)を情報収集する。
- 単身生活をしている利用者は，地区担当の保健師，または精神科訪問看護を受けている場合はその関係者とも連絡をとり，情報を収集する。

3 入院

a 行動制限と看護

　精神科では，患者が医療・保護の必要から行動の制限を受けることがあります。また，精神症状のために現実感を失い，幻覚や妄想のためにとらわれているとき，刺激を避けて個室でないと安全に治療できない場合があります。そういうとき，個室に鍵をかけたり，保護室と呼ばれる部屋に入室することがあります。場合によっては，ベッド上に手足や腰部などを専用の拘束用具で抑制することもあります。これらは看護師の判断ではできません。精神保健指定医が診察し，必要とされる理由を患者に説明し，カルテに記載した場合だけ医療として行うことができます。保護室への隔離とベッドの抑制は，人権を侵す行為にあたるので法による規制があります。

　法律で定められた隔離の対象となる患者に関する事項は，次のとおりです(昭和63年4月8日厚生省告示第130号)。

ア　他の患者との人間関係を著しく損なう恐れがある等，その言動が患者の病状の経過や予後に著しく悪く影響する場合

イ 自殺企図又は自傷行為が切迫している場合
ウ 他の患者に対する暴力行為や著しい迷惑行為，器物破損行為が認められ，他の方法ではこれを防ぎきれない場合
エ 急性精神運動興奮のため，不穏，多動，爆発性などが目立ち，一般の精神病室では医療又は保護を図ることが著しく困難な場合
オ 身体的合併症を有する患者について，検査及び処置のため，隔離が必要な場合

病棟には長期の在院患者と急性期の患者がいますが，とくに急性期の患者は，短期間に治療を受け，早期に地域に戻る方向でさまざまな努力が行われています。急性期ではなによりも患者の生命の保護と精神症状による苦痛が軽減されなければなりません。緊急対応の場合には，ときに患者の望まない医療行為を行う必要が生じます。緊急を要する隔離・拘束を行う場合は，患者が混乱していても，なぜいまその処置をしなければならないかを，短時間でもわかりやすく説明することが大事です。

しかし，歴史的には人権が軽視されてきたような医療が実際にあり，不当に抑制されたり，隔離の使用基準が問われなかったことがあります。現在でも隔離・拘束が原因で患者が死亡したり，権利侵害を指摘された病院があったのは記憶に新しいところです。隔離や拘束の正当性を主張するだけでは医療者が加害者になる可能性をつくってしまうこともあるので，医療者に問われる倫理性はきわめて重要です。

行動制限は隔離・拘束だけではなく，通信・面会についても法に定めがあります。任意入院患者の閉鎖処置も行動制限の1つです。

患者によっては，病棟内外への行動範囲，おやつ，たばこ，小遣いなどが制限されます。いままでの生育歴や病気の影響から，取り決めがないと管理できない患者もいるでしょう。しかし注意しなくてはならないのが，患者の個別性により，どの時期にどの程度制限が必要なのか患者と話し合いをして決められているかどうかです。看護師がいままでの慣習にしたがって自由を奪わないよう病棟全体で考えなくてはならないテーマです。一律に「いままでの患者管理はそうしてきたから」では，患者の権利は侵害されます。そして一律に扱うことで，歴史的に人権が侵害されてきたように個別性がないがしろにされます。

b 向精神薬による行動制限と看護

精神科では慢性疾患がほとんどであり，多くの患者は服薬を長期間または一生続けます。ただ，入院時に精神運動興奮が激しい急性期の患者や自殺・自傷・他害行為の危険度の高い患者，意識障害のある患者に隔離・拘束が行われることがあります。患者は保護室や個室へ隔離状態となり，抑制をされた場合はみずから動くことが制限されます。

抑制が解除された場合でも，すぐに行動ができない場合があります。

長期間の抑制であればあるほど、患者の筋力低下が著明で、歩行できない場合もあります。急に起き上がることで起立性低血圧状態となり転倒の原因にもなります。長期間、腕や足に抑制をしていた結果、循環障害をおこす危険性もあります✚。

　向精神薬の投与によって患者は朝、起きられなくなったり、薬物の副作用から錐体外路症状✚を呈することがあります。薬物療法は妄想や幻聴に対し、非常に有効な手段ですが、過鎮静状態となり行動そのものを制限してしまう可能性があることを忘れてはなりません。急性期に精神症状を抑えるために抗精神病薬を大量処方✚していて、意識ももうろうとし、セルフケアも十分にできないような場合、薬物を減らして行動制限をゆるめられないか、必要ならどうすれば隔離や抑制、行動制限をしなくてすむかを計画的に考えていく必要があります。そのためには医師と看護師の話し合いが重要です。

C 隔離室（保護室）の使用と看護

　精神科における隔離（12時間以上）は、精神保健指定医が必要と認める場合でなければ行えません。患者本人の意思では出られない鍵つきの個室や保護室に入室することがあります。保護室は鉄の扉で頑丈で、二重の扉になっている病院もあります。使用目的は、患者を危険な状態からまもり保護することで、刺激を避け心身ともに安静が保たれなければなりません。安全が最大限に保証されるように、必要にして最小限の物品を置きます。壁などもクッション性がある安全な設備が必要です。

1 観察のポイント

　現在の病状・精神症状を観察します。
- 急性期か、回復過程か、慢性期か
- 興奮の程度
- 幻覚や妄想に基づく影響の程度
- 現在の症状に対する考えや認識
- 他者の話が聞けるか、自己の行動がどれくらい自制できるか
- 自殺念慮や行動化の可能性（うつ状態、幻覚、妄想状態など）
- 現実的な日常行動が実施できるか、またはなんらかの介入により実施できるか

2 隔離室（保護室）使用時の看護

　患者は外界と遮断されることで重圧感を感じやすくなります。設備の面では快適とは思われないトイレだけがついている部屋は、患者の安全確保に努め、不自由さ、不快さを最小限にできるよう、訪室してかかわることが重要です。

NOTE

■静脈血栓肺塞栓症
隔離・身体拘束の患者の下肢に形成された静脈血栓が肺に達して肺塞栓症を引きおこすことが知られるようになりました。死亡率の高い疾患であり、予防・早期発見が必要です。

■錐体外路症状
随意運動をつかさどる錐体外路は運動が円滑に行われるように調節しています。全身の筋肉の緊張、身体の安定、運動の調和を保っています。錐体外路症状は、一般的に筋緊張亢進−運動減少群、筋緊張低下−運動過多群に大別されます。前者ではパーキンソン症状（筋強剛、振戦など）が出現し自発運動は低下します。後者は種々の不随意運動が出現し、ジストニア、ジスキネジアなどがあらわれます。

■多剤大量療法
近年、数種類の抗精神病薬を大量に使用することへの批判が高まっています。
鎮静と治療は異なることが強調され、鎮静目的で抗精神病薬などを使うべきではないともいわれています。

- 隔離についてのインフォームドコンセントを医師とともに行います。看護師はなんのために行うのか，どうなれば隔離が解除になるかなどを患者にできるだけ具体的にわかりやすく説明することが重要です。
- 自殺，自傷行為などの事故防止のため，危険物がないかどうか確認します。
- ドアの開閉は静かに行います。閉めるとき，部屋から出ようとする行為があった場合などは，ゆっくり説明し，納得を得ることが必要です。
- 頻回に訪室し，患者の安全を観察します（呼吸しているか，自殺，自傷行為はないか，壁などに頭を打ちつけてないかなど）。
- 弄便やトイレに紙をつめるなど問題行動がある場合は，現在の患者の行動をアセスメントし，患者に合った方法でセルフケアを助けることが大事です。
- 保護室に入室している患者は不安が大きいため，かかわりが難しい面があります。妄想の激しい患者には一緒に食事をしたり，病院食をおにぎりにかえて一緒に食べるなど，看護師も患者に根気強く関心を寄せていくと意外な反応をみせてケアがうまくいく場合があります。そういう意味では患者がどういう人なのかわかれば，隔離から解放される可能性も高くなるでしょう。
- 訴えが少なかったり，コミュニケーションのとりづらい患者も多いので，身体ケアが重要になります。抗精神病薬の影響などで便秘になることがしばしばあります。悪化すると腹部を聴診しても腸雑音が聞こえない，腹部が異常にかたい，長期間便が出てないなどイレウスの一歩手前の状態だったということもあります。保護室の全身観察はとても重要です。
- 保護室にカメラを設置している病院もあります。24時間患者の行動が把握でき，患者の行動を映し出します。ただし，カメラがあることで，スタッフがカメラを見て安心し，訪室が少なくなる場合が多いので注意したいところです。人権上，患者の安全をまもるためにカメラを設置している旨，患者に伝える必要があることを看護師は念頭におくべきです。また，人権上の問題を指摘する法律家がいることを忘れてはならないでしょう。

● **参考文献**
1) 川野雅資編：精神科看護技術の展開，中央法規出版，2001．
2) 日本精神科看護技術協会監：精神科看護白書2004→2005，精神看護出版，2004．
3) 出口禎子編：生活障害と看護の実践，精神看護学，ナーシンググラフィカ33，メディカ出版，2004．
4) 日本精神科看護技術協会監：精神看護学改訂版，中央法規出版，2006．
5) 日本精神科看護技術協会監：精神科看護の専門性をめざしてⅢ，専門編，精神看護出版，2003．
6) 中西睦子：精神看護学，TACSシリーズ11，建帛社，2001．

INDEX

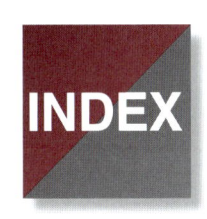

欧文・略語

ADHD　126, 217
AT　276
BPD　226
CT　265
DSM-Ⅲ　89
DSM-Ⅳ　142, 169
DV　80
DV防止法　82
ECT　272
EEG　264
GID　224
HDS-R　206, 207, 261
ICD-10　169
ICU　99
IQ　211
MDMA　198
mECT　175, 272
MMSE　206
MRI検査　266
PET　164
PTSD　89, 96, 190
QOL　22
SNRI　172, 173
SPECT　164
SSRI　172, 173
SST　146, 238
TAT　263
WAIS　261
WHO　5
WISC　261
Y-G性格検査　262

あ

愛着　63
アカシジア　145, 268
アキネジア　145
アスペルガー症候群　216
アドボカシー　53
アメリカ精神医学会　142
アメンチア　118
アルコール依存　196
アルコール使用障害　75
アルコール幻覚症　197
アルコール性コルサコフ精神病　197
アルコール性嫉妬妄想　197
アルコール精神病　129, 196
アルコホーリックスアノニマス　198
アルツハイマー型認知症　202
アレキシサイミア　186
アレキシシミア　186
アンダーウッド　235
アンビバレンス　125

い

意志　125
意識　9, 118
意識混濁　118
異常脳波　265
異食　201
一次妄想　117
一般システム理論　295
イド　8
イネイブラー　197
意欲　125
医療観察法　44
インスティテューショナリズム　152
陰性の逆転移　31
インテーク　250
インフォームドコンセント　54

う

ウィーデンバック　34
ウェクスラー–ベルビュー知能検査　261
ウェルニッケ脳症　197
迂遠思考　114
打ち消し　18
内田-クレペリンテスト　263
宇都宮病院事件　42
うつ病　165
──の有病率　162
運動療法　175

え

エディプス願望　16
エディプス期　16
エディプス-コンプレックス　16
エリクソン　62, 89
園芸療法　283
援助関係　22

お

オープンクエスチョン　252
オーランド　34
置きかえ　19
オピニオンリーダー　5
オペラント型学習　278

オレム　235
音楽療法　175, 283

か

絵画統覚検査　263
絵画療法　283
外出恐怖　183
外傷後ストレス障害　89, 96, 190
回想療法　207
開拓利用の段階　28
改訂版WISC-R　261
改訂版長谷川式簡易知能評価スケール　206, 207, 261
回転ドア現象　150
海馬　12
外来受診　303
快楽原則　8
解離　186
解離症状　189
解離性健忘　187
解離性昏迷　187
解離性障害　186
解離性同一性障害　122
解離性遁走　187
カウンセラー　247
カウンセリング　228, 247, 275
核家族　6
核家族化　77, 82
学習療法　207
隔離　57
隔離室　57, 309
仮性認知症　122
家族　77, 295
──のアセスメント　104
──への援助　104, 299
家族会　4, 238
家族システム　102, 294
家族療法　228, 280, 295
カタルシス　279
カタレプシー　127
価値観　26
葛藤　125
活動療法　282
家庭　6
加藤瘋癲病院　41
ガレノス　38
感覚　10, 112
環境療法　286
関係念慮　116
関係妄想　117
看護場面の再構成　34
観察　232
患者会　238
患者-看護師関係　22
感情　13, 123

INDEX

感情失禁　124
感情障害　140, 143, 161
感情鈍麻　125
関心　23
間接介入　101
観念　12
観念奔逸　115

き

キーパーソン　298
記憶　12, 119
危機　88
危機介入　89, 95, 97
危機モデル　95
危機理論　88
既視感　120
気質　26
季節性感情障害　175
偽認知症　122
気分　123
　──の日内変動　164
気分安定薬　269
気分高揚　124
気分障害　161
気分変調症　167
基本訓練モデル　146
基本的信頼　63
記銘　119
記銘障害　201
記銘力障害　120
虐待　82
逆転　17
逆転移　31
逆行性健忘　12
急性アルコール中毒　195
急性ストレス反応　189
急性中毒　193
休息　172
キューブラー=ロス　105
教育相談所　212
共依存　79
境界性パーソナリティ障害　226
共感　25, 243
恐慌　116
強硬症　127
強直間代発作　220
京都府癲狂院　41
強迫観念　116, 183
強迫行為　116, 183
強迫症者　116
強迫性障害　182
恐怖　116
恐怖症者　116
恐怖症性不安障害　183
拒食　158, 159

拒絶症　127
拒否　158
虚無妄想　117
拒薬　158, 159
距離　26
緊張型　141
緊張病症候群　127
緊張病性興奮　126, 157
勤勉性　65

く

グループダイナミクス　239
呉秀三　41
クレッチマー　163
クレペリン　139
クロイツフェルト-ヤコブ病　205
クローズドクエスチョン　252
クロルプロマジン　267

け

経口薬　271
芸術療法　175, 283
傾聴　242
軽度精神遅滞　212
ケースカンファレンス　239
ゲシュタルト療法　248
血管性認知症　202
欠神発作　221
ケネディ教書　40
限界性の意識　122
幻覚　10, 112, 128
幻覚症　112
幻覚妄想状態　128, 154
衒奇症　127
幻嗅　113
言語新作　115
言語的コミュニケーション　242
幻視　10, 113
現実原則　8
幻触　114
幻聴　10, 113
見当識障害　121
健忘　120
幻味　113
権利擁護　53

こ

口愛期　15
高EE家族　297
行為障害　218
抗うつ薬　172, 269
　──の種類　173
口渇　269
後期離脱症候群　196
抗けいれん薬　270

攻撃本能　8
後見　54
抗コリン作用　173
抗酒薬　270
高照度光療法　175
高所恐怖　116
口唇期　15
公正証書　54
抗精神病薬　267
　──の作用機序　268
向精神薬　267
考想化声　113
抗躁薬　269
好訴妄想　118
抗てんかん薬　270
行動　125
行動化　226
行動障害　217
行動制限　307
行動抑制の回復　132
行動療法　277
抗パーキンソン薬　270
抗不安薬　269
肛門期　15
合理化　19
交流分析　254
コーピング　93
コーピング理論　93
国民優生法　42
心のクリニック　304
心の防衛機制　8
個人精神療法　275
誇大妄想　117
言葉のサラダ　115
コミュニケーション　241
孤立　69
コルサコフ症候群　120
コンサルテーション　256
コンピュータ断層撮影　265
昏迷　127
昏迷状態　134, 156, 272

さ

罪悪感　65, 297
罪業妄想　117
サイコセラピー　275
サイコドラマ　279
最重度精神遅滞　212
再生　119
再体験症状　190
再認　120
作業せん妄　119
作業療法　47, 145, 282
作為思考　115
作為体験　115, 122

312

INDEX

錯乱　118
作話　120
させられ体験　122
錯覚　10, 112
サポートシステム　294
残遺型　142
三環系抗うつ薬　172, 173

し

自我　8
自我意識　122
自我障害　143
磁気共鳴画像法　266
嗜癖的習慣　192
刺激性　124
自己愛　15
自己意識　30
思考　12, 114
　──の障害　114
思考化声　113
思考過程　114
思考障害　143
思考吹入　115
思考制止　115
思考阻害　115
思考奪取　115
思考伝播　115
思考途絶　115
思考奔逸　115
思考抑制　115
自己概念　30
自己臭幻覚症　113
自己臭神経症　113
自己受容　32
自己同一性　68
自己洞察力　246
自殺　178
自殺総合対策大綱　45
自殺対策基本法　45
自殺予防　178
支持的精神療法　174
自傷・自殺企図　157
施設症　152
持続性精神症状　221
私宅監置　41, 46
失感情症　186
失禁　201
失見当識　121, 201
嫉妬妄想　118
児童虐待の防止等に関する法律　84
児童虐待防止法　84
児童福祉法　84
シナプス　12
支配観念　116
自閉　127, 135, 140

自閉症　214
自閉症・発達障害支援センター　215
下田光造　163
社会資源　4
社会的再適応評価尺度　92, 106
社会不安障害　184
若年(性)認知症　203
ジャメビュー　120
修正型電気けいれん療法　175, 272
集団精神療法　228, 278
集団療法　175
執着性格　163
集中治療室　99
重度精神遅滞　212
自由連想法　275
シュナイダーの一級症状　144
受容　243
循環気質　163
順行性健忘　12
昇華　19
浄化　279
障害者基本法　43
障害者自立支援法　49
上機嫌　124
状況的危機　91
衝撃の段階　95
少子化　82
昇進うつ病　165
情操　123
冗長思考　114
情動　123
衝動行為　125
情動失禁　124
常同症　127
情動中心型コーピング　93
承認の段階　96
小発作　221
静脈血栓肺塞栓症　309
小離脱　196
女性センター　81
ジョハリの窓　253
自律訓練法　175, 276
自律性　64
自立生活技能訓練モジュール　146
支離滅裂　115
思路　114
心因性遁走　187
心因反応　128
人格　14
人格形成　17
心気症　123, 186
心気神経症　186
心気妄想　117
神経細胞　10

神経症性障害　180
人権擁護　53
信書　56
心身症　185
真性妄想　117
身体依存　193
身体拘束　58
身体的危機　99
身体的虐待　84
身体表現性障害　184
身体療法　175
振戦せん妄　197
親密性　69
信頼　23
信頼関係　289
心理教育　300
心理劇　279
心理検査　260
心理的虐待　84
心療内科　304
心理療法　275

す

錐体外路症状　268, 309
睡眠薬　270
スクールカウンセラー　7
鈴木-ビネー式知能検査　261
ストレス　91
ストレス学説　91
ストレス関連障害　189
ストレス-脆弱モデル　146
ストレッサー　92
ストローク　255

せ

性格・人格検査　262
生活技能訓練　146, 238
生活の質　22
生活療法　47
性器期　16
制限　56
静座不能　268
制止　126
生殖性　72
精神依存　193
精神医療審査会　54
精神運動興奮　125
精神運動阻害　126
精神運動抑制　126
精神衛生　5
精神衛生法　5, 42
精神科外来　304
精神科看護　2
精神科デイケア　305
精神看護　3

313

精神看護学　2
精神作業能力検査　263
精神障害者社会復帰相談指導事業　48
精神障害者保健福祉手帳制度　43
精神遅滞　121, 211
精神的危機　99
精神病院入院患者の通信・面会に関するガイドライン　42
精神病院法　41
精神病者監護法　41, 46
精神分析療法　275
精神保健　2, 5
精神保健及び精神障害者福祉に関する法律　5, 43
精神保健福祉法　5, 43
精神保健法　5, 42
精神療法　228, 274
精神力動　239
性的虐待　84
性同一性障害　224
成年後見制度　54
生物・心理・社会モデル　139
性本能　8
世界保健機関　5
積極性　65
セネストパチー　114
セリエ　89, 91
セルフケア　234
セルフケア理論　235
セルフヘルプグループ　4, 238
セロトニン・ノルアドレナリン再取り込み阻害薬　172
前意識　9
全健忘　12
全国精神障害者家族会連合会　300
潜在期　16
洗浄強迫　184
選択性緘黙　216
選択的健忘　12
選択的セロトニン再取り込み阻害薬　172
尖端恐怖　116
前頭側頭型認知症　204
前頭連合野　11
全般性不安障害　181
全般発作　220
潜伏期　16
せん妄　112, 119
せん妄状態　133

そ

挿間性精神症状　221
躁うつ病　128, 139, 161
双極性感情障害　128, 161, 167

早期離脱症候群　196
双極Ⅰ型障害　167
双極Ⅱ型障害　167
躁状態　130
早発性痴呆　139
躁病　166, 173
躁病性興奮　126, 157
相馬事件　41
側頭葉てんかん　112
側頭連合野　11

た

大家族　6
体感異常　114
体感幻覚　114
退行　19
対象愛　15
対人恐怖　116
耐性　193
大脳皮質　11
タイプA　163
大発作　220
代理行為　152
大離脱　196
田研-田中-ビネー式知能検査　261
多幸　124
多剤併用療法　144, 145
多重人格　122
多重人格障害　187
多動　126
田中-ビネー式知能検査　261
単一性の意識　122
短期記憶　12
単極性障害　167
男根期　16
炭酸リチウム　173
単純型　142
単純部分発作　221
単純酩酊　195
ダンスセラピー　283

ち

地域保健法　43
チーム医療　290
知覚　10, 112
──の障害　112
知覚脱失　184
知性化　19
チック障害　216
知的障害　211
知能検査　260
知能指数　211, 212
遅発性ジスキネジア　145
注意欠陥/多動性障害　126, 217
注察妄想　117

注射薬　271
中等度精神遅滞　212
中毒　193
中立性　26
長期記憶　12
長期増強　12
長期抑圧　12
超自我　9
直接介入　101
治療環境　286
──の整備　285
治療共同体　286, 290
治療共同社会療法　286

つ

追想障害　120
通信・面会　56

て

停滞　72
適応障害　190
適応の段階　96
デジャビュー　120
デポ剤　271
転移　31
てんかん　220
転換性障害　186
電気けいれん療法　47, 272
転勤うつ病　165

と

同一化　18
──の段階　28
同一視　18
同一性の意識　122
同一性の拡散　68
投影　18
統合失調症　112, 128, 138
統合性　74
同情　25
トゥレット障害　216
外口玉子　28
閉ざされた質問　252
途絶　126
突発性異常　265
ドパミン　11
ドメスティックバイオレンス　80
トラベルビー　27
取り入れ　18

な

内観療法　276
ナイチンゲール　285

に
荷下ろしうつ病　165
二次妄想　117
二大精神病　139
日本精神科看護技術協会　2
ニューロン　12
認知　10
認知症　121, 201
認知療法　174, 278

ね
ネグレクト　84
根こそぎうつ病　165
念慮　116

の
能動性の意識　122
脳波検査　264
脳波の分類　264
乗り物恐怖　116

は
パーソナリティ　14, 226
配偶者からの暴力の防止及び被害者
　の保護に関する法律　82
破瓜型　141
恥・疑惑　64
パターナリズム　160
発達課題　62
発達危機　90
発達障害　214
発達障害者支援法　44, 211
発動性　125
パニック障害　181
パラノイア　142
般化　147
反響言語　127
反響動作　127
反動形成　16, 18
反応性精神病　128

ひ
ピアジェ　62
被害念慮　116
被害妄想　113, 117
非言語的コミュニケーション　242
微小妄想　117
悲嘆　297
ピック病　204
引っ越しうつ病　165
被毒妄想　113
非突発性異常　265
否認　17
ビネー式知能検査　260

憑依妄想　118
病的悲嘆　107
病的不安　123
病的酩酊　195
病棟環境の整備　285
病棟カンファレンス　239
開かれた質問　252
広場恐怖　183
貧困妄想　117

ふ
不安　123, 154
不安障害　180
フィンク　95
複雑部分発作　221
複雑酩酊　195
福祉事務所　81
不潔恐怖　116
不信　63
婦人相談所　81
物質関連障害　192
舞踏療法　283
不服申立制度　54
部分健忘　12
部分発作　221
フラッシュバック　190
プラトン　38
プレコックス感　143
フロイト　7, 14, 62, 89
ブロイラー　140
　──の4つのA　140
プロセスレコード　34
分離　16, 17
分離不安　63

へ
ペプロウ　27, 34
ベルタランフィ　295
ベンダー-ゲシュタルトテスト　263

ほ
防衛機制　8, 16, 17
防衛的退行　95
方向づけの段階　28
ホームズ　106
母原病　297
保護室　286, 309
保佐　54
保持　119
ポジティブフィードバック　147
補助　54
保続　114
保続症　205
本能的欲動　8

ま
マイナートランキライザー　269
マタニティブルーズ　63
慢性中毒　193

み
ミオクローヌス発作　221
未視感　120
水中毒　153, 269

む
無為　127, 135
無為・自閉状態　135
無意識　9
夢幻状態　119

め
目覚め現象　156
メジャートランキライザー　267
滅裂思考　115
メランコリー型　163
メランコリー親和型性格　163
面接　250

も
妄想　116, 128
妄想型　142
妄想気分　117
妄想知覚　117
妄想着想　117
妄想反応　117
妄想様観念　117
もうろう状態　119
燃え尽き症候群　73
モデリング　147
モノアミン仮説　164
モラトリアム　70
森田療法　276
問題解決技能訓練　146
問題解決の段階　28
問題中心型コーピング　93

や
夜間せん妄　119
薬物療法　47, 172, 267
役割喪失感　75
ヤスパース　118
矢田部-ギルフォード性格検査　262

ゆ
遊戯療法　281
有病率　138

よ

陽性の逆転移　31
予期不安　123, 181
抑圧　17
抑うつ気分　123
抑うつ状態　131
欲動　125
欲望　125
欲求　125
四環系抗うつ薬　172, 173

ら

ライシャワー事件　42
来談者中心療法　248
ラザラス　93
ラポール　23

り

リエゾン　101
リエゾン精神医学　101
リエゾン精神看護　101, 257
罹患危険率　138
罹患率　138
離人症　122
離人体験　122
リスクマネジメント　288
リスクマネジャー　288
離脱症状　196
リハビリテーション療法　282
離人・現実感喪失症候群　188
リビドー　8, 14, 16
療育プログラム　215
両価性　125, 140
臨床心理士　247

る

ルポ・精神病棟　48

れ

レイ　106
レクリエーション療法　47, 282
レスポンデント型学習　278
劣等感　65
レビー小体型認知症　205
連合弛緩　115, 140

ろ

ロールシャッハテスト　262
ロールプレイ　147

わ

ワーカホリック　73